全国应用型高等院校校企合作精品教材
上海市高职高专院校一流专业规划教材

营养与配餐

邵志明　主编
朱水根　金守郡　主审

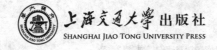上海交通大学出版社
SHANGHAI JIAO TONG UNIVERSITY PRESS

内容提要

本书讲述食品营养学基础知识、膳食配餐方法与设计,共三篇十二章。上篇为营养学基础:第一章到第三章,内容包括食物的消化吸收,能量与营养素,微量营养素与水。中篇为食物与营养:第四章到第五章,内容包括各类食物的营养价值,营养强化食品与保健食品。下篇为配餐与食谱:第六章到第十二章,内容包括膳食指南与合理营养,营养配餐准备,营养食谱的编制,特定人群营养食谱的设计,常见疾病营养食谱的设计,宴会营养食谱的设计,食疗养生食谱的设计等。为提高职业教育学生实训能力,专设综合实训项目与各膳食参考摄入量指标附表作为本教材配套学习材料,以供学生自助学习之需。

本书为高等职业教育餐饮类、食品类专业教材,也适合餐饮行业从业人员培训教材,还可作为广大居民读者的自习读物。

图书在版编目(CIP)数据

营养与配餐/ 邵志明主编. —上海:上海交通大学出版社,2020(2023重印)
ISBN 978 - 7 - 313 - 22758 - 4

Ⅰ. ①营… Ⅱ. ①邵… Ⅲ. ①膳食营养－高等职业教育－教材 Ⅳ. ①R151.4

中国版本图书馆 CIP 数据核字(2019)第 283733 号

营养与配餐
YINGYANG YU PEICAN

主　　编:邵志明

出版发行:上海交通大学出版社　　　　　　地　　址:上海市番禺路 951 号
邮政编码:200030　　　　　　　　　　　　电　　话:021 - 64071208
印　　制:常熟市文化印刷有限公司　　　　经　　销:全国新华书店
开　　本:710 mm×1000 mm　1/16　　　印　　张:21.5
字　　数:534 千字
版　　次:2020 年 6 月第 1 版　　　　　　印　　次:2023 年 7 月第 2 次印刷
书　　号:ISBN 978 - 7 - 313 - 22758 - 4
定　　价:58.00 元

总　序

"致天下之治者在人才"，中国特色社会主义事业需要各个行业、各个领域的基础人才，更需要站在时代前沿的应用型人才。遵循高等职业教育发展规律与人才市场化、个性化规律相结合的原则，不断开发、丰富教育资源，构建和实施专业核心课程，是实现高等职业教育一体化教学模式的必要条件，可以更好地优化高素质人才培养过程。立足餐饮类职业岗位要求，把掌握职业领域的行为规范、专业技术、管理能力作为教学的核心，把典型职业工作项目作为课程载体，面向岗位需求组成实景、实景演练的实践课程教学模块，进而有机地构成与职业岗位实际密切相关的专业核心课程体系。

高等职业教育餐饮类专业校企合作精品系列教材建设是我校建设全国示范性院校教学改革和上海市教委高职高专一流专业建设等的成果。在坚持工学结合、理实一体化人才培养和教学模式基础上，对专业课程体系进行了重构，形成了以专业核心课程为驱动的一体化教学模式和课程体系，即以认识规律为指引，以校企深度合作为基础，以实际工作项目为载体，以项目任务形式将企业工作项目纳入人才培养目标，形成了目标导向、项目驱动、个性化支持的总体教学过程革新以及阶段性能力培养与过程性鉴定结合的"书证融通式"内涵发展。

基于这样的变革思路，整合中西式烹饪、中西式面点、餐饮管理与服务、酒店管理等专业的核心课程，融合"营养与配餐""烹饪工艺学""中国名菜制作技艺""餐饮原料与采购""调味品与调味技巧"等课程的教学内容，通过对各专业相关职业的工作过程和典型任务分析，选定教学各阶段工学项目的模块课程，进而转化为单元模块课程，构成基于工作过程导向的情境教学与工学结合的模块式、一体化课程体系。

本专业系列教材的建设有效地解决了原有传统教学实践中教学目标不清晰、教学内容不具体以及综合技术能力、创新能力培养薄弱等问题。更好地实现教与学的和谐统一、理论与实践的深度融合，服务于旅游餐饮应用型人才的培养。

上海旅游高等专科学校
上海师范大学旅游学院
酒店与烹饪学院

序

  近年来人们越来越重视营养科学知识,如何吃成了大家关注的焦点。合理搭配饮食应讲究营养均衡,只有广泛摄入蔬菜、水果、禽蛋、五谷杂粮等多种食物,才能构建合理、稳固的营养大厦。怎样做到一餐中有荤有素,凉菜、热菜、汤汤水水和主食合理搭配? 本书根据新修订的《中国居民膳食指南(2016)》与《中国居民膳食营养素参考摄入量(2018)》,通过科学分析,精心挑选与搭配,反复征询各方意见而编写。从营养学理论出发,融合科学饮食思想、合理配餐、设计食谱。膳食设计依据营养科学理念,兼顾了菜肴制作与食品加工。这是一次理论与实践相结合的有益探索,对于科学运用膳食养生理念与行为具有非同寻常的指导意义。

  营养配餐是一种科学健康的饮食方式,它以科学的营养理论为指导,建议对主食类、蛋白类、蔬果类、油脂类等均衡摄入,配合丰富多样的食材,以达到平衡营养、保持健康的效果。日常科学营养配餐通常遵循的原则是荤素搭配、种属搭配、颜色搭配、干稀搭配等。营养配餐,就是按人们身体的需要,根据食物中各种营养物质的含量,设计一天、一周或一个月的食谱,使人体摄入的蛋白质、脂肪、碳水化合物、维生素和矿物质等几大营养素比例合理,即达到均衡膳食。简单讲,就是要求膳食结构多种多样,谷、肉、蛋、奶、豆、果、菜等无所不备,做到平衡膳食,合理营养。营养平衡是指热量摄入与热能消耗的平衡、三大产热营养素的合理百分比、动物蛋白与植物蛋白的平衡。

  吃得健康、吃得营养成了新时代人们的饮食观念并逐渐成为一种时尚。我国心血管疾病患者、肥胖者日益增多,主要是饮食营养配比不合理所致。如何通过饮食减肥,如何减少心血管疾病,如何摆脱亚健康状态,需要职业营养师的科学指导。"营养配餐师"可针对人群的年龄、性别、体质提供个性化的科学配餐服务。可以根据不同就餐对象的特点,综合运用营养、烹饪、食品原材料,通过营养计算、食谱设计、烹饪原料搭配及烹饪方法改进,向需求者提供既美味可口,又营养平衡的美味佳肴,让人们吃得更健康。

  营养配餐师是一个正在兴起的新型职业,社会对其需求与日俱增。营养配餐师需要了解掌握各种营养素的功能、烹饪原料的营养知识、食品安全知识、烹饪过程营养的保护、各类人群的营养特点、营养食谱编制的要领、成本核算、营养配餐的制作方法、营养配餐软件等多方面的知识。

  上海师范大学旅游学院邵志明主编的本书详细地介绍了能量和各类营养素基础,以及营养配餐的原则和方法,诠释了膳食酸碱平衡的重要性、营养物质的协同作用以及配餐食谱的编制,重点讲述了营养配餐中所应注意的个体差异性,提出了应注重不同地域人群的饮食习惯及不同工作环境下人群对营养素的特殊需求,突出了全面性和实用性。

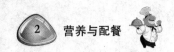

人类从饮食中获取各种营养素,维持生命形态。由于个体基因及环境的不同,形成了不同的饮食结构,饮食营养素的摄入关乎机体健康,相互的逻辑关系有许多待探究的科学问题,现代医学营养学亦有一些研究结果。在广义相对的范围内,人类合理搭配饮食的摄入,可以有效地促进营养素供给的平衡,使机体各项生理功能正常运转,从而维持健康的状态,达到延长生命的目的。

高海薇

上海师范大学旅游学院/上海旅游高等专科学校教授

中国烹饪协会国际美食专业委员会副秘书长

上海市膳食营养专项能力开发组专家组成员

2020 年 3 月 18 日

前　言

随着国民经济的持续快速发展，人们的物质生活得以极大改善，食品种类不断丰富，饮食内容与方式也悄然变化。当下国家和民众关注健康的意识也进一步得到了加强，"提高全民营养意识，提倡健康生活方式，树立科学饮食理念"是《中国食物与营养发展纲要(2014—2020年)》的重要内容。"健康是促进人的全面发展的必然要求，是经济社会发展的基础条件，是民族昌盛和国家富强的重要标志，也是广大人民群众的共同追求"，是《健康中国 2030 规划纲要》中的重要指示精神。中国营养学会倡导的每年 5 月第 3 周的"全民营养周"自 2015 年建立以来也已上升为全民科普活动。这一系列政策举措都在强调全民营养健康的议题，食品营养、饮食健康俨然成为新时代人们日常生活关注的重要方面。

营养与配餐正成为民众落实健康生活饮食的有力提升点，从先前的把握食物多样性到现在的丰富营养膳食，人们对于食品的认识、饮食的理念不断更新。烹饪与营养有着密切的联系，食物需要一定的加工处理才能更好发挥营养价值，烹饪与营养教育是高等教育中教育部首推的专业之一，对于应用型人才的培养、专业技术人员的培育具有实际意义。上海旅游高等专科学校和上海师范大学旅游学院的烹饪工艺与营养专业秉承这一理念，渗透着食物烹饪教育与营养健康教育的双向内涵。早在 2000 年烹饪工艺与营养专业被教育部列为高职高专示范专业，2010 年成为全国示范性院校重点建设专业，2019 年又成为上海市高职高专院校首批一流建设专业。关注烹饪、体现营养、落实配餐是专业发展中的三个维度。本教材的汇编则有利于食品、餐饮等相关专业实际内涵的延伸与发展，作为专业领域的核心课程，为从事食品类、餐饮类、酒店管理类等人才培养提供支持与服务。本教材以《健康中国 2030 规划纲要》为目标指引，参照《注册营养师水平评价制度暂行规定》的考核要点，引入国家卫生健康委员会发布的最新版本《中国居民膳食营养素参考摄入量(2018)》和《中国居民膳食指南(2016)》的标准，为各类人群营养餐的设计提供科学合理的指导。

本教材遵循现代高等职业教育发展模式，以应用型人才培养为导向，贯彻"理论—技能—实训"一体化教学思路，把握专业知识学习与职业技能训练的有效整合。按照知识体系架构内容的同时，根据职业能力发展的需要延伸了实训项目，体现出内容的可操作性、岗位需求的针对性、实践技能的应用性，有利于学生自主学习能力和探索创新能力的培养。

本教材的编写以食品营养学基础知识为起点，以膳食配餐方法与设计为深入点，有机整合两方面知识技能的相关内容，统筹汇编三篇十二个章节的架构体系。上篇为营养学基础，第一章到第三章，主要包括食物的消化吸收、能量与营养素、微量营养素与水；中篇为食物与营养，第四章到第五章，主要包括各类食物的营养价值、营养强化食品与保健食品；下篇为配餐与食

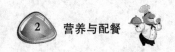

谱,第六章到第十二章,主要包括膳食指南与合理营养、营养配餐准备、营养食谱的编制、特定人群营养食谱的设计、常见疾病营养食谱的设计、宴会营养食谱的设计、食疗养生食谱的设计。为提高职业教育学生实训能力,专设综合实训项目与各膳食参考摄入量指标附表作为拓展内容。

全书由上海旅游高等专科学校和上海师范大学旅游学院邵志明老师主编并统稿,朱水根、金守郡教授主审,并得到上海交通大学倪华编辑的大力支持和帮助。本书在编写过程中参考和引用了食品营养学、膳食配餐设计等方面的众多书籍,参阅了近年来营养与配餐领域的诸多研究成果,在此谨向文献作者表示由衷感谢!由于本书涉及的内容较为广泛,限于编者的水平和理论、实践能力有限,书中错误和不足之处在所难免,恳请广大同仁和读者批评指正,以便更好完善。

编　者

于上海师范大学旅游学院奉贤校区

上海旅游高等专科学校

2020 年 3 月

目　　录

下篇 配餐与食谱

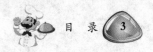

附 综合实训与附录

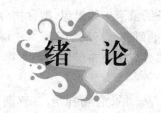

绪　论

第一节　食品营养概述

一、营养与营养学

营养(nutrition)从字义上讲，"营"的含义是谋求，"养"的含义是养生，营养就是谋求养生。养生是我国传统医学中实用的术语，即指保养、调养、颐养生命。用现代科学的语言具体描述"营养"，可以说营养是机体摄取食物，经过消化、吸收、代谢和排泄，利用食物中的营养素和其他对身体有益成分构建组织器官、调节各种生理功能，维持正常生长发育、组织更新和良好健康状态的动态过程。

通过对营养学的历史、起源、发展、特征、层次等方面的描述，可以知道营养学的发展脉络。营养学对社会、家庭、行业、健康、政策等具有深远影响。中国的饮食文化、中医文化和养生学是现代营养学的鼻祖。"药食同源"是营养学从治病到预防疾病发展的趋势。《中医基础理论》详细介绍了人的五大脏腑与自然界五色、五味、四季等紧密联系在一起，人们可以将简单的易学基础衍生到日常生活习惯中，不能凭个人喜好暴饮暴食，严格按照食品的五性和个人体质选择适当的食品，达到体内外相对平衡的状态，使身体健康，达到预防疾病的功效。

早在7 000多年前，古老的中国就展开营养学的研究。7 000年前，人类最初研究是从食物是否有毒开始的，神农尝百草的目的是确定是否有毒。在3 000年前，社会安定，黄帝诞生，开始了食物的研究，《黄帝内经》记载了食物的核心：五谷为养，五果为助，五畜为益，五菜为充，气味和而服之，以补精益气。就是说，3 000年前的祖宗认为，谷米必吃，水果配合吃，肉类增加一下口味就可以了，各种蔬菜就是补充能量的食物，这些都一起吃，就合适人体了。总的来说是四份素、一份肉，这是一个非常美妙的比例，符合自然的法则。2 000年前的西方医学之父希·波克拉底则提出了饮食的法则："把你的食物当药物，而不是把你的药物当食物。"就是提出了多吃食物少吃药、提前预防疾病为主的医学思想。

大约在1616年笛卡尔创立了解析几何，树立了新的思维观点。他对现代营养学的主要贡献是把食物从整体进行分解，确定了现代营养学的思想基础。他的思想一出，人类就开始了分解的思维，将人的器官分解来研究，并开辟了把食物分解开来研究的进程。

而当时的中国李时珍等医学名家,确立的食物属性与之相近,就是关于食物温、热、寒、凉、平的分类。《本草纲目》共五十二卷,分十六部、六十类,1578年著成,代表了中国古代营养与食疗的高峰。在1900年,西方人按照笛卡尔的思想,把食物分解,并提取了碳水化合物和其他营养成分,从此出现了六大营养素的研究。1950年以后,中国也开始学习这六大营养素的跟踪历史。在80年代后期,随着日本外务省公布世界上第一膳食纤维保健食品,世界卫生组织宣布膳食纤维属于第七大营养素。

现代营养学起源自1900年发现碳水化合物开始,并逐渐成为一门专业的学科,形成的生理营养健康观影响和改变着人们的生活,它的发展和应用对未来社会的作用将持续而深远。

二、营养学研究内容

营养学是一门研究机体代谢与食物营养素之间关系的一门学科,研究的内容包括食物营养和人体营养两大领域,是研究人体营养过程、需要和来源,以及营养与健康关系的一门学科。

营养学一般可以划分为基础营养学、公共营养学、临床营养学等领域。基础营养学是研究热能和各种营养素的生理功能,缺乏或过量的危害以及人体在正常情况下对热能和各种营养素的需要量,热能和各种营养素的主要食物来源的学科。膳食(食物)营养学研究各类食物的营养价值,食品加工、运输、保藏等过程对食物营养价值的影响,以及食物新资源的研究开发和利用。特定人群营养学研究特殊生理状况下和特殊环境下人体对营养素的需求及膳食指南。特殊生理情况指怀孕、哺乳、婴幼儿阶段和老年阶段;特殊环境指高温、低温、缺氧及有毒、噪声和放射等环境。

公共营养学以人群营养状况为基础,有针对性地提出解决营养问题的措施,阐述人群或地区营养问题,以及造成和决定这些营养问题的条件。涉及人群的营养调查与检测、营养素供给量的制订、膳食结构的调整、营养性疾病的预防、营养健康教育及立法等。临床营养学主要研究营养与疾病的关系,人体在病理状态下的营养需要以及如何满足需要,调整营养素的供应,调整人体的生理功能,促进疾病的治疗和康复。

总的来说,营养学属于自然科学范畴,是预防医学、生物学等学科的组成部分,具有很强的实践性。从理论上讲,营养学与生物化学、生理学、病理学、临床医学、食品科学、农业科学等学科都有密切联系。从应用方面来看,它可以指导群体或个体合理安排饮食,防病保健;有助于制定国家的食物生产、分配及食品加工政策,改善国民体质,促进社会经济发展。本教材涉及的营养学主要依据基础营养学基本理论框架,从公共营养学的角度进行描述,属于饮食与健康范畴,从食物营养分析、人体消化吸收、健康科学饮食等方面进行介绍。

三、食物与营养素

食物(food)是生物为了生存和生活必须摄入体内的营养物质,是营养素的载体。营养素(nutrients)是指食物中具有营养功能的物质,它可以供给能量、构成和修复组织、调节代谢以维持正常生理功能。同一营养素可具有多种生理功能,不同营养素也可具有相同生理功能。营养素可以分为宏量营养素和微量营养素两种。营养素的摄入是保证人体生存与健康的主要渠道。根据国际通用规则结合我国的膳食营养调查,我国发布了膳食营养素的参考摄入量,从不同指标系统中指导和建议全民饮食。

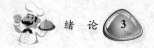

（一）宏量与微量营养素

宏量营养素（macronutrients）是构成膳食的主要部分，是提供能量、维持生命活动所必需的营养素。碳水化合物、脂肪、蛋白质和水都为宏量营养素。微量营养素包括维生素和矿物质。

（二）膳食的参考摄入量

膳食营养素参考摄入量（dietary reference intakes，DRIs）是中华人民共和国卫生健康委员会在推荐膳食摄入量的基础上发展起来的一组每日平均膳食摄入量的参考值，是设计和评价膳食质量的标准，也是膳食指南的具体体现。它包括以下四个指标。

指标 1：平均需要量（estimated average requirement，EAR）是某一特定性别、年龄及生理状况群体中 50% 个体对某种营养素需要量的平均值。

指标 2：推荐摄入量（recommended nutrient intake，RNI）相当于每日膳食中营养素供给量，可以满足某一特定群体中绝大多数（97%～98%）个体的需要，长期保持 RNI 摄入水平，可使组织中营养素有适宜储备。

指标 3：适宜摄入量（adequate intake，AI）通过观察和实验获得的健康人群某种营养素的摄入量，不如 RNI 准确。

指标 4：可耐受最高摄入量（tolerable upper intake level，UL）是平均每日可摄入某种营养素的最高限量，其对一般人群中几乎所有个体都是安全的，当人体通过各种途径摄入某种营养素的量超过可耐受最高摄入量时，会导致机体健康损害的概率增大。

（三）平衡膳食与运动

平衡膳食（balanced diet）是指通过各种食物的合理搭配来达到合理营养要求的膳食。平衡膳食需要满足以下要求：① 能为机体提供充足的热量和各种营养素，且各种营养素之间的比例适宜；② 食物的加工方式合理，食物中各种营养素的损失最小，并具有较高的消化率；③ 食物具有良好的性状，促进食欲，满足饱腹感；④ 食物安全卫生，清洁无害；⑤ 合理的膳食制度，进餐定时定量，比例适宜。

运动健身（fitness）是指规律的体育活动，其好处有：加强心脏功能，改善机体平衡，形成良好的睡眠习惯，获得更加健康的身体构成（更少的体脂，更多的肌肉组织），而且可以减少对肌肉、肌腱和关节的损伤。此外，对于血压、血糖、血脂和免疫系统均有影响。

第二节　营养配餐概述

人类从饮食中获取各种营养素，维持生命形态。由于个体基因及环境的不同，形成了不同的饮食结构，饮食营养素的摄入关乎机体健康，相互的逻辑关系有许多待探究的科学问题，现代医学营养学亦有一些研究结果。在广义相对的范围内，人类合理搭配饮食的摄入，可以有效地促进营养素供给的平衡，使机体各项生理功能正常运转，从而维持健康的状态，达到延长生命的目的。营养食物的合理选择、搭配、食用等关乎生命健康的实践得到了大众的广泛认同。

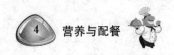

营养配餐是一种科学健康的饮食方式,它以科学的营养理论为指导,建议对主食类、蛋白类、蔬果类、油脂类等均衡摄入;配合丰富多样的食材,以达到平衡营养、保持健康的效果。

一、营养配餐的目的

营养配餐是将饮食从科学角度进行度量,从营养学角度进行分析,从健康发展的角度进行推进,目的主要有三个方面。

(1)计划膳食,可以将各类人群的膳食营养素参考摄入量具体落实到用膳者的每日膳食中,使他们能按照需要摄入足够的能量和各种营养素,防止营养素或能量的过高摄入。

(2)平衡膳食,可根据群体对各种营养素的需要,结合当地食物的品种、生产季节、经济条件和厨房烹调水平,合理选择各类食物,达到平衡膳食。

(3)管理膳食,通过编制营养食谱,可指导食堂管理人员有计划地管理食堂膳食,也有助于家庭有计划地管理家庭膳食,并且有利于成本核算。

二、营养配餐的意义

营养配餐就是通过合理的营养、科学的饮食,使食物中营养素提供给机体一个恰到好处的量,这个量既要避免缺乏,又要防止过多引起的营养失衡。简单地说,营养配餐就是选定合理的食物然后量化,其意义在于以下四个方面。

(1)将理论转化为物质与数据直接指导饮食,防止营养素或能量摄入不足或过高。

(2)可根据不同群体对营养素的需要,结合当地地域特点及食物品种、生产季节、经济条件、烹调水平做出相应调整,以达到平衡膳食。

(3)编制食谱,可以方便管理,有助于核算成本。

(4)倡导科学饮食,通过营养配餐知识的普及和营养膳食的推广,进一步促进人们对营养知识的全面、正确认识,从而在饮食过程中能够科学合理地安排。

第三节　不同国家营养与配餐的发展

膳食的合理搭配不仅关系个体的健康,对于地区、国家乃至民族的延续与发展具有重要意义。国际上,特别是经济发达国家开展营养配餐研究起步比较早,其最突出的表现是各国都非常重视在学校实施营养配餐计划。目前,实施学校供餐计划的国家约有 47 个,有些已经有 100 多年的历史。

通过长期的发展,不少国家形成了较为完善的管理体系与运作模式。我国自 1949 年以来,尤其是改革开放以来,随着国力增强,经济发展水平的不断提升,也陆续推出了一系列措施如"大豆行动计划""护苗工程""学生营养餐""学生饮用奶"等方案。我国自 1959 年以来在公共营养健康领域进行了 5 次营养调查,多次颁布与修正了《中国居民膳食指南》《中国居民平衡膳食宝塔》《中国居民膳食营养素参考摄入量》以及一系列健康营养的指导性法律法规,进一步科学性指导饮食,营养性合理配餐。以下从不同国家的营养与配餐实践的历史沿革中了解这一领域的发展历程。

一、美国、日本营养餐的发展

（一）美国的学校午餐

从 19 世纪开始美国就有一些学校为学生提供午餐。至今，美国学校营养午餐已实行了 50 余年，供餐学校已有 96 000 多所，就餐学生已达 2 600 万名。当时主要是向那些贫穷的孩子，或母亲因工作而无法照顾到的孩子，以及有蛋白-热量不足、贫血等营养不良的孩子提供一顿营养丰富的午餐，促进他们的生长发育和纠正其营养不良。

至 1942 年美国所有州都实行了学校午餐计划；1946 年，美国国会通过了《国家学校午餐法》，将学生午餐纳入法制管理，要求政府每年制订学生营养餐计划。1969 年修改后的法律更加具体，并明确提出免费向学生提供午餐。1994 年，美国农业部提出要大力改进美国的学校午餐，由政府组织有关专家研究制定新的学校午餐法规，并于 1995 年 6 月 13 日正式公布联邦政府有关儿童营养的法规，其中对学校午餐的营养及食物数量均有明确的规定。2010 年，时任美国总统奥巴马签署《无饥饿健康儿童法案》，为在学校销售的所有食品建立营养标准，让儿童营养计划帮助学校提供更多健康饮食。2018 年在任总统特朗普签署了《农业提升法案》，营养项目是该法案中支出最大的一项，包括补充营养援助、学校营养午餐项目等民生福利。

美国学生营养餐工作的群众团体组织也早有发展并且较为成熟。早在 1946 年美国就成立了美国学生营养餐协会（ASFAS）这个民间组织，美国国会承认这是美国唯一的全国性组织，是实施学生餐计划的群众团体，是非盈利性专业协会。会员多是学生营养餐管理及技术人员、供餐企业成员及各级政府成员。现在全国已发展 65 000 名会员，他们在各自岗位上为搞好学生营养餐发挥作用。其中政府成员在争取政府重视、向国会议员反映学生需要的食物等方面起作用。ASFAS 通过会员管理，覆盖了全国 98％的学生营养餐企业。

（二）日本的学校午餐

日本的学校营养午餐起源于 1889 年，实施营养午餐的主要目的是为一些来自贫困家庭的学生免费提供午餐，以解决饥饿问题。这一制度在第二次世界大战期间一度中断。二战结束后，日本政府接受了美国等国家的脱脂奶粉和面粉等援助物资，重新开始在学校实施营养午餐。1946 年文部省发布通告强调"从增强学生的体质和进行营养教育的角度出发，在学校里广泛地提供适当的营养餐，是我们所期待的事情"。这时的学校不仅为贫困儿童和虚弱儿童提供营养午餐，一些学校也给全体儿童提供。学校营养午餐在当时受到了社会的广泛支持，并要求在更大范围内实施。1947 年学生营养午餐的实施率为 23％，1950 年即增长到 69％，逐年增长的速度很快。1954 年日本制定和颁布《学校营养午餐法》，从法律的角度对学生营养午餐提出了明确要求，从而使学生营养午餐得到了迅速的发展。据 1998 年 5 月统计，日本小学生营养午餐的实施率为 99.4％（761 万人）；中学生营养午餐的实施率为 82.2％（360 万人）。

随着日本经济的发展，饥饿问题已不再存在，但学生营养过剩与摄入不足的比例在增加，学生的饮食习惯也出现不少新问题。因此，日本厚生省（卫生部）、文部省（教育部）对实施营养午餐的目的进行了调整，强调要以饮食为中心，对学生进行营养教育，指导学生合理饮食。日本食育基本法将确保孩子每日享用一顿富有营养价值、卫生及安全的午餐。2013 年，日本学校健康教育的政府高级官员在接受华盛顿邮报访问时表示，日本将营养午餐视为教育的一部分。

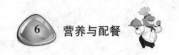

二、我国营养配餐发展历程

（一）我国营养配餐发展历史沿革

我国营养配餐源远流长，历史悠久。早在西周时期就有了"食医"。据《周礼·天官》记载，在当时的官方医政制度将医分为四类：食医、疾医、疡医和兽医。食医为先"掌和王之六食、六饮、六膳、百馐、百酱、八珍之齐"，系专门从事饮食保健的医生，可以说是世界上最早的营养师。秦汉时期的《黄帝内经》提出了"五谷为养、五果为助、五畜为益、五菜为充"的膳食平衡理论，在今天依然有着其科学意义和膳食指导意义。唐代著名的医学家孙思邈所著《千金方》，首设"食治"专篇，强调以食治病。同时他还对营养缺乏病的防治提出了合理的建议，如瘿病（甲状腺肿大）、雀盲（夜盲症）等的防治方法。

我国现代营养配餐研究起步较晚。20世纪初，现代营养学进入中国，1913年前后我国的营养调查报告首次发表。20世纪80年代以后，随着我国经济发展和人民生活水平的改善，膳食不合理、营养不均衡等问题开始出现。营养工作者开始把营养配餐作为重要的研究内容，并为此做了大量的工作，展开了营养调查、营养监测、营养教育、营养改善以及制定我国居民膳食指南等方面的全国性研究。1991年，中国学生营养促进会就制定了《中国学生营养"护苗系统工程"方案》，制定了1991年至2000年十年学生营养工作计划；1993年国家正式公布了有关食物营养方面的文件《90年代中国食物结构改革与发展纲要》；1997年国务院办公厅公布了《中国营养改善行动计划》。在此期间，《全国学生营养午餐生产加工技术规范》《国家"学生饮用奶计划"暂行管理办法》《学校卫生工作条例》《学生集体用餐卫生监督办法》《学生营养午餐营养供给量》（WS/T100—1998）《学生营养餐生产企业卫生规范》（WS103—1999）《学生食堂及学生集体用餐管理办法》《关于印发〈关于推广学生营养餐的指导意见〉的通知》《学生餐营养指南》（WS/T554—2017）等一系列的法律、法规、政策也相继出台。

国家还相继制定了"大豆行动计划""中国营养改善行动计划""学生营养餐""学生饮用奶计划""农村义务教育学生营养改善计划"等一系列的行动方案。这些措施促进了学生营养配餐的规范发展。2001年始，每年5月20日确定为"中国学生营养日"一直沿用至今。

随着国家对国民健康饮食的重视，不断更新营养膳食的推进计划，国务院办公厅于2017年6月30日印发并实施《国民营养计划（2017—2030年）》，贯彻落实《"健康中国2030"规划纲要》，提高国民营养健康水平制定，促进我国学生营养餐产业标准化发展，规范提升我国学生营养餐产业的整体能力。

（二）我国学校营养配餐现状透析

1. 学生营养配餐占据主要位置

学生的营养状况代表着国民的素质，关系到国家的未来。从微观角度说，学生营养问题涉及社会的每个家庭；从宏观角度看，学生营养餐是社会的重要工作，是一项社会系统工程。我国学生营养午餐的试点工作在中国学生营养促进会的推动下逐步展开。20世纪80年代，在北京、上海、杭州、重庆等一些大城市的学校中，曾进行过中小学生营养餐的试点工作。1999年2月，江泽民同志在北京视察工作时指出，要在中小学校推广学生营养餐。2001年，国家经贸委等三个部门联合发布《关于推广学生营养餐的指导意见》。2011年，我国在集中连片

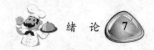

特殊困难地区启动了农村义务教育学生营养改善计划试点。2012年,教育部等15个部门印发《农村义务教育学生营养改善计划实施细则》等5个配套文件,确保学生"营养餐"计划有效实施。自2014年起,中央财政对699个国家试点县的学生营养膳食补助标准,从每人每天3元提高到4元,寄宿学生每天达到9元。截至2018年教育部实施的农村义务教育学生营养改善计划覆盖所有国家级贫困县,让3 700万名农村学生吃上免费营养餐。全国义务教育阶段学生营养健康状况得到显著改善,身体素质明显提升。

2. 营养配餐从业人员形式多样

在目前我国营养配餐行业中从业的人员主要来自于三个方面。一是临床营养师,属于医院的"专业技术职务",必须经国家卫生部统一考试合格后发给临床营养师证书。二是营养配餐员,其职业定义:根据用餐人员的不同特点和要求,运用营养学的基本知识配制适合不同人群合理营养要求的餐饮产品人员。营养配餐员的工作内容是根据不同就餐对象特点,综合运用营养、烹饪、食品材料、食品化学、食品卫生学、中医滋补养生理论等知识,通过合理的营养计算、食谱设计、烹饪原料及烹饪方法的改进,向就餐者提供既美味可口又营养平衡的餐食,使得人们吃得更健康合理。三是公共营养师,主要从事营养指导,营养与食品安全知识传播,促进社会公众健康工作的专业人员。四是注册营养师,主要面向社会提供营养及营养相关专业从业人员能力水平评价服务,分注册营养师和注册营养技师两个级别。

3. 健康餐饮标准意识增强

为树立营养健康型餐饮理念,改变目前营养师不懂烹饪、厨师不懂营养的格局,国家发改委公众营养发展中心与中国烹饪协会发起"营养健康型餐饮示范单位"。不少餐饮企业在营养与健康专家的指导下,运用店内展示、店外宣传等方法,通过引进营养强化食品、建立无污染的原料供应链,注重烹饪环节营养平衡、防止营养变异、专业营养点菜师为顾客膳食营养平衡把关等手段,实现了餐饮产品的营养化、健康化和科学化,深受广大消费者好评。

4. 系统的法律约束不断完善

营养全面均衡的午餐对中小学生的成长发育十分重要,但目前我国在中小学生营养午餐的标准、监管、扶持等方面尚无法可依。近十年来,为规范学生营养午餐生产加工的特殊技术要求,确保食物营养与食品卫生安全,一些城市把国家出台的各项政策及公布的法律和自身情况相结合,制定了适合自身情况的地方性政策。杭州市制定了《杭州市学生营养配餐管理办法》,长春市制定了《长春市中小学生营养餐配送操作规程》,北京市制定了《北京市学生营养午餐审批管理办法》《北京市学生营养午餐产品技术标准》,上海市教委、市食品药品监管局制定《中小学食品安全与营养午餐指津》等。这些法律、法规、政策和标准对营养餐的质量、安全及稳步推进起到了积极的作用。但我国的学生营养餐还未走上法制化的轨道,执行和监督的力度明显不够。因此,营养界人士建议国家应尽快制定《学校供餐法》《营养师法》《营养教育法》,将学校供餐、营养师责权和营养教育纳入法制化管理的轨道。

思考题

(1) 解构食品营养相关概念,简述研究内容有哪些?

(2) 简述营养配餐的意义。

(3) 简述美国和日本的营养配餐的发展过程。

(4) 简述我国的营养餐发展演进过程。

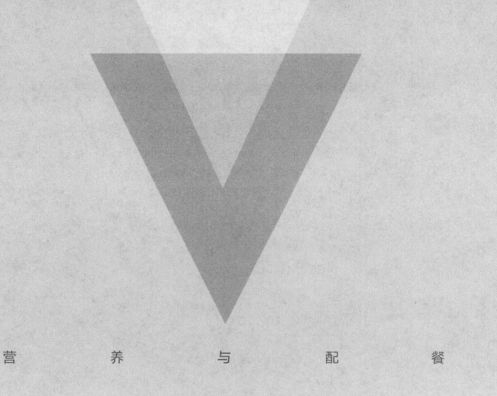

营　养　与　配　餐

上篇　营养学基础

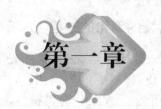

第一章 食物的消化吸收

知识目标

(1) 了解人体消化系统的组成结构。

(2) 了解营养素消化吸收的原理与影响因素。

(3) 了解生物转化的功能与代谢产物的生成原理。

能力目标

(1) 学会对各种营养物质的消化吸收过程进行描述。

(2) 学会对各种消化液的作用进行分类。

人体进行新陈代谢,必须不断地从外界环境摄取各种营养素,然而大分子的营养素(如碳水化合物、蛋白质、脂肪)一般都不能直接被机体摄取利用,只有在消化道内分解,变成小分子物质(如葡萄糖、甘油、脂肪酸、氨基酸等),才能通过消化道黏膜的上皮细胞进入血液循环系统,供人体组织利用,这个过程也称为消化与吸收的过程。

消化:食物通过消化管的运动和消化液的作用被分解为可吸收成分的过程,即食物在消化道内进行分解的过程。

吸收:食物的可吸收成分透过消化管壁的上皮细胞进入血液和淋巴液的过程。

第一节 人体的消化系统

一、人体消化系统的组成

人体的消化系统是由长 5～10 m 的消化道和消化腺组成,其功能是对食品进行消化和吸收,为机体的新陈代谢提供营养物质和能量。

消化道是一条起自口腔,延续为咽、食管、胃、小肠、大肠,终于肛管的很长的肌性管道,包括口腔、咽、食道、胃、小肠(包括十二指肠、空肠、回肠)、大肠(包括盲肠、阑尾、结肠、直肠)和肛门等部分(见图 1-1)。在临床上,常把消化道分为上消化道(十二指肠以上的消化道)和下消化道(十二指肠以下的消化道)。

消化腺是分泌消化液的腺体,消化腺有小消化腺和大消化腺两种。小消化腺(食管腺、胃腺和肠腺)散布于消化管各部的管壁内,大消化腺有三对唾液腺(腮腺、下颌下腺、舌下腺)、肝和胰,它们都有导管,并与消化道相通,使分泌的消化液能流入消化道内。消化腺分泌的消化

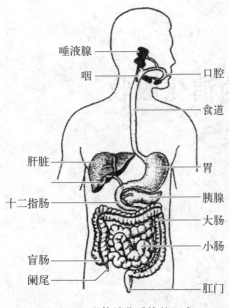

唾液腺
咽
口腔
食道
肝脏
胃
十二指肠
胰腺
大肠
盲肠
小肠
阑尾
肛门

图1-1　人体消化系统的组成

液由水、无机盐和少量有机物组成,其中最重要的成分是具有蛋白质性质的消化酶。

二、食物的消化的过程

食物在人体内的消化过程,按先后顺序主要可分为三个阶段,即口腔内的消化、胃内的消化、小肠内的消化。消化的方式分为机械性消化、化学性消化和生物消化。靠消化道的运动把大块食物磨碎称为机械性消化或物理性消化(研碎、搅拌、混合、乳化、推动食物的作用)。化学性消化:通过消化液及消化酶的作用把食物中的大分子物质分解成可被吸收的小分子物质(主要是分解过程)。生物消化:消化道内(主要是在大肠内),微生物的酶对残留的营养素以及消化液和肠壁衰亡细胞进行分解利用,同时产生挥发性酸、维生素、二氧化碳、硫化氢等物质的过程。

(一)口腔内的消化

食物在口腔内主要进行机械性消化,经牙齿的咬切、撕裂、咀嚼,将大块的食物磨碎,再经舌的搅拌,使食物与口腔中分泌的唾液充分混合。唾液中含有淀粉酶,能将粮谷类食品中的淀粉变成麦芽糖。唾液中除了淀粉酶外,还有黏蛋白,它可使食物润滑,易于吞咽,使食物由食道经贲门进入胃。由于食物在口腔停留的时间很短,食物中的淀粉并不能完全被消化。因为唾液中没有其他的酶,所以脂肪和蛋白质在口腔中主要进行机械性消化。

(二)胃内的消化

食物进入胃后需要继续进行消化。胃有两种机能:一种是暂时贮存食物,成年人的胃一般可容纳1～2 L食物,因此一次饱餐后食物在胃内可停留较长时间,使食物得以慢慢地进入十二指肠,这就保证了食物在小肠内的消化和吸收。食物在胃内停留时间的长短与食物的量和质有密切关系;另一种是消化食物,当食物进入胃时,胃壁就逐渐舒张,以容纳食物,同时胃壁肌肉也开始有节奏地蠕动,其蠕动作用是将胃内的食物搅动,使其和胃液充分混合成为粥状食糜。胃的蠕动还能把食糜推送到十二指肠,如果暴饮暴食,会引起急性胃扩张,使胃的蠕动减弱或丧失。

胃黏膜内有胃腺,它分泌一种无色透明的酸性胃液,成年人每天可分泌1.5～2.5 L胃液。胃液中含有三种主要成分,即胃蛋白酶、盐酸和黏液。胃蛋白酶能够使食物中的蛋白质分解成为分子较小的蛋白酶和蛋白质。盐酸即胃酸,胃酸能使无活性的蛋白酶元变成有活性的胃蛋白酶,并为胃蛋白酶创造适宜的酸性环境,同时还有杀死随食物进入胃内细菌的作用。胃酸进入小肠后可刺激胰液、胆汁和小肠液的分泌。胃酸造成的酸性环境有助于小肠对铁和钙的吸收。胃黏液有润滑作用,可减少食物对胃黏膜的损伤,也能减少胃酸、胃酶对胃黏膜的侵蚀,它对胃有保护作用。

胃液分泌受不同食物的影响,蔬菜、蛋白质类食物促进胃液分泌作用较强(浓肉汤、鸡汤、骨头汤和各种煮熟的蔬菜),碳水化合物也有促进胃液分泌的作用,脂肪类食物则抑制胃酸的分泌,使食物在胃内停留时间较长。食物由胃进入小肠的过程称为胃的排空。一般食物入胃后 5 分钟就开始有部分食物排入十二指肠,但完全排空需要 4～6 小时;胃排空的时间与食物的量和性质有关,一般流体食物比固体食物排空快。各类食物中碳水化合物排空较快,蛋白质较慢,脂肪更慢。因此,人们吃了油腻的食物后不易饥饿就是这个原因。混合性食物排空时间约为 4～5 小时。

(三) 小肠内的消化

胃内的食物进入小肠后,因带酸性,刺激胰腺分泌胰液,肝脏分泌胆汁,小肠黏膜分泌小肠液。胰液是由胰腺分泌的一种碱性消化液,成年人每天分泌 1～2 L,其中含有一些重要的酶类,如胰淀粉酶、胰蛋白酶和胰脂肪酶等。胰淀粉酶能将食物中的淀粉分解为麦芽糖,并在麦芽糖酶的作用下进一步将麦芽糖分解为葡萄糖。胰蛋白酶能将蛋白质分解成氨基酸。胰脂肪酶能将脂肪分解成甘油和脂肪酸。由此可见,胰液是消化液中最强的一种。因此,当胰腺功能受损时(如慢性胰腺炎),食物的消化将明显受到影响,这时在患者的粪便中就可出现未消化的肉类、纤维和脂肪微粒。

胆汁是由肝脏分泌的一种金黄色或深绿色、味苦的碱性液体。它平时贮存在胆囊中,当食物进入小肠后,引起胆囊收缩,胆汁就排入十二指肠中,成年人每天分泌胆汁约 1.0～1.5 L。胆汁中不含消化酶,其成分除水外,还有胆色素、胆盐、胆固醇、卵磷脂等。其中最重要的成分是胆盐,它的主要作用,一是使脂肪乳化变成极细小的脂肪微粒。这样,一方面加大了胰脂肪酶和脂肪的接触面,有利于脂肪酶对脂肪的分解,另一方面被乳化的脂肪微粒有一部分可以直接被肠黏膜吸收。二是增加胰脂肪酶的活性,从而加速对脂肪的分解。

小肠液是由小肠黏膜分泌的一种弱碱性液体。成年人每天分泌 1～3 L。小肠液含有多种与消化有关的酶,对食物中三大营养素成分都有消化作用。其中主要的消化酶有淀粉酶、麦芽糖酶、蔗糖酶、乳糖酶、脂肪酶、肠肽酶等。这些酶和胰液中的消化酶及胆盐相互配合,把食物中的多糖和双糖分解成单糖。这样食物在小肠内就彻底完成了化学分解,消化成完全可以被肠壁吸收的物质。大肠的功能:大肠中不含或只含少量的消化酶,所以大肠无明显的消化作用。大肠的主要功能是吸收水分和形成粪便,大肠内有大量的细菌,这些细菌能利用肠内某些简单的物质合成人体需要的维生素 K 和 B 族维生素,被人体吸收和利用。

三、各种消化液的成分及作用

(一) 唾液的成分及作用

(1) 成分:pH 值为 6.6～7.1;正常人每日分泌唾液 1～1.5 L。水约占 99%;有机物主要为黏液蛋白,还有唾液淀粉酶和少量无机盐(Na^+、K^+、Ca^{2+}、Cl^-、HCO_3^-)。

(2) 作用:湿润与溶解食物并刺激味蕾引起味觉;清洁和保护口腔;唾液淀粉酶可使淀粉水解成麦芽糖,对食物进行化学性消化。

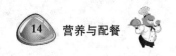

（二）胃液的成分及作用

纯净胃液是一种无色透明的酸性液体（pH 值为 0.9～1.5）。主成分是 H_2O、HCl 和 Na^+、K^+ 等无机物，以及胃蛋白酶、黏蛋白等有机物。

胃是消化道中一个袋状膨大部分，其位置和形状随人的体型体位及胃内充盈度不同而有改变。中等度充盈时，胃的大部分位于正中线左侧，小部分位于右侧。

（1）胃酸：由胃腺壁细胞分泌，只有胃中才有此酸性分泌液。

作用：激活胃蛋白酶原，为其造成适宜的酸性环境，以利水解蛋白质。抑制和杀灭胃内细菌的作用。胃酸进入小肠后能刺激胰液和小肠液的分泌，并引起胆囊收缩排出胆汁。胃酸造成的酸性环境有助于小肠对 Fe^{2+}、Ca^{2+} 的吸收。

（2）胃蛋白酶：主细胞分泌出来时为无活性的蛋白酶原，在 HCl 作用下被激活（最适 pH 值为 2），是胃液中的主要消化酶，能将蛋白质进行初步水解。

（3）黏液：胃黏膜表面的上皮细胞和胃腺中的黏液细胞分泌，主成分是糖蛋白，其次为黏多糖等大分子。在正常情况下胃黏膜表面常覆盖一层黏液，弱碱性，可中和 HCl 和减弱胃蛋白酶的消化作用，故可保护胃黏膜。同时，黏液还有润滑作用，可减少胃内容物对胃壁的机械损伤，保护胃的作用。

（4）内因子：正常胃液中含"内因子"，是分子量为 53 000 的一种糖蛋白，与 VB_{12} 结合并促进其吸收。

（三）胆汁的成分及作用

成分：胆盐、胆色素、磷脂、胆固醇及黏蛋白等，无机物除水外，有 Na^+、K^+、Ca^{2+}、HCO_3^-。胆汁 pH 值为 7.4 左右。一般认为胆汁中不含消化酶。

作用：实现其消化机能，对脂肪的消化吸收具有重要意义。

（四）胰液的成分及作用

成分：是无色无臭的碱性液体，pH 值为 7.8～8.4。主成分有 $NaHCO_3$ 和各种消化酶。

作用：对食物的消化有重要作用。胰液含大量 $NaHCO_3$，能中和由胃进入小肠的盐酸，使肠内保持弱碱性环境，以利肠内消化酶的作用。

（五）小肠液的成分及作用

成分：pH 值为 7.8，呈弱碱性，成人每天分泌 1～3 L。小肠中除含多种黏蛋白、肠激酶外，还含多种消化酶，此外还常混有脱落的上皮细胞、白细胞和微生物等。

作用：进一步分解肽类、二糖和脂类，使其成为可被吸收的物质。如蔗糖酶分解蔗糖；麦芽糖酶分解麦芽糖；乳糖酶分解乳糖。

（六）大肠液的成分及作用

成分：分泌少量碱性液体，pH 值为 8.3～8.4，主成分为黏液蛋白，保护黏膜和润滑粪便。

作用：含酶很少，没有明显的消化作用。大肠内容物主要受细菌的分解作用，细菌所含的酶能使食物残渣与植物纤维素分解；对碳水化合物和脂肪进行发酵式分解，对蛋白质进行腐败式分解。

正常情况下,机体一方面通过肝脏对这些毒物进行解毒,另一方面通过大肠将这些毒物排出体外。大肠内细菌还能合成少量 VK 和某些 VB 族,其中一部分可被人体吸收,对机体的营养和凝血有一定的生理意义。

第二节　各类食物的消化

人体所需要的营养物质主要来自食物,其中水、矿物质和维生素可以直接被吸收,而碳水化合物、脂肪、蛋白质一般都不能直接被人体利用,必须先在消化道内分解,变成小分子物质后,进入人体血液循环,才能供人体组织利用。

一、碳水化合物的消化

膳食中碳水化合物含量最多的为淀粉,糖原是动物和细菌细胞内糖及其所反映的能源的一种储存形式,与淀粉在植物中的作用一样,故称为"动物淀粉"。碳水化合物存在于所有谷类食物中,其次为蔗糖及牛奶中的乳糖。食物中碳水化合物经消化道各种酶的作用水解成单糖后才被吸收,消化过程如图 1-2 所示。

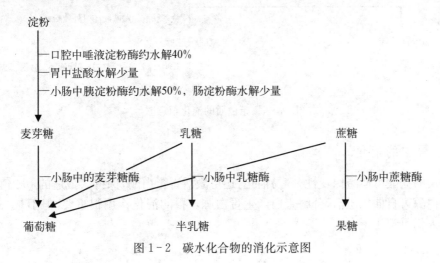

图 1-2　碳水化合物的消化示意图

二、脂肪的消化

膳食中的脂肪主要是中性脂肪,即甘油三酯,其次为少量磷脂、胆固醇和胆固醇酯,它们的某些理化特性和代谢特点类似于中性脂肪。由于胃液中仅含有少量的脂肪酶,而且它最适 pH 值为 6.3~7.0,而成人的胃液 pH 值为 0.9~1.5,所以脂类在胃内几乎不发生消化作用,消化过程主要在小肠中进行。

食物在小肠内由于肠道的蠕动所引起的搅拌作用和胆汁的掺入,分散成细小的乳胶体,同时,胰腺分泌的脂肪酶在乳化颗粒的水油界面上,催化甘油三酯、磷脂和胆固醇的水解。胰脂酶能特异性地催化甘油三酯的 α-酯键水解,产生 β-甘油一酯,并释放 2 分子游离脂肪酸;胆固醇酶、磷脂酶分别作用于相应的酯类,消化过程如图 1-3 所示。

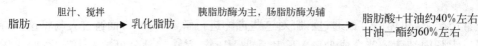

脂肪 —胆汁、搅拌→ 乳化脂肪 —胰脂肪酶为主，肠脂肪酶为辅→ 脂肪酸+甘油约40%左右 甘油一酯约60%左右

图1-3 脂肪的消化示意图

三、蛋白质的消化

蛋白质的消化过程主要分为两部分。首先在胃里进行初步消化，胃蛋白酶初步分解蛋白质成多肽；然后在小肠里面，胰腺分泌的胰蛋白酶、胰糜蛋白酶和小肠分泌的氨基肽酶、二肽酶等，以多种方式分步地将多肽链水解为氨基酸；氨基酸透过小肠绒毛上皮进入血液，被人体吸收。肠胃功能正常是保证蛋白质消化吸收的关键（见图1-4）。

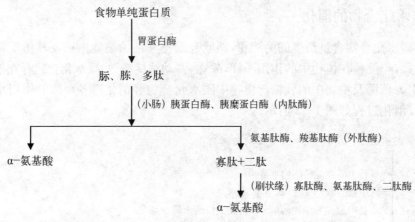

图1-4 蛋白质的消化示意图

（一）胃中的消化

胃分泌的盐酸可使蛋白变性，容易消化，还可激活胃蛋白酶，保持其最适的 pH 值，并能杀菌。胃蛋白酶可自催化激活，分解蛋白产生蛋白胨。胃的消化作用很重要，但不是必须的，胃全切除的人仍可消化蛋白。

（二）肠道中的消化

肠分泌的碳酸氢盐可中和胃酸，为胰蛋白酶、糜蛋白酶、弹性蛋白酶、羧肽酶、氨肽酶等提供合适环境。肠激酶激活胰蛋白酶，再激活其他酶，所以胰蛋白酶起核心作用，胰液中有抑制其活性的小肽，防止在细胞中或导管中过早被激活。外源蛋白在肠道分解为氨基酸和小肽，经特异的氨基酸、小肽转运系统进入肠上皮细胞，小肽再被氨肽酶、羧肽酶和二肽酶彻底水解，进入血液。

第三节 营养物质的吸收

食物经过消化，将大分子变成小分子物质，其中多糖分子分解为微单糖，蛋白质分解为氨基酸，脂肪分解为脂肪酸、单酰甘油等。维生素与矿物质则在消化过程中从食物的细胞中释放出来。这些小分子物质只有透过细胞壁进入血液,通过血液循环送到身体各部分才能供组织和细胞进一步利用。吸收作用是一个复杂的生理过程,它包括物理过程和化学过程两个方面,物理过程有过滤、扩散、渗透等作用;化学过程主要是由小肠壁上皮细胞的主动运输而产生作用的。

一、吸收的部位和原理

(一)吸收的主要部位

营养素在消化道内的吸收是指消化道内的物质,包括水分、盐类及食物的消化产物透过黏膜上皮细胞进入血液和淋巴液的过程。人体消化道的不同部位,对消化后的各种营养物质有不同程度的吸收功能。口腔和食道基本上不吸收什么物质,但口腔黏膜可吸收少量的药物(如硝酸甘油);胃只能吸收少量的水分和酒精;大肠只能吸收少量的水分、无机盐、一部分维生素和部分未被小肠吸收的养分。消化后的绝大部分营养物质主要是由小肠吸收的,所以小肠是消化食物、吸收营养物质的主要场所。

小肠的结构具有与吸收作用相适应的条件。食物经消化后的各种营养物质主要在小肠被吸收。人的小肠长度为 5～6 m,其黏膜具有环状皱褶并有大量指状突起的绒毛,绒毛上的每一上皮细胞可有 600 条微绒毛,使小肠吸收面积大为扩大,全部小肠约有 200 m² 的吸收面积;食物在小肠内停留时间很长,约

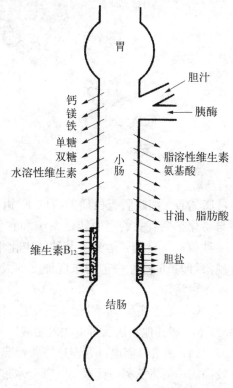

图 1-5　小肠中各种营养素的吸收位置

3～5 小时,平均为 5 小时,这样有足够的时间进行吸收。其中,大部分是在十二指肠和空肠吸收,当其到达回肠时通常已吸收完毕。回肠被认为是吸收机能的储备,能主动吸收胆汁酸盐和 VB_{12}。小肠中各种营养素的吸收位置如图 1-5 所示。

(二)吸收原理

胃肠道黏膜吸收营养物质的方式有被动转运、主动转运和胞饮作用。

1. 被动转运

被动转运是指物质或离子顺着浓度梯度或电位梯度通过细胞膜的扩散过程(见图 1-6)。被动转运过程主要包括被动扩散、易化扩散、滤过、渗透等作用。

(1)被动扩散。通常物质是否能透过细胞膜,总是和它在细胞膜内外的浓度有关。不借助载体,不消耗能量,物质从浓度高的一侧向浓度低的一侧透过称为被动扩散。由于细胞膜的基质是类脂双分子层,脂溶性物质更易进入细胞。物质进入细胞的速度取决于它在脂质中的溶解度和分子大小,溶解度越大,透过越快;如果在脂质中的溶解度相等,则较小的分子透过较快。

(2)易化扩散。指非脂溶性物质或亲水物质如葡萄糖和氨基酸等,不能透过细胞膜的双

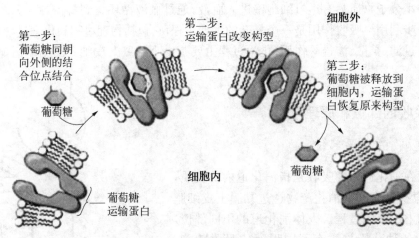

第一步：
葡萄糖同朝向外侧的结合位点结合

第二步：
运输蛋白改变构型

细胞外

第三步：
葡萄糖被释放到细胞内,运输蛋白恢复原来构型

葡萄糖

细胞内

葡萄糖

葡萄糖运输蛋白

图 1-6 被动转运示意图

层脂类需在细胞膜蛋白质的帮助下,由膜的高浓度一侧向低浓度一侧扩散或转运的过程。与易化扩散有关的膜内转运系统和它们所转运的物质之间,具有高度的结构特异性,即每一种蛋白质只能转运具有某种特定化学结构的物质;易化扩散的另一个特点是所谓的饱和现象,即扩散通量一般与浓度梯度的大小成正比,当浓度梯度增加到一定限度时,扩散通量就不再增加。

(3) 滤过作用。消化道上皮细胞可以看作是滤过器,如果胃肠腔内的压力超过毛细血管时,水分和其他物质就可以滤入血液。

(4) 渗透。渗透可看作是特殊情况下的扩散。当膜两侧产生不相等的渗透压时,渗透压较高的一侧将从另一侧吸引一部分水过来,以求达到渗透压的平衡。

2. 主动转运

在许多情况下,某种营养成分必须要逆着浓度梯度(化学的或电荷的)的方向穿过细胞膜,这个过程称为主动转运。营养物质的主动转运需要有细胞上载体的协助。所谓载体,是一种运输营养物质进出细胞膜的脂蛋白。营养物质转运时,先在细胞膜上与载体结合成复合物,复合物通过细胞膜转运入上皮细胞时,营养物质与载体分离而进入细胞中,而载体又转回到细胞膜的外表面(见图 1-7)。

主动转运的特点:载体在转运营养物质时,需有酶的催化和能量提供,能量来自三磷酸腺苷的分解;这一转运系统可以饱和,且最大转运量可被抑制;载体系统有特异性,即细胞膜上存在着几种不同的载体系统,每一系统只运载某些特定的营养物质。

3. 胞饮作用

胞饮作用是细胞内吞作用从外界获取物质及液体的一种类型,是细胞外的微粒通过细胞膜的内陷包裹形成小囊泡(胞饮囊泡),最终和溶酶体相结合并将囊泡内部的物质水解或者分解的过程。简而言之,就是一种通过细胞膜的内陷将物质摄取到细胞内的过程。可使细胞吸收某些完整的脂类和蛋白质。这也是新生儿从初乳中吸收抗体的方式。但这种未经消化的蛋白进入体内可能是某些人食物过敏的原因。

胞饮作用是内吞作用(endocytosis)的一种。内吞作用广义上分为三类,吞噬作用(phagocytosis)、胞饮作用(pinocytosis)和受体介导的内吞作用(receptor-mediated

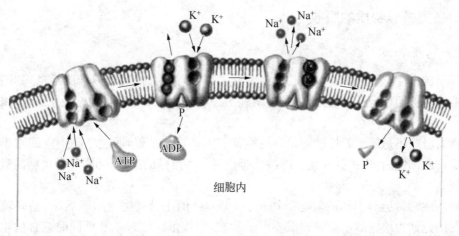

图 1-7　主动转运示意图

endocytosis)。胞饮作用需要消耗大量的三磷酸腺苷(ATP),这也是大部分细胞所使用的能量形式。与吞噬作用不同,胞饮作用主要是通过摄入细胞外液体进入细胞内并产生非常小的囊泡。这两者的工作方式很像,但是吞噬作用对于其吞噬的物质是有选择性的,需要相应的配体与细胞表面的受体相结合才能启动这一作用。胞饮作用和吞噬作用的主要区别如图 1-8 所示。

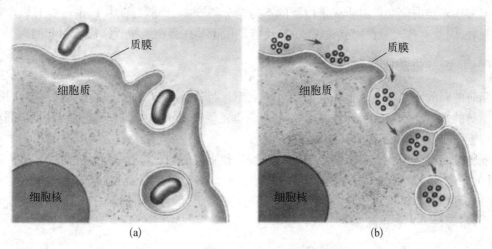

图 1-8　胞饮作用与吞噬作用示意图

(a) 吞噬作用　(b) 胞饮作用

(1) 吞噬作用(phagocytosis)。细胞内吞较大的固体颗粒物质,如细菌、细胞碎片等;形成吞噬体或吞噬泡大于 250 nm,见于少数特化细胞,如在哺乳动物中,中性颗粒白细胞和巨噬细胞具有极强的吞噬能力,以保护机体免受异物侵害。

(2) 胞饮作用(pinocytosis)。细胞吞入的物质为液体或极小的颗粒物质,形成胞饮体小于 150 nm,见于上皮、成纤维、毛细血管内皮、巨噬等多种细胞。

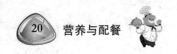

二、各类营养物质的吸收

（一）碳水化合物的吸收

单糖是碳水化合物在小肠中吸收的主要形式，从而进入血液，经门静脉运送入肝脏，贮存于肝内或经血液循环运送到全身，供各组织利用。一般是葡萄糖和半乳糖吸收最快，果糖吸收较慢。

单糖的吸收不是简单的扩散而是消耗能量的主动转运过程，通过小肠上皮细胞膜刷状缘的肠腔面进入细胞内，再扩散入血。因载体蛋白对各种单糖的结合不同，各种单糖的吸收速率也就不同。

单糖的主动转运与 Na^+ 的转运密切相关，当 Na^+ 的主动转运被阻断后，单糖的转运也不能进行。因此认为单糖的主动吸收需要 Na^+ 存在，载体蛋白与 Na^+ 和糖同时结合后才能进入小肠黏膜细胞内。单糖吸收的主要部位是十二指肠和上段空肠，被吸收后进入血液，经门静脉入肝脏，在肝内贮存或参加全身循环。

（二）蛋白质的吸收

蛋白质在小肠内被分解成氨基酸后被吸收。氨基酸主要在小肠上端被吸收，吸收速率很快，当食糜到达小肠末端时所有氨基酸一般都被吸收，吸收机理与单糖相似，是主动吸收，需 Na^+ 的参与，当 Na^+ 的主动转运被阻断后，氨基酸的转运则不能进行。

但有些未经消化的蛋白质或蛋白质的不完全分解产物（如胨、胨、肽），也可能有极少量被小肠吸收，因此有些人对食物有过敏反应，可能是由于某些蛋白质被直接吸收引起的。

（三）脂肪的吸收

脂肪的吸收主要在十二指肠下部和空肠上部。胆盐对脂肪的消化吸收具有重要作用，它可与脂肪的水解产物形成水溶性复合物，进一步聚合为脂肪微粒，通过胆盐微粒"引渡"到小肠黏膜细胞的刷状缘，以扩散方式被吸收。

脂肪经胆盐乳化在十二指肠中，在胰液、肠液和脂肪酶消化作用下水解为甘油、自由脂肪酸、甘油一酯及少量甘油二酯和未消化的甘油三酯。它们被小肠吸收后，一部分进入毛细血管，由静脉进入肝脏，大部分则进入毛细淋巴管，再由淋巴管运送而进入血液循环，分布于脂肪组织中，脂溶性维生素也随脂肪一起被吸收。

（四）无机盐和维生素的吸收

无机盐在小肠和大肠的各个部位都可吸收，吸收速度取决于多种因素，具体包括载体、pH值、饮食成分等。维生素被吸收的部位不同，水溶性维生素（尤其是小分子的）在吸收水分的过程中被细胞吸收；脂溶性的维生素伴随脂肪主要被小肠吸收。

（五）水分的吸收

正常人每日来自食物、饮料及消化液中的水约 5～10 L（主要来自消化液如唾液、胃液、胆汁、胰液和肠液等）进入小肠，而每天的尿液平均为 1 500 mL，绝大部分水被消化道吸收。消化液中的水分、无机盐和某些有机成分,也可由小肠重新吸收入血液。

小肠吸收水分的主要方式是渗透作用,在吸收其他物质过程中所形成的渗透压是促使水分吸收的重要因素;此外,小肠收缩时使肠腔内流体压力差增高,也可使部分水以滤过方式而吸收。

第四节　生物转化与代谢物质排泄

一、生物转化

(一)生物转化的原理

生物转化指毒物经过酶催化后化学结构发生改变的代谢过程,即毒物出现了质的变化。生物转化是毒物在生物体内消除之前发生的重要事件,其典型结局是产生无毒或低毒的代谢物。因此,曾将生物转化与解毒作用等同起来。但是,在不少情况下,生物转化所产生的却是毒性代谢物,可导致组织损伤。此时的生物转化就称为生物活化作用,也称为毒化作用。

在人体内,营养物质与非营养物质在肝脏等组织中发生化学转变的过程称为生物转化,肝脏是进行生物转化的主要器官。食物中的营养物质被消化吸收进入血液后,随血液首先到达肝脏,这些营养物质一部分暂时贮存于肝脏内,有的转变成其他物质,还有一部分营养物质由肝脏随血液流进心脏,再经血液循环运送到身体各组织器官被利用。在吸收过程中,有时也会从消化道中吸收进来一些对身体有害的物质,通过肝脏的生物转化作用最终变为无害物质随尿、粪排出体外。

生物转化反应主要可分为第一相反应[氧化(oxidation)反应、还原(reduction)反应、水解(hydrolysis)反应]和第二相反应[结合(conjugation)反应]。

生物转化的特点是多样性(同一物质经多种反应实现转化),连续性(第一、第二两相反应连续进行)和双重性(物质生物转化后毒性可能减弱也可能增强,即解毒与致毒)。

(二)影响生物转化的因素

生物转化作用受年龄、性别、肝脏疾病及药物等体内外各种因素的影响。例如新生儿生物转化酶发育不全,对药物及毒物的转化能力不足,易发生药物及毒素中毒等。老年人因器官退化,对氨基比林、保泰松等药物转化能力降低,用药后药效较强,但副作用较大。此外,某些药物或毒物可诱导转化酶的合成,使肝脏的生物转化能力增强,称为药物代谢酶的诱导。例如,长期服用苯巴比妥,可诱导肝微粒体加单氧酶系的合成,从而使机体对苯巴比妥类催眠药产生耐药性。另一方面由于多种物质在体内转化代谢常由同一酶系催化,同时服用多种药物时,可出现竞争同一酶系而相互抑制其生物转化作用。

二、代谢物质的排泄

(一)排泄的概述

机体在新陈代谢中,不断产生对机体无用或有害的代谢产物,机体必须通过排泄活动将其

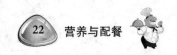
排泄出去。排泄是指人体在新陈代谢过程中,把所产生的不能再利用的(尿素、尿酸、二氧化碳、氨等)、过剩的(水和无机盐类)以及进入人体的各种异物(药物等)排出体外的过程。这一过程主要通过肾脏形成尿的方式来完成。在生理上,排泄的含义只限于物质经过血液循环到达某排泄器官后排出体外。消化管后的粪便因主要内容物只是积存在消化管后段的食物残渣,并未进入血液,常把食物残渣排出体外,称为排遗。

机体的排泄器官主要是肾,其次是肺、皮肤、肝和肠。在这些器官中,由肾脏排出的代谢终产物不仅种类多,数量大,而且肾脏还可根据机体情况调节尿的质和量,因而肾脏的泌尿作用具有特别重要的意义。

(二)尿液的排泄

1. 肾单位
人两侧肾脏有170万～240万个肾单位,每个肾单位包括肾小体和肾小管两部分。肾小体包括肾小球和肾小囊。肾小管则由近球小管、髓袢和远球小管三部分组成。

2. 尿液的生成
肾脏生成尿包括相互联系的两个过程,即肾小球的滤过作用和肾小管的重吸收、分泌和排泄作用。

(1)肾小球的滤过作用。当血液流经肾小球毛细血管时,血液中的成分除血细胞和大分子蛋白质外,其余的物质都能透过肾小球的膜进入肾小囊囊腔,这种滤过液称为原尿。原尿中含有血浆中各种小分子物质,如葡萄糖、钙、磷、钾、氯、尿素、尿酸等,含量与血浆中的含量接近。

(2)肾小管和集合管的重吸收、分泌和排泄作用。原尿生成后沿肾小管流入集合管,再汇入肾盂。在此过程中,原尿中的绝大部分水和有用物质将全部或部分被管壁上皮细胞重吸收进入组织间液,再重返血液。管壁上皮细胞对大多数营养素的重吸收是主动转运过程,存在饱和性,如原尿中某种营养素含量过高,超过了肾小管的重吸收能力,尿液中就会出现这种物质。当血糖升高,通过肾小球滤过到原尿中的葡萄糖含量增多,超过肾小管的重吸收能力时,尿中就会出现葡萄糖。经上述两个环节后,原尿成分发生改变成为终尿。终尿储存于膀胱,由尿道排出体外。

3. 尿液的排放
排尿活动是一种反射活动,当膀胱中尿量达一定程度时,膀胱受到牵拉产生神经冲动,产生排尿的欲望而排尿。

(三)粪便排泄

食物经消化吸收后,送达小肠的末端,大约需要5～10小时,而到达大肠后则需9～16小时以吸收水分。肠内细菌会使食物残渣发酵和腐败,以在大肠中形成粪便,通常先积存在乙状结肠中,当大便因本身的重量而移动到直肠时,将会刺激直肠壁,信号通过脊髓被脑部感知,继而促进直肠的蠕动,进行排便反射。

大肠并不进行食物的消化,其主要功能就是吸收水分和电解质,制造粪便与排泄。食物被吸收后,剩余的糊状残渣从小肠进入大肠,吸收水分和电解质,把糊状的残渣转变为固态粪便。如粪便在肠道停留的时间过长,水分吸收过多,会引起便秘。便秘时,粪便中有害物质可能会再次被人体吸收,从而损害健康。

(四) 皮肤分泌排泄

皮肤分泌排泄是指皮肤分泌汗液和排泄皮脂的功能,主要通过汗腺和皮脂腺来完成。汗腺(主要为外泌汗腺)可分泌汗液,皮脂腺可分泌皮脂。汗液的排泄是肌体散热的一条有效途径,皮脂在皮肤表面与汗液混合,形成乳化皮脂膜,具有滋润和保护皮肤、毛发的功能。

排泄汗液的主要作用:① 汗液的分泌和排泄有利于调节体温并有助于机体代谢产物的排泄(如氯化钠、氯化钾、尿素、乳酸);② 通过排汗,保持角质层的正常含水量,使皮肤柔软、光滑、湿润;③ 可抵御某些微生物的侵害;④ 可分泌免疫球蛋白,发挥免疫作用。

思考题

(1) 简述消化系统、消化腺的组成。它们对于食物的消化有什么重要价值?

(2) 何为被动转运与主动转运?两者有什么区别?

(3) 人体对各种营养物质的吸收主要有哪些途径?

(4) 蛋白质的吸收部位和原理是什么?

(5) 生物转化的含义是什么?它有什么重要意义?

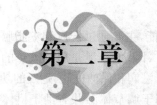

第二章 能量及宏量营养素

知识目标

(1) 了解能量食物来源、消耗途径以及能量代谢平衡原则。
(2) 知道人体宏量营养素的生理功能、食物来源、适宜摄入量。
(3) 理解多种氨基酸、脂肪酸的功能及对机体的作用。
(4) 理解蛋白质的消化率、生物价、功效比值等基本概念。

能力目标

(1) 学会对蛋白质、脂类进行营养性评价。
(2) 学会运用蛋白质互补原理进行饮食方式的调整。

第一节 能 量

新陈代谢是一切生命活动的基本特征。人体在生命活动过程中不断从外界环境中摄取食物,从中获得人体必需的营养物质,其中包括碳水化合物、脂类和蛋白质,一般称之为三大营养素。三大营养素经消化转变成可吸收的小分子物质被吸收入血,这些小分子物质一方面经过合成代谢构成机体组成部分或更新衰老的组织;另一方面经过分解代谢释放出所蕴藏的化学能。这些化学能经过转化便成为生命活动过程中各种能量的来源,所以分解代谢是放能反应,而合成代谢则需要供给能量,因此是吸能反应。而机体在物质代谢过程中所伴随的能量释放、转移和利用则构成了整个能量代谢过程,是生命活动的基本特征之一。

一、能量的单位

"能"(energy)在自然界有多种形式,如太阳能、化学能、机械能、电能,它们之间可以相互转换。为了计量上的方便,国际上制订统一的单位,即用焦耳(Joule)或卡(calorie)表示。1 卡路里的能量或热量可将 1 克水在一个大气压下的温度升高 1℃。而 1 焦耳(Joule)则是指用 1 牛顿(N)力把 1 kg 物体移动 1 m 所需要的能量。1 000 J＝1 kJ(kilojoule, kJ);1 000 kJ＝1 MJ(megajoule, MJ)。两种能量单位的换算如下:

$$1 \text{ kcal}＝4.184 \text{ kJ} \qquad 1 \text{ kJ}＝0.239 \text{ kcal}$$
$$1\,000 \text{ kcal}＝4.184 \text{ MJ} \qquad 1 \text{ MJ}＝239 \text{ kcal}$$

二、能量的来源

人体在生命活动过程中,都需要能量,如物质代谢的合成和分解反应、心脏跳动、肌肉收缩、腺体分泌等,而这些能量来源于食物。众所周知,生物的能量来源于太阳的辐射能。其中,植物借助叶绿素的功能吸收利用太阳辐射能,通过光合作用将二氧化碳和水合成碳水化合物;植物还可以吸收利用太阳辐射能合成脂类、蛋白质。而动物在食用植物时,实际上是从植物中间接吸收利用太阳辐射能,人类则是通过摄取动、植物性食物获得所需的能量。动、植物性食物中所含的营养素可分为碳水化合物、脂类、蛋白质、矿物质、维生素和水。其中,碳水化合物、脂类和蛋白质经体内代谢可释放能量。所以,这三类营养素统称为"产热营养素"或"热源质"。

三类产能营养素在体内都有其特殊的生理功能并且彼此相互影响,如碳水化合物与脂肪的相互转化及它们对蛋白质有节约作用。因此,三者在总能量供给中应有一个恰当的比例。根据我国的饮食特点,成人碳水化合物供给的能量以占总能量的 55%～65% 为宜,脂肪占 20%～30%,蛋白质占 10%～15%。年龄越小,蛋白质及脂肪供能占的比例相应增加。成人脂肪摄入量一般不宜超过总能量的 30%。

(一)碳水化合物

碳水化合物是机体的重要能量来源。我国人们所摄取食物中的营养素以碳水化合物所占的比重最大。一般说来,机体所需能量的 50% 以上是由食物中的碳水化合物提供的。食物中的碳水化合物经消化产生的葡萄糖被吸收后,有一部分以糖原的形式贮存在肝脏和肌肉中。肌糖原是骨骼肌中随时可动用的贮备能源,用来满足骨骼肌在工作情况下的需要。肝糖原也是一种贮备能源,贮存量不大,主要用于维持血糖水平的相对稳定。

脑组织消耗的能量相对较多,在通常情况下,脑组织消耗的能量均来自碳水化合物有氧条件下的氧化,因而脑组织对缺氧非常敏感。另外,脑组织细胞贮存的糖原又极少,代谢消耗的碳水化合物主要来自血糖,所以脑功能对血糖水平有很大的依赖性。

(二)脂类

机体内的脂类分为组织脂质和贮存脂质两部分。组织脂质主要包括胆固醇、磷脂等,是组织、细胞的组成成分,在人体饥饿时也不减少,但不能成为能源。贮存脂质主要是脂肪,也称甘油三酯或中性脂肪。在全部贮存脂质中,脂肪约占 98%。其中一部分是来自食物的外源性脂肪;另一部分是来自体内碳水化合物和氨基酸转化成的内源性脂肪。脂肪含能量最高,是体内各种能源物质的主要贮存形式。

在正常情况下,人体所消耗的能源物质中有 40%～50% 来自体内的脂肪,其中包括从食物中摄取的碳水化合物所转化成的脂肪;在短期饥饿情况下,则主要由体内的脂肪供给能量。脂肪酸可直接供给很多组织利用,也可在肝脏转化成丙酮酸再供给其他组织利用,不但骨骼肌、心肌等可利用脂肪酸和酮体,在饥饿时,脑组织也可利用酮体。所以,脂肪也是重要的能源物质,但它不能在机体缺氧条件下供给能量。

(三)蛋白质

蛋白质是由氨基酸构成的,在机体蛋白质代谢中,也主要利用氨基酸进行合成和分解代谢。体内氨基酸有两个来源,一是来自食物蛋白质消化所产生的氨基酸,由小肠吸收入血;二是在机体新陈代谢过程中,组织、细胞蛋白质分解所产生的氨基酸。这两部分氨基酸主要用于合成细胞成分以实现自我更新,也用于合成酶、激素等生物活性物质。氨基酸也可以作为能源物质,但这是用较高的代价而取得的。人体在一般情况下主要利用碳水化合物和脂肪氧化供能。但在某些特殊情况下,机体所需能源物质供能不足,如长期不能进食或消耗量过大时,体内的糖原和贮存脂肪已大量消耗之后,将依靠组织蛋白质分解产生氨基酸来获得能量,以维持必要的生理功能。

进食是周期性的,而能量消耗则是连续不断的,因而贮备的能源物质不断被利用,又不断补充。当机体处于饥饿状态时,碳水化合物的贮备迅速减少,而脂肪和蛋白质则作为长期能量消耗时的能源。

三、食物的能量卡价

人体所需要的能量来源于动物性和植物性食物中的碳水化合物、脂类和蛋白质三种产能营养素。每克产能营养素在体内氧化所产生的能量值称为"食物的热价"或"食物的能量卡价",亦称"能量系数"。

(一)食物在体外的燃烧热

物质燃烧时所释放出的热,称为燃烧热。食物可在机体内氧化,也可在机体外燃烧。体外燃烧和体内氧化的化学本质是一致的,每克产能营养素在体外燃烧时所产生的能量值称为"物理卡价"。

食物的燃烧热通常采用"弹式热量计"测定。"弹式热量计"的基本构造是两种空形金属球(或带盖小钢罐),即钢弹。钢弹内安放能放电的电极及其引出的导线。操作时先将定量的食物或产能营养素样品置于钢弹内电极附近,然后紧闭钢弹,从气口充入纯氧至一定压力;置钢弹于定量的特制水箱内,水箱中置一精密温度计。导线通电后可使钢弹内食物或产能营养素样品在纯氧的环境中充分燃烧;燃烧所产生的热量经过钢弹传导给水箱中的水,于是水温上升,再根据样品的重量、水箱中的水量和水温上升的度数推算出所产生的燃烧热。

(二)食物在体内的燃烧热

产能营养素在体内的燃烧(生物氧化)过程和在体外燃烧过程不尽相同,体外燃烧是在氧作用下完成的,化学反应激烈,伴随着光和热;体内氧化是在酶的作用下缓慢进行的,比较温和;特别是最终产物不完全相同,所以产生的热量(即能量)也不完全相同。据"弹式热量计"测定,1g碳水化合物在体外燃烧时平均产生能量 17.15 kJ(4.10 kcal);1 g 脂肪平均产能 39.54 kJ(9.45 kcal);1 g 蛋白质平均产能 23.64 kJ(5.65 kcal)。但在体内氧化时,碳水化合物和脂肪与体外燃烧时的最终产物均为二氧化碳和水,所产生的能量也相同。蛋白质在体内氧化时的最终产物为二氧化碳、水、尿素、肌酐及其他含氮有机物;而在体外燃烧时的最终产物则为二氧化碳、水、氨和氮等,体内氧化不如体外燃烧完全。若将 1 g 蛋白质在体内氧化的最终产物收集起来,继续在体外燃烧,还可产生能量 5.44 kJ(1.30 kcal)。如果用"弹式热量计"体外燃烧试验推算体内氧化产生的能量值:1 g 碳水化合物约为 17.15 kJ(4.10 kcal),1 g 脂肪约为 39.54 kJ(9.45 kcal),1 g 蛋白质则为 23.64−5.44=18.20 kJ(4.35 kcal)。

另外,食物中的营养素在消化道内并非可100%吸收。一般混合膳食中碳水化合物的吸收率为98%、脂肪为95%、蛋白质为92%。所以,三种产能营养素在体内氧化实际产生能量如下:

$$1 \text{ g 碳水化合物为 } 17.15 \text{ kJ} \times 98\% = 16.81 \text{ kJ}(4.0 \text{ kcal})$$
$$1 \text{ g 脂肪为 } 39.54 \text{ kJ} \times 95\% = 37.56 \text{ kJ}(9.0 \text{ kcal})$$
$$1 \text{ g 蛋白质为 } 18.2 \text{ kJ} \times 92\% = 16.74 \text{ kJ}(4.0 \text{ kcal})$$

四、能量的消耗

机体的能量代谢遵循能量守恒一般规律,即在整个能量转化过程中,机体所利用的蕴藏于食物中的化学能与最终转化成的能量和所做的外功,按能量折算是完全相等的。也即,机体的能量需要与消耗是一致的。在理想的平衡状态下,个体的能量需要量等于其消耗量。成年人的能量消耗主要用于维持基础代谢、体力活动和食物生热效应;孕妇还包括子宫、乳房、胎盘、胎儿的生长及体脂储备;乳母则需要合成乳汁;儿童、青少年则应包括生长发育的能量需要;创伤病人康复期间等也需要能量。

因此,机体的能量消耗主要用于维持基础代谢、从事体力活动、食物生热效应和生长发育4个方面。

(一)基础代谢与基础代谢率

基础代谢(basal metabolism,BM)指人体在基础状态下的能量代谢,即排除肌肉活动、环境温度、食物和精神紧张等因素影响下的新陈代谢,是指人体在空腹、清醒、安静不动时的能量消耗。这时的能量消耗主要用于维持体温、心跳、呼吸、腺体分泌活动和细胞代谢等基础的生命活动,是人体维持生命的所有器官所需要的最低能量需要。测定方法是在清晨而又极端安静状态下,不受精神紧张、肌肉活动、食物和环境温度等因素影响时的能量代谢。而单位时间内的基础代谢,称为基础代谢率(basal metabolic rate,BMR)。一般是以每小时所需要的能量为指标。基础代谢率的高低受很多因素的影响,其中主要是年龄、性别、体型大小和环境温度。基础代谢的测量一般都在清晨未进餐以前进行,距离前一天晚餐12~14小时,而且测量前的最后一次进餐不要吃得太饱,膳食中的脂肪量也不要太多,这样可以排除食物热效应作用的影响。测量前不应做费力的劳动或运动,而且必须静卧半小时以上,测量时采取平卧姿势,并使全身肌肉尽量松弛,以排除肌肉活动的影响。测量时的室温应保持在20~25℃之间,以排除环境温度的影响。

(二)基础代谢的测量

1.用体表面积计算

基础代谢一般以每小时、每平方米体表面积的产热量为单位,传统以22 kcal/($m^2 \cdot$ h)表示,现按国际制单位则以 kJ/($m^2 \cdot$ h)表示。基础代谢消耗的能量常根据体表面积或体重和基础代谢率计算(见表2-1)。

$$基础代谢 = 体表面积(m^2) \times 基础代谢率[kJ/(m^2 \cdot h)或 kcal/(m^2 \cdot h)]$$

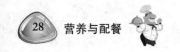

人体的体表面积可根据身高和体重来推算。当前,根据《生理学报(1999 年)》中国人体表面积研究,及《白球恩军医学院学报(2011 年)》中国人体表面积计算国研究适用通式

$$体表面积(m^2)=0.006\,1×身高(cm)+0.012\,4×体重(kg)-0.009\,9。$$

例如:某青年身高 179 cm,体重 61 kg,经以上公式计算,体表面积为 1.838 m^2。

表 2-1　中国人正常基础代谢率平均值

性别/年龄		11~15	16~17	18~19	20~30	31~40	41~50	>50
男	kJ/(m^2·h)	195.5	193.4	166.2	157.8	158.7	154.1	149.1
	kcal/(m^2·h)	46.7	46.2	39.7	37.9	37.7	36.8	35.6
女	kJ/(m^2·h)	172.5	181.7	154.1	146.5	46.4	142.4	138.6
	kcal/(m^2·h)	41.2	43.4	36.8	35.1	35.0	34.0	33.1

注:1 kcal=4.18 kJ。

2. 直接用公式计算

哈里斯(Harris)和本尼迪克(Benedict)提出根据年龄、身高和体重直接计算基础能量消耗(basal energy expenditure,BEE)。

男性:基础能量消耗(BEE)=66+13.7×体重(kg)+5.0×身高(cm)-6.8×年龄(y)
女性:基础能量消耗(BEE)=66.5+9.5×体重(kg)+1.8×身高(cm)-4.7×年龄(y)

更简单的方法是体重与时间相乘直接计算,结果相对粗略。

成年男性(BEE)=男性 1(kcal)(4.18 kJ)×体重(kg)×24(h)
成年女性(BEE)=女性 0.95(kcal)(3.97 kJ)×体重(kg)×24(h)

3. 体重计算法

世界卫生组织(WHO)于 1985 年推荐使用 schooled 公式来计算不同个体一天的基础代谢能量消耗。由于按照该公式计算亚种人群的基础代谢率偏高,中国营养学会推荐,儿童和青少年的参考值按照(见表 2-2)的共识计算,18~59 岁的人群按照该公式的计算结果减去 5%,作为该人群的基础代谢参考值。

表 2-2　按体重计算基础代谢公式

年龄/岁	男　性	女　性
0~3	(60.9×W)-54	(61.0×W)-51
3~10	(22.7×W)+495	(22.5×W)+499
10~18	(17.5×W)+651	(12.2×W)+746
18~30	(15.3×W)+679	(14.7×W)+496
30~60	(11.6×W)+879	(8.7×W)+829
>60	(13.5×W)+487	(10.5×W)+596

注:W 为体重(kg)。

（三）影响基础代谢的因素

人体基础代谢不仅存在个体差异，自身基础代谢也常有变化，影响人体基础代谢有以下因素。

1. 体表面积与体格影响

基础代谢率的高低与体重并不成比例关系，而与体表面积基本上成正比。因此，用每平方米体表面积为标准来衡量能量代谢率是比较合适的。体表面积大者，散发能量也多，故同等体重者，瘦高者基础代谢高于矮胖者。瘦体组织消耗能量占基础代谢 70%～80%，这些组织和器官包括肌肉、心、脑、肝、肾等，所以瘦体质量大，肌肉发达者基础代谢水平高。这也是男性基础代谢水平高于女性 5%～10%的原因。

2. 年龄

在人的一生中，婴幼儿阶段是整个代谢最活跃的阶段，其中包括基础代谢率；以后到青春期又出现一个较高代谢的阶段。成年以后，随着年龄的增长基础代谢水平缓慢地降低，30 岁后，每 10 年约降低 2%，60 岁以后下降更多。其中也有一定的个体差异，但如注意加强体育锻炼，降低相对缓慢得多。

3. 性别

女性瘦体质量比例高于男性，脂肪的比例也高于男性，实际测定表明，在同一年龄、同一体表面积的情况下，女性基础代谢率低于男性。另外，妇女在孕期和哺乳期需要合成新组织，所以基础代谢相对较高。

4. 激素

激素对细胞的代谢及调节都有较大影响。如甲状腺功能亢进可使基础代谢率明显升高；相反，患黏液水肿时，基础代谢率低于正常。去甲肾上腺素可使基础代谢率下降 25%。

5. 环境温度与气候

基础代谢率在不同季节和不同劳动强度人群中存在一定差别，说明气候和劳动强度对基础代谢率有一定影响。例如，炎热或寒冷，过多摄食，精神紧张时，都可升高基础代谢率，一般情况下，寒季基础代谢率高于暑季。

6. 劳动强度

劳动强度对于基础代谢的影响也比较明显，劳动强度高者高于劳动强度低者。另外，在禁食、饥饿或少食时，基础代谢水平也相应降低，也有人将这部分能量消耗称为适应性生热作用。脑的重量只占体重的 2%，但脑组织的代谢水平是很高的。例如，精神紧张地工作，可使大脑的活动加剧，能量代谢率约增加 3%～4%。当然，与体力劳动比较，脑力劳动的消耗仍然相对较少。

7. 其他因素

一切应激状态下以及情绪和精神状态等均对基础代谢有影响。如发热、创伤、心理应激等均可使基础代谢水平升高；另外如尼古丁、咖啡因等因素刺激时，也可使基础代谢率升高。

（四）静息代谢率

1985 年 WHO 提出用静息代谢率（resting metabolism rate，RMR）代替基础代谢率（BMR）。静息代谢是一种与基础代谢很接近的代谢状态，是在测定中仅省略摄入食物的这个条件,测定过程要求全身处于休息状态,不用早上睡醒测量,但不是空腹而是在进食3~4小时后测量。此时机体仍在进行着若干正常的消化活动,这种状态比较接近于人们正常生活中处于休息的状态,在这种条件下测出的代谢率称为静息代谢率,人体24小时静息代谢率参考值如见表2-3所示。RMR值常略高于BMR,相差约10%,一般占总能量消耗的大部分(60%~75%)。

表2-3 人体24小时静息代谢率参考值(kcal)

年龄/岁	体重/kg								
	40	50	57	64	70	77	84	91	100
男性									
10~17	1 351	1 526	1 648	1 771	1 876	1 998	2 121	2 243	2 401
18~29	1 291	1 444	1 551	1 658	1 750	1 857	1 964	2 071	2 209
30~59	1 343	1 459	1 540	1 621	1 691	1 772	1 853	1 935	3 039
60以上	1 027	1 162	1 256	1 351	1 423	1 526	1 621	1 716	1 837
女性									
10~17	1 234	1 356	1 441	1 527	1 600	1 685	1 771	1 856	1 966
18~29	1 084	1 231	1 334	1 437	1 525	1 682	1 731	1 833	1 966
30~59	1 177	1 264	1 325	1 386	1 438	1 499	1 560	1 621	1 699
60以上	1 016	1 121	1 195	1 268	1 331	1 404	1 478	1 552	1 646

(五)从事体力活动

除了基础代谢以外,体力活动是影响人体能量消耗的主要因素。因为生理情况相近的人基础代谢消耗的能量是相近的,而体力活动情况相差则很大。体力活动所消耗的能量与劳动强度、持续时间以及工作的熟练程度有关。机体任何轻微活动都可提高代谢率,人在运动或劳动时耗氧量显著增加。这是因为运动或劳动等体力活动时肌肉需要消耗能量,而能量则来自营养物质的氧化,这就必然导致机体耗氧量增加。耗氧量最多可达到安静时的10~20倍。通常各种体力活动所消耗的能量约占人体总能量消耗的15%~30%。由于职业不同、生活方式不同、体力活动强度可以有很大差异。例如,一位上班时在办公室只看看文件、谈谈工作,下班后在家也很少活动的男性,他每日大约只消耗8.4 MJ(2 000 kcal)能量;而一个男性伐木工人或采石工人则一日可消耗16.7 MJ(4 000 kcal)能量。

(六)食物热效应

食物热效应(thermic effect of food,TEF)是指由于进食而引起能量消耗增加的现象,又称为食物的特殊动力作用(specific dynamic action,SDA)。食物热效应只能增加体热的外散,而不能增加可利用的能。换言之,食物热效应对于人体是一种损耗而不是一种收益。当只够维持基础代谢的食物摄入后,消耗的能量多于摄入的能量,外散的热多于食物摄入的热,而此项额外的能量却不是无中生有的,而是来源于体内的营养贮备。因此,为了保存体内的营养贮备,进食时必须考虑食物热效应额外消耗的能量,使摄入的能量与消耗的能量保持平衡。食物热效应产生的原因很多。摄食过程中,消化系统的运动及消化酶的分泌都会消耗热量。同时,食物在体内氧化分解时,除了本身释放出热能以外,还会增加人体的基础代谢率,刺激人体产生额外的热量消耗,使体温升高,同时,能量代谢时,生物体内糖类、脂肪以及蛋白质的代谢变化伴随着能量的释放,产生热量。

食物热效应作用与进食的总热量无关,而与食物的种类有关。进食碳水化合物可使能量消耗增加5%~6%,进食脂肪增加4%~5%,进食蛋白质增加30%~40%。一般混合膳食约增加基础代谢的10%。产生这种差异的原因很多,现在比较公认的观点是,脂肪、碳水化合物主要为人体提供能量,而食物蛋白质中的氨基酸的功能为合成人体所需的蛋白质,这一过程比脂肪、蛋白质单纯转化为热量消耗的能量更多。同时,高蛋白食物所产生的热效应时间也更长,据测算,最长可达到12小时之久,这也是因为合成蛋白质的过程更为复杂。

（七）生长发育

儿童和青少年处在生长发育高峰期,他们的生长发育需要能量来构建新的组织,其一天的能量消耗还应包括生长发育所需要的能量。有人曾经测定过,每增加1g新组织,约需要4.78 kcal能量。同样,由于子宫内胎儿的发育,孕妇间接地承担并提供其迅速发育所需的能量,加上自身器官及生殖系统的进一步发育需要特殊的能量,尤其在怀孕后半期。能量消耗必须和生长速度相适应,能量不足,生长便会减慢,甚至停止。

五、能量消耗的测定

人体各项活动消耗的能量及每日的总能量消耗有不同测定方法。人体总能量消耗(total energy expenditure,TEE)测定是研究能量需要量的常用方法。

（一）直接测热法

直接测热法(direct calorimetry)是测定能量消耗较精确的方法,它直接测定人体在某一时间内向外散失的热量。此法是将受试者关闭在直接量热器内。量热器是用铜板特制的小室,整个室又用锌板及木板包围。铜板、锌板及木板中间各隔一层空气,使其不易传热。室顶装置铜管,借冷水在管内的流动以吸收受试者散出的热量并维持室内温度的恒定。受试者在室内呼出的二氧化碳和水,分别用氢氧化钾及浓硫酸吸收;所消耗的氧,则设法补充;并用压力调节器以调节室内压力的恒定。受试者所放出的热,一部分用以蒸发排出的水使之变为水蒸气,随空气流出室外。所以即可根据空气中水蒸气含量及被浓硫酸吸收的水量计算水蒸发时所需的热量;另一部分则被室顶铜管内的冷水所吸收,所以测定水的循环量及流入和流出量热室的温度差,即可计算随水流出室外的热量。

这种测热装置适用于人和大动物,而且同早期的测热装置相比更为精确。由于这种测热装置设计制造复杂,应用受到限制,目前主要用于肥胖和内分泌系统功能障碍等研究工作(见图2-1)。

为人类设计的直接能量测定仪。受试者身体所产生的热被传送到房间的空气及墙壁(通过传导、对流及蒸发),可以通过分别记录空气温度和墙上环绕房间水温的改变而计算。此时热量的变化就是受试者代谢率的测量值。

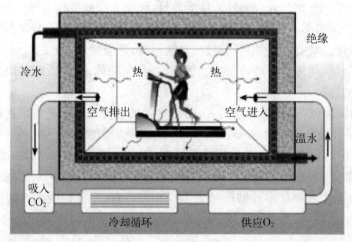

图 2-1　直接能量测定仪

（二）间接测热法

1. 化学测定法

在化学反应中，反应物的量和生成物的量之间呈一定的比例关系，即定比关系。例如，氧化 1 mol 葡萄糖，需要 6 mol 氧气，同时产生 6 mol 二氧化碳和 6 mol 水，并释放一定的能量。同一种化学反应，不论经过何种中间步骤，也不管反应条件差异有多大，定比关系不变。因为测定时，人体所用的能量可由蛋白质、脂类及碳水化合物提供，不同的比例产能也不同，故在测定呼出气体中可求出呼吸商（RQ），以准确求出能量消耗。

2. 双标记水法

双标记水法是通过给实验对象喝少量双标记水（婴儿剂量 0.3 g/kg），然后每 1～2 天收集一次尿样，用同位素质谱仪测定尿样 H 和 O 的丰度。根据 H 和 O 的消失率计算能量消耗量。

双标记水法利用双标记水来监控人体每日正常生活中的能量消耗。由于其高精准性（超过 98%）及低风险性，用来测量每天的能量消耗相当实用。营养学家曾经推崇双标记水法应用在能量代谢领域，这是 20 世纪最有意义的技术。

3. 生活观察法

记录被测定对象一日生活和工作的各种动作及时间，然后查《能量消耗率表》，再经过计算，得一日能量消耗量。例如某调查对象，身高 173 cm，体重 63 kg，体表面积为 1.72 m²，则该被调查对象 24 小时能量消耗量如表 2-4 所示。

表 2-4　生活观察法能量消耗量计算表

动作名称	动作所用时间	能量消耗率		能量消耗量	
	min	kJ/min	kcal/min	kJ	kcal
穿脱衣服	9	6.86	1.64	61.9	14.8
大小便	9	4.10	0.98	36.9	8.82

（续表）

动作名称	动作所用时间	能量消耗率		能量消耗量	
	min	kJ/min	kcal/min	kJ	kcal
擦地板	10	8.74	2.09	87.5	20.9
跑步	8	23.26	5.56	186.1	44.5
洗漱	16	4.31	1.03	69.0	16.5
刮脸	9	6.53	1.56	58.8	14.0
读外语	28	4.98	1.19	139.4	33.3
走路	96	7.03	1.68	674.8	161.3
听课	268	4.02	0.96	1077.0	257.3
站立听讲	75	4.14	0.99	310.6	74.3
坐着写字	70	4.08	1.07	313.38	74.9
看书	120	3.51	0.84	421.2	100.8
站着谈话	43	4.64	1.11	199.5	47.7
坐着谈话	49	4.39	1.05	215.1	51.5
吃饭	45	3.51	0.84	158.0	37.8
打篮球	35	13.85	3.31	484.8	115.9
唱歌	20	9.50	2.27	190.0	45.4
铺被	5	7.70	1.84	38.5	9.2
睡眠	515	2.38	0.57	1 126.0	293.6
合计	1 430			5 886.4	1 422.5

注：校正体表面积，5 886.3×1.72＝10 124.4；
　　加食物热效应，10 124.4(1＋10％)＝11 136.8(2661.7 kcal)。

4. 平衡观察法

能量平衡观察法的依据原理是，健康成人在普通劳动和生活条件下，按机体需要进食，其体重经常维持在恒定水平。体重恒定，为能量平衡。故可用计算每日摄取食物的能量及称量体重的变化，以确定人体能量消耗量。当能量摄取超过消耗时，机体可将多余的能量储存，体重增加，每增加 1 kg 体重，就意味着储存 25～33 MJ(6 000～8 000 kcal)的能量；如摄入低于消耗时，就会动用储存能量，体重则下降。可以根据不同情况，按下式计算能量消耗。

体重不变：能量消耗量(MJ)＝能量摄入量(MJ)

体重增加：能量消耗量(MJ)＝能量摄入量(MJ)－平均体重增加量(kg)×
$$29 \text{ MJ/调查天数}$$

体重减少：能量消耗量(MJ)＝能量摄入量(MJ)＋平均体重减少量(kg)×
$$29 \text{ MJ/调查天数}$$

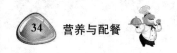

5．心率监测法

用心率监测器和气体代谢法同时测量各种活动的心率和能量消耗量，推算出心率—能量消耗多元回归方程式。目前已有几种简便仪器用于监测个体自由活动的心率，但这种方法误差较大，因为心理活动也可以影响心率。

六、膳食需要量与食物来源

能量的需要因人体不同的生理状况、生长时期、劳动强度、周围环境等因素而不同。如一个正常的成年人，应该是摄入的能量与消耗的能量基本相等。如果长期摄入的能量超过消耗的能量，多余的能量在机体内转化成脂肪储存起来使身体肥胖。反之，如摄入能量过低，会造成机体的消瘦。婴幼儿、儿童、青少年处于生长发育阶段，摄入的能量就要高于消耗，以保证有充足的能量供生长发育需要。孕妇和乳母也要有较高的能量，以满足婴儿的需要。患有疾病的人，如发热、失血、严重感染、败血症、肺结核、创伤、烧伤、手术等消耗性疾病患者，都要不同程度地增加能量供给。

人体能量代谢的最佳状态是达到能量消耗与能量摄入的平衡。这种能量平衡（energy balance）能使机体保持健康并能胜任必要的社会生活。能量代谢失衡，即能量缺乏或过剩都对身体健康不利。

（一）膳食能量需要量的确定

迄今，直接测定成年人在自由活动情况下的能量消耗量仍十分困难。由于BMR约占总能量消耗的$60\%\sim70\%$，所以它是估算成年人能量需要量的重要基础。WHO（1985）、美国（1989）、日本（1990）修订推荐摄入量时均采用了"要因加算法"（factoral approach）估算成年人的能量需要量。即以BMR乘以体力活动水平（physical activity level，PAL）计算人体的能量消耗或需要量。即能量需要量＝BMR×PAL。对儿童、孕妇、乳母等的特殊生理尚需考虑其特殊需要。

Schofield按体重推算BMR公式已被WHO（1985）采纳，现已成为估算人群能量需要量的重要依据（见表2-5）。按Schofield公式计算，亚洲人的BMR可能比欧洲人低10%。据我国以往实测成年人的BMR也呈现这种偏低的趋势。为此，我国在应用WHO推荐的BMR计算公式时，采取减5%的办法作为计算18～44岁和45～59岁两个人群的BMR。成年人的PAL受劳动强度的影响，不同劳动强度的PAL值，如表2-6所示。

表 2 - 5　按体重计算 BMR 的公式

年/岁	男		女	
	kcal/d	MJ/d	kcal/d	MJ/d
0～2	60.9 m－54	0.255 0 m－0.226	61.0 m－51	0.255 0 m－0.214 0
3～9	22.7 m＋495	0.094 9 m＋2.07	22.5 m＋499	0.941 0 m＋2.09
10～17	17.5 m＋651	0.073 2 m＋2.72	12.2 m＋746	0.051 0 m＋3.12
18～29	15.3 m＋679	0.064 0 m＋2.84	14.7 m＋496	0.061 5 m＋2.08
30 以上	11.6 m＋879	0.048 5 m＋3.67	8.7 m＋820	0.036 4 m＋3.47

注：m 为体重(kg)。

表 2-6 成人不同劳动强度的 PAL 值

活 动 强 度	PAL 值
轻	1.50
中	1.75
重	2.00

资料来源：中国居民膳食营养素参考摄入量(WS/T578.1-2017)。

(二)膳食能量推荐摄入量

根据上述 BMR 和 PAL 的计算方法,并按 BMR×PAL=能量推荐摄入量计算公式,推算中国居民成年人膳食能量推荐摄入量(RNI)(见表 2-7)。

表 2-7 中国成年人膳食能量推荐摄入量(2018 版)

年龄/岁	活 动	RNI/(MJ/d)		RNI/(kcal/d)	
		男	女	男	女
18～49	轻体力活动	9.41	7.53	2 250	2 800
	中体力活动	10.88	8.79	2 600	2 100
	重体力活动	12.55	10.04	3 000	2 400
50～64	轻体力活动	8.79	7.32	2 100	1 750
	中体力活动	10.25	8.58	2 450	2 050
	重体力活动	11.72	9.83	2 800	2 350
65～79	轻体力活动	8.58	7.11	2 050	1 700
	中体力活动	9.83	8.16	2 350	1 950
80 以上	轻体力活动	7.95	6.28	1 900	1 500
	中体力活动	9.20	7.32	2 200	1 750

注：在一定的时间内,了解人的能量是否平衡,精确了解体重的变化是一个可行的自我监测方法,测定时应先排便,除去衣物,用可靠的称量工具来测定。

资料来源：同表 2-6。

(三)能量的食物来源

人体的能量来源是碳水化合物、脂类和蛋白质,其普遍存在于各种食物中。粮谷类食物含碳水化合物较多,是膳食能量最经济的来源;油料作物富含脂肪;动物性食物一般比植物性食物含有更多的脂肪和蛋白质;(大豆和坚果类例外)它们含丰富的油脂和蛋白质;蔬菜和水果一般含能量较少。常见食物能量含量如表 2-8 所示。

表 2-8　常见食物能量含量(每 100 g)

食　物	能　量		食　物	能　量	
	kcal	kJ		kcal	kJ
小麦粉(标准粉)	344	1 439	蚕豆	335	1 402
粳米(标一)	343	1 435	绿豆	316	1 322
灿米(标一)	346	1 448	赤小豆	309	1 293
玉米(干)	335	1 402	花生仁	563	2 356
玉米面	341	1 427	猪肉(肥瘦)	395	1 653

第二节　蛋　白　质

蛋白质(protein)是化学结构复杂的一类有机化合物,是人体的必需营养素。蛋白质一词源于希腊文的 proteios,是"头等重要"的意思,表明蛋白质是生命活动中头等重要物质。现已证明,生命的产生、存在和消亡都与蛋白质有关,蛋白质是生命的物质基础,没有蛋白质就没有生命。蛋白质为酸碱两性高分子化合物,食物蛋白质通过烹饪中最常发生的化学变化——变性作用,提高人体对蛋白质的消化吸收。

一、蛋白质的组成与分类

(一) 蛋白质的组成

蛋白质是自然界中一大类有机物质,从各种动、植物组织中提取出的蛋白质,其元素组成为碳(50%～55%)、氢(6.7%～7.3%)、氧(19%～24%)、氮(13%～19%)及硫(0%～4%);有些蛋白质还含有磷、铁、碘、锰及锌等其他元素。由于碳水化合物和脂肪中仅含碳、氢、氧,不含氮,所以蛋白质是人体氮的唯一来源,碳水化合物和脂肪不能代替。

大多数蛋白质的含氮量相当接近,平均约为 16%。因此在任何生物样品中,每克氮相当于 6.25 g 蛋白质(即 100÷16),其折算系数为 6.25。只要测定生物样品中的含氮量,就可以算出其中蛋白质的大致含量:

$$样品中蛋白质的百分含量(g\%) = 每克样品中含氮量(g) \times 6.25 \times 100\%$$

但不同蛋白质的含氮量是有差别的,故折算系数不尽相同(见表 2-9)。

表 2-9　氮折算蛋白质的折算系数

食　物	折算系数	食　物	折算系数
全小麦	5.83	大麦及黑麦	5.83
小麦胚芽	6.31	玉米	6.25
大米	5.95	小米	6.31
燕麦	5.83	芝麻、葵花子	5.30

（续表）

食　物	折算系数	食　物	折算系数
杏仁	5.18	鸡蛋（全）	6.25
花生	5.46	肉类和鱼类	6.25
大豆	5.71	乳及乳制品	6.38

（二）蛋白质的分类

蛋白质的化学结构非常复杂，大多数蛋白质的化学结构尚未阐明，因此无法根据蛋白质的化学结构进行分类。目前只能依照蛋白质三方面性质，即化学组成、溶解度和形状进行分类。在营养学上也常按营养价值分类。

1. 按化学组成分类

根据蛋白质的化学组成将蛋白质分为单纯蛋白质与结合蛋白质两大类。单纯蛋白质由氨基酸组成，其水解的最终产物只是氨基酸。结合蛋白质是由单纯蛋白质与非蛋白质结合而成，其中非蛋白质称为结合蛋白质的辅基。因此，结合蛋白质在彻底水解后，除产生氨基酸外，尚有所含的辅基。

单纯蛋白质又可按其溶解度、受热凝固性及盐析等物理性质的不同分为清蛋白、球蛋白、谷蛋白、醇溶谷蛋白、鱼精蛋白、组蛋白和硬蛋白 7 类。

结合蛋白质按辅基不同分为核蛋白、糖蛋白、脂蛋白、磷蛋白和色蛋白 5 类。

2. 按形状分类

按蛋白质形状，蛋白质分为纤维状蛋白和球状蛋白。纤维状蛋白多为结构蛋白，是组织结构不可缺少的蛋白质，由长的氨基酸肽链连接成为纤维状或蜷曲成盘状结构，成为各种组织的支柱，如皮肤、肌腱、软骨及骨组织中的胶原蛋白。球状蛋白的形状近似于球形或椭圆形，许多具有生理活性的蛋白质，如酶、转运蛋白、蛋白类激素与免疫球蛋白、补体等均属于球蛋白。

3. 按营养价值分类

食物蛋白质的营养价值取决于所含氨基酸的种类和数量，所以在营养上尚可根据食物蛋白质的氨基酸组成，分为完全蛋白质、半完全蛋白质和不完全蛋白质三类。

（1）完全蛋白所含必需氨基酸种类齐全、数量充足、比例适当，不但能维持成人的健康，并能促进儿童生长发育，如乳类中的酪蛋白、乳白蛋白，蛋类中的卵白蛋白、卵磷蛋白，肉类中的白蛋白、肌蛋白，大豆中的大豆蛋白，小麦中的麦谷蛋白，玉米中的谷蛋白等。

（2）半完全蛋白所含必需氨基酸种类齐全，但有的氨基酸数量不足，比例不适当，可以维持生命，但不能促进生长发育，如小麦中的麦胶蛋白、粮谷类中的谷蛋白、醇溶谷蛋白等。

（3）不完全蛋白所含必需氨基酸种类不全，既不能维持生命，也不能促进生长发育，如玉米中的玉米胶蛋白，动物结缔组织和肉皮中的胶质蛋白，豌豆中的豆球蛋白等。

（三）蛋白质的生理功能

蛋白质是构成人体组织的重要成分（蛋白质占成人总重的 $16\%\sim19\%$）；辅助供给人体能量（1 g 蛋白质彻底氧化释放 4 kcal 能量）；参与体内重要生理功能的调节（酶、激素等的化学本

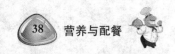

质即是蛋白质);体内物质吸收、运输、贮存的载体(如 Ca、Fe、CO_2、O_2);具有免疫作用(抗体化学本质即是蛋白质);调节体液酸碱平衡(蛋白质的酸碱两性性质);参与体内渗透压的平衡;与遗传信息传递有关(DNA 最终翻译为蛋白质)。

1. 构成和修复组织

蛋白质是构成机体组织、器官的重要成分,人体各组织、器官无一不含蛋白质。在人体的瘦组织中,如肌肉组织和心、肝、肾等器官均含有大量蛋白质;骨骼、牙齿乃至指、趾也含有大量蛋白质;细胞中,除水分外,蛋白质约占细胞内物质的 80%。因此,构成机体组织、器官的成分是蛋白质最重要的生理功能。身体的生长发育可视为蛋白质的不断积累过程。蛋白质对生长发育期的儿童尤为重要。

人体内各种组织细胞的蛋白质始终在不断更新。例如,人血浆蛋白质的半寿期约为 10 天,肝中大部分蛋白质的半寿期为 1～8 天,某些蛋白质的半寿期很短,只有数秒钟,只有摄入足够的蛋白质方能维持组织细胞的更新。身体受伤后也需要蛋白质作为修复材料。

2. 调节生理功能

机体生命活动之所以能够有条不紊地进行,有赖于多种生理活性物质的调节。而蛋白质在体内是构成多种重要生理活性物质的成分,参与调节生理功能。如核蛋白构成细胞核并影响细胞功能;酶蛋白具有促进食物消化、吸收和利用的作用;免疫蛋白具有维持机体免疫功能的作用;收缩蛋白如肌球蛋白具有调节肌肉收缩的功能;血液中的脂蛋白、运铁蛋白、视黄醇结合蛋白具有运送营养素的作用;血红蛋白具有携带、运送氧的功能;白蛋白具有调节渗透压、维持体液平衡的功能;由蛋白质或蛋白质衍生物构成的某些激素,如垂体激素、甲状腺素、胰岛素及肾上腺素等都是机体的重要调节物质。

3. 供给能量

蛋白质在体内降解成氨基酸后,经脱氨基作用生成的 α-酮酸,可以直接或间接经三羧酸循环氧化分解,同时释放能量,是人体能量来源之一。但是,蛋白质的这种功能可以由碳水化合物、脂肪代替。因此,供给能量是蛋白质的次要功能。

二、氨基酸种类与特点

氨基酸(amino acid)是组成蛋白质的基本单位。由于它是羧酸分子的 α 碳原子上的氢被一个氨基取代的化合物,故又称 α-氨基酸。

(一)氨基酸的分类和命名

组成蛋白质的氨基酸有 20 多种,但绝大多数的蛋白质是由 20 种氨基酸组成。按化学结构式分为脂肪族氨基酸,芳香族氨基酸、杂环氨基酸。

(1)脂肪族氨基酸,这类氨基酸又可按其分子中含有的氨基或羧基的数目以及是否含有某些特殊元素或基团分成以下各类。

一氨基一羧基酸包括不含其他基团的一氨基一羧基酸:甘氨酸、丙氨酸、缬氨酸、亮氨酸、异亮氨酸;含羟基的一氨基一羧基酸:丝氨酸、苏氨酸;含硫的一氨基一羧基酸:半胱氨酸、蛋氨酸;含酰胺的一氨基一羧基酸:天冬酰胺、谷氨酰胺。

一氨基二羧基酸:天冬氨酸、谷氨酸。

二氨基一羧基酸:精氨酸、赖氨酸。

（2）芳香族氨基酸：苯丙氨酸、酪氨酸。

（3）杂环氨基酸：脯氨酸、组氨酸、色氨酸。其中天冬氨酸和谷氨酸含有两个酸性的羧基，常称为酸性氨基酸；精氨酸和赖氨酸都含有两个碱性的氨基和一个酸性的羧基，组氨酸的含氮杂环具有微碱性，三者统称为碱性氨基酸；其他氨基酸通常都称为中性氨基酸。

（二）必需氨基酸

在人体和食物蛋白质的 20 余种氨基酸中，只有一部分可以在体内合成，其余的则不能合成或合成速度不够快。不能合成或合成速度不够快的氨基酸必须由食物供给，故称为必需氨基酸（essential amino acid）；能在体内合成的则称为非必需氨基酸（nonessential amino acid）。迄今，已知人体的必需氨基酸有 9 种（见表 2-10）。

表 2-10　人体的必需氨基酸

必需氨基酸	非必需氨基酸	条件必需氨基酸
异亮氨酸　isoleucine(Ile)	天门冬氨酸　aspartic acid(Asp)	半胱氨酸　cysteine(Cys)
亮氨酸　leucine(Leu)	天门冬酰胺　asparagine(Asn)	酪氨酸　tyrosine(Tyr)
赖氨酸　lysine(Lys)	谷氨酸　glutamic acid(Glu)	
蛋氨酸　methionine(Met)	谷氨酰胺　glutamine(Glu)	
苯丙氨酸　phenylalanine(Phe)	甘氨酸　glycine(Gly)	
苏氨酸　threonine(Thr)	脯氨酸　proline(Pro)	
色氨酸　tryptophan(Trp)	丝氨酸　serine(Ser)	
缬氨酸　valine(Val)	精氨酸　arginine(Arg)	
组氨酸　histidine(His)	胱氨酸　cystine(Cys-Cys)	
	丙氨酸　alanine(Ala)	

（三）条件必需氨基酸

氨基酸除了必须与非必需氨基酸之外还有第三类氨基酸，即"条件必需氨基酸"（conditionally essential amino acid）。这组氨基酸有两个特点：① 在代谢水平上，机体合成条件必需氨基酸的能力受适宜氨基酸前体的可利用性所限制；② 条件必需氨基酸合成最高速度可能是有限的，并可能受发育和病理生理因素所限制。

半胱氨酸和酪氨酸在体内可分别由蛋氨酸和苯丙氨酸转变而成，如果膳食中能直接提供这两种氨基酸，则人体对蛋氨酸和苯丙氨酸的需要量可分别减少 30% 和 50%。所以半胱氨酸和酪氨酸称为条件必需氨基酸或半必需氨基酸（semiessential amino acid）。在计算食物必需氨基酸组成时，常将蛋氨酸和半胱氨酸、苯丙氨酸和酪氨酸合并计算。

（四）氨基酸模式及限制氨基酸

1. 氨基酸模式

氨基酸模式是指某种蛋白质中各种必需氨基酸的构成比例。即根据蛋白质中必需氨基酸

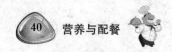

含量,以含量最少的色氨酸为 1 计算出的其他氨基酸的相应比值。几种食物蛋白质和人体蛋白质氨基酸模式如表 2-11 所示。

表 2-11　几种食物蛋白质和人体蛋白质氨基酸模式

氨　基　酸	全鸡蛋	牛　奶	牛　肉	大　豆	面　粉	大　米	人　体
异亮氨酸	3.2	3.4	4.4	4.3	3.8	4.0	4.0
亮氨酸	5.1	6.8	6.8	5.7	6.4	6.3	7.0
赖氨酸	4.1	5.6	7.2	4.9	1.8	2.3	5.5
蛋氨酸+半胱氨酸	3.4	2.4	3.2	1.2	2.8	2.8	2.3
苯丙氨酸+酪氨酸	5.5	7.3	6.2	3.2	7.2	7.2	3.8
苏氨酸	2.8	3.1	3.6	2.8	2.5	2.5	2.9
缬氨酸	3.9	4.6	4.6	3.2	3.8	3.8	4.8
色氨酸	1.0	1.0	1.0	1.0	1.0	1.0	1.0

2. 限制氨基酸

人体所需蛋白质来源于多种食物,凡蛋白质氨基酸模式与人体蛋白质氨基酸模式接近的食物,其必需氨基酸在体内的利用率就高,反之则低。例如,动物蛋白质中的蛋、奶、肉、鱼等以及大豆蛋白质的氨基酸模式与人体蛋白质氨基酸模式较接近,从而所含的必需氨基酸在体内的利用率就较高,因此被称为优质蛋白质。其中鸡蛋蛋白质的氨基酸模式与人体蛋白质氨基酸模式最为接近,在比较食物蛋白质营养价值时常作为参考蛋白质(reference protein)。而食物蛋白质中一种或几种必需氨基酸含量相对较低,导致其他必需氨基酸在体内不能被充分利用而使蛋白质营养价值降低,这些含量相对较低的氨基酸称为限制氨基酸(limiting amino acid),即由于这些氨基酸的不足,限制了其他氨基酸的利用。其中,含量最低的称第一限制氨基酸,余者类推。植物蛋白质中,赖氨酸、蛋氨酸、苏氨酸和色氨酸含量相对较低,所以营养价值也相对较低。

三、蛋白质的消化吸收

(一)蛋白质的消化

蛋白质未经消化不易吸收。食物蛋白质水解成氨基酸及小肽后方能被吸收。由于唾液中不含水解蛋白质的酶,所以食物蛋白质的消化从胃开始,但主要在小肠。

1. 胃内消化

胃内消化蛋白质的酶是胃蛋白酶(pepsin)。胃蛋白酶的最适宜作用的 pH 值为 1.5～2.5,对蛋白质肽键作用的特异性较差,主要水解芳香族氨基酸、蛋氨酸或亮氨酸等残基组成的肽键。胃蛋白酶对乳中的酪蛋白(casein)有凝乳作用(这对婴儿较为重要),因为乳液凝成乳块后在胃中停留时间延长,有利于充分消化。

2. 小肠内消化

小肠是蛋白质消化的主要部位。蛋白质在小肠内消化主要依赖于胰腺分泌的各种蛋白酶,可分为两类：① 内肽酶(endopeptidase)可以水解蛋白质分子内部的肽键,包括胰蛋白酶、糜蛋白酶和弹性蛋白酶；② 外肽酶(exopeptidase)可将肽链末端的氨基酸逐个水解,包括氨基肽酶(aminopeptidase)和羧基肽酶(carboxypeptidase)。

肠黏膜细胞的刷状缘及细胞液中还存在一些寡肽酶(oligopeptidase),如,氨基肽酶及二肽酶(dipeptidase)等。氨基肽酶从肽链的末端逐个水解释放出氨基酸,最后生成二肽；二肽再经二肽酶水解,最终生成氨基酸。

（二）蛋白质的吸收

1. 氨基酸和寡肽的吸收

经过小肠腔内黏膜的消化,蛋白质被水解为可被吸收的氨基酸和含 2～3 个氨基酸的小肽。

2. 整蛋白的吸收

对低等动物来说,吞噬是摄入大分子的基本方式。而高等动物只有在胚胎时期才仍保持这种低级的原始机制。例如,母乳中的抗体可通过肠黏膜细胞的吞噬作用传递给婴儿。一般认为关于成年人对整蛋白吸收是微量的,无任何营养学意义,只是应当注意肠内细菌的毒素、食物抗原等可能会进入血液成为致病因子。

四、蛋白质的代谢

（一）蛋白质的分解与合成

1. 蛋白质的分解

普通人每日从尿中排出的氮约 12 g。若摄入的膳食蛋白质增多,随尿排出的氮也增多；若减少,则随尿排出的氮也减少。完全不摄入蛋白质或禁食一切食物时,每日仍随尿排出氮 2～4 g。这些事实证明,蛋白质不断在体内分解成为含氮废物,随尿排出体外。

2. 蛋白质的合成

蛋白质在分解的同时也不断在体内合成,以补偿分解。蛋白质合成经两个步骤完成,第一步为转录(transcription),即生物体合成 RNA 的过程；第二步为翻译(translation),是蛋白质获得遗传信息进行生物合成的过程。

（二）氨基酸的分解代谢

1. 氨基酸的分解

氨基酸分解代谢的最主要反应是脱氨基作用。脱氨基方式有氧化脱氨基、转氨基、联合脱氨基和非氧化脱氨基等,其中,以联合脱氨基最为重要。氨基酸脱氨基后生成的 α-酮酸进一步代谢：① 经氨基化生成非必需氨基酸；② 转变成碳水化合物及脂类；③ 氧化供给能量。

2. 氨基酸的代谢

氨基酸脱氨基作用产生的氨在正常情况下主要在肝脏合成尿素而解毒；只有少部分氨在肾脏以铵盐的形式由尿排出。体内氨基酸的主要功用是合成蛋白质和多肽。此外,也可以转变成某些生理活性物质,如嘌呤、嘧啶、肾上腺素等,正常人尿中排出的氨基酸极少。各种氨基

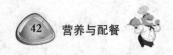

酸在结构上具有共同特点,所以也有共同的代谢途径;但不同的氨基酸由于结构的差异,也各有其特殊的代谢方式。

值得注意的是,肝脏是唯一能够分解所有氨基酸的器官,尽管肝分解支链氨基酸比分解其他必需氨基酸慢,但仍有部分支链氨基酸在肝脏分解代谢。

五、食物蛋白质的营养评价

食物蛋白质由于氨基酸组成的差别,营养价值不完全相同,一般来说动物蛋白质的营养价值优于植物蛋白质。评价食物蛋白质营养价值主要从"量"和"质"两方面。

(一)食物蛋白质含量

食物蛋白质含量是评价食物蛋白质营养价值的一个重要方面。蛋白质含氮量比较恒定,故测定食物中的总氮乘以蛋白质折算系数 6.25,即得蛋白质含量。

(二)食物蛋白质消化率

食物蛋白质消化率是反映食物蛋白质在消化道内被分解和吸收的程度的一项指标,是指在消化道内被吸收的蛋白质占摄入蛋白质的百分数,是评价食物蛋白质营养价值的生物学方法之一。一般采用动物或人体实验测定,根据是否考虑内源粪代谢氮因素,可分为表观消化率和真消化率两种方法。

1. 蛋白质(N)表观消化率(apparent protein(N)digestibility)

即不计内源粪氮的蛋白质消化率。通常以动物或人体为实验对象,在实验期内,测定实验对象摄入的食物氮(摄入氮)和从粪便中排出的氮(粪氮),计算公式如下。

$$蛋白质(N)表观消化率(\%) = (I-F)/I \times 100$$

式中,I 代表摄入氮;F 代表粪氮。

2. 蛋白质(N)真消化率(true protein(N)digestibility)

考虑粪代谢时的消化率,粪中排出的氮实际上有两个来源:一是来自未被消化吸收的食物蛋白质;二是来自脱落的肠黏膜细胞以及肠道细菌等所含的氮。通常以动物或人体为实验对象,首先设置无氮膳食期,即在实验期内给予无氮膳食,并收集无氮膳食期内的粪便,测定氮含量,无氮膳食期内的粪氮即粪代谢氮。成人 24 小时内粪代谢氮一般为 0.9~1.2 g;然后再设置被测食物蛋白质实验期,实验期内摄取被测食物,再分别测定摄入氮和粪氮。从被测食物蛋白质实验期的粪氮中减去无氮膳食期的粪代谢氮,才是摄入食物蛋白质中真正未被消化吸收的部分,故称蛋白质(N)真消化率,计算公式如下。

$$蛋白质(N)真消化率(\%) = I-(F-F_k)/I \times 100$$

式中,I 代表摄入氮,F 代表粪氮,F_k 代表粪代谢氮。

由于粪代谢氮测定十分繁琐,且难以准确测定,故在实际工作中常不考虑粪代谢氮,特别是当膳食中的膳食纤维含量很少时,可不必计算 F_k;当膳食中膳食纤维含量多时,成年男子的 F_k 值,可按每天 12 mg・N/kg 体重计算。

食物蛋白质消化率受到蛋白质性质、膳食纤维、多酚类物质和酶反应等因素影响。一般来说, 动物性食物的消化率高于植物性食物。如鸡蛋和牛奶蛋白质的消化率分别为 97% 和 95%, 而玉米和大米蛋白质的消化率分别为 85% 和 88%。

(三) 食物蛋白质的利用率

食物蛋白质被消化吸收后在体内被利用的程度是食物蛋白质营养评价常用的生物学方法。测定食物蛋白质利用率的方法很多, 大体上可以分为两大类: 一类是以体重增加为基础的方法; 另一类是以氮在体内储留为基础的方法。以下介绍两种常用方法。

1. 蛋白质功效比值

蛋白质功效比值(protein efficiency ratio, PER)是以体重增加为基础的方法, 是指实验期内, 动物平均每摄入 1 g 蛋白质时所增加的体重 g 数。例如, 常作为参考蛋白质的酪蛋白的 PER 值为 2.5, 即指每摄入 1 g 酪蛋白, 可使动物体重增加 2.5 g。一般选择初断乳的雄性大鼠, 用含 10% 被测蛋白质饲料喂养 28 天, 逐日记录进食量, 每周称量体重, 然后按下式计算蛋白质功效比值。

$$PER = \frac{实验期内动物体重增加量(g)}{实验期内蛋白质摄入量(g)}$$

由于同一种食物蛋白质在不同实验室所测得的 PER 值重复性常不佳, 故通常设酪蛋白(参考蛋白质)对照组, 并将酪蛋白对照组 PER 值换算为 2.5, 然后校正被测蛋白质(实验组)PER 值。

$$被测蛋白质 PER = \frac{实验组蛋白质功效比值}{对照组蛋白质功效比值} \times 2.5$$

几种常见食物蛋白质 PER: 全鸡蛋 3.92、牛奶 3.09、鱼 4.55、牛肉 2.30、大豆 2.32、精制面粉 0.60、大米 2.16。

2. 生物价

生物价(biological value, BV)是反映食物蛋白质消化吸收后, 被机体利用程度的一项指标; 生物价越高, 说明蛋白质被机体利用率越高, 即蛋白质的营养价值越高, 最高值为 100。通常采用动物或人体实验。实验期内动物食用含被测蛋白质的合成饲料, 收集实验期内动物饲料和粪、尿样品, 测定氮含量; 另在实验前给实验动物无氮饲料, 收集无氮饲料期粪、尿样品, 测定氮含量, 得粪代谢氮和尿内源氮数据(人体实验时可按成人全日尿内源氮 2~2.5 g, 粪代谢氮 0.91~1.2 g 计); 然后按下式计算被测食物蛋白质的生物价。

$$BV = \frac{氮储留量}{氮吸收量} \times 100 = \frac{I-(F-F_k)-(U-U_m)}{I-(F-F_k)} \times 100$$

式中, I、F、U 分别为摄入氮、粪氮、尿氮; F_k 为无氮饲料期粪代谢氮; U_m 为无氮饲料期尿内源氮。

生物价是评价食物蛋白质营养价值较常用的方法。生活中常见的食物生物价如表 2-12 所示。

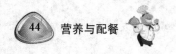

表 2-12　常见食物蛋白质的生物价

蛋白质	生物价	蛋白质	生物价	蛋白质	生物价
鸡蛋蛋白质	94	大米	77	小米	57
鸡蛋白	83	小麦	67	玉米	60
鸡蛋黄	96	生大豆	57	白菜	76
脱脂牛奶	85	熟大豆	64	红薯	72
鱼	83	扁豆	72	马铃薯	67
牛肉	76	蚕豆	58	花生	59
猪肉	74	白面粉	52		

（四）氨基酸分

氨基酸分（amino acid score，AAS）亦称蛋白质化学分（chemical score，CS），是目前广为应用的一种食物蛋白质营养价值评价方法，不仅适用于单一食物蛋白质的评价，还可用于混合食物蛋白质的评价，该法的基本操作步骤是将被测食物蛋白质的必需氨基酸组与推荐的理想蛋白质或参考蛋白质氨基酸模式进行比较，并按下式计算。

$$AAS=\frac{被测食物蛋白质每克氮或蛋白质氨基酸含量(mg)}{参考蛋白质每克氮或蛋白质氨基酸含量(mg)}\times100$$

参考蛋白质可采用联合国粮食及农业组织专家委员会（1973）制定的《暂定氨基酸分模式》。在实际计算某种氨基酸评分时，首先将被测食物蛋白中必需氨基酸与参考蛋白质中的必需氨基酸进行比较，比值较低者，为限制氨基酸。由于限制氨基酸的存在，使食物蛋白质的利用受到限制；被测食物蛋白的第一限制氨基酸与参考蛋白质中同种必需氨基酸的比值乘以100，即为该种蛋白质的氨基酸分。

例如，小麦粉蛋白质必需氨基酸与 FAO/WHO 1973 年暂定氨基酸分模式相比较，限制氨基酸为异亮氨酸、赖氨酸、苏氨酸和缬氨酸，其中赖氨酸的比值最低，为第一限制氨基酸，故小麦蛋白质的氨基酸分为 46.7（见表 2-13）。

氨基酸分有许多可取之处，因为它可以明确其限制氨基酸，也可以看出其他氨基酸的不足，对于应当补充或强化的氨基酸也比较清楚。

表 2-13　氨基酸分计算举例

氨基酸	小麦粉（标准粉）（mg/g 蛋白）	FAO/WHO,1973 氨基酸分模式（mg/g 蛋白）	AAS
异亮氨酸	37.5	40	92.5
亮氨酸	70.5	70	100.7
赖氨酸[①]	25.7	55	46.7[②]
蛋氨酸＋胱氨酸	36.1	35	103.1
苯丙氨酸＋酪氨酸	78.3	60	130.5

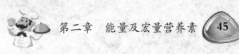

（续表）

氨基酸	小麦粉（标准粉） （mg/g 蛋白）	FAO/WHO,1973 氨基酸分模式（mg/g 蛋白）	AAS
苏氨酸	28.3	40	70.8
色氨酸	12.4	10	124.0
缬氨酸	47.2	50	94.4
组氨酸	—		

注：① 为第一限制氨基酸；② 为氨基酸分。

六、蛋白质的互补作用

两种或两种以上食物蛋白质混合食用,其中所含有的必需氨基酸取长补短,相互补充,达到较好的比例,使混合食物蛋白质中必需氨基酸的种类、数量、比值更接近人体需要的氨基酸模式,从而提高蛋白质利用率的作用,称为蛋白质互补作用（protein complementary action）。例如,玉米、小米、大豆单独食用时,其生物价分别为 60、57、57,如按 23％、25％、52％的比例混合食用,生物价可提高到 73;如将玉米、面粉、干豆混合食用,蛋白质的生物价也会提高。这是因为玉米、面粉、小米、大米蛋白质中赖氨酸含量较低,蛋氨酸相对较高;而大豆中的蛋白质恰恰相反,混合食用时赖氨酸和蛋氨酸两者可相互补充;若在植物性食物的基础上再添加少量动物性食物,蛋白质的生物价还会提高,如面粉、小米、大豆、牛肉单独食用时,其蛋白质的生物价分别为 67、57、64、76,若按 39％、13％、22％、26％的比例混合食用,其蛋白质的生物价可提高到 89。可见动、植物性混合食用比单纯植物混合要好,蛋白质生物价要高。几种食物混合后蛋白质的生物价如表 2-14 所示。

表 2-14　几种食物混合后蛋白质的生物价

食 物 名 称	单独食用 BV	混合食用所占比例（％）		
小麦	67	37	—	31
大米	57	32	40	46
大豆	64	16	20	8
豌豆	48	15		
玉米	60		40	
牛肉干	76	—		15
混合食用 BV		74	73	89

若以氨基酸分为指标,亦明显可见蛋白质的互补作用。例如,谷类、豆类氨基酸分为 44、68,若按谷类 67％、豆类 22％、奶粉 11％的比例混合评分,氨基酸分可达 88（见表 2-15）。

我国北方居民许多食物的传统食用方法,从理论和实践上都证明是合理和科学的。为充分发挥食物蛋白质的互补作用,在调配膳食时,应遵循三个原则：① 食物的生物学种属愈远愈好,如动物性和植物性食物之间的混合比单纯植物性食物之间的混合要好;② 搭配的种类愈多愈好;③ 食用时间愈近愈好,同时食用最好,因为单个氨基酸在血液中的停留时间约 4 小

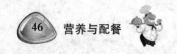

时,然后到达组织器官,再合成组织器官的蛋白质,而合成组织器官蛋白质的氨基酸必须同时到达才能发挥互补作用,合成组织器官蛋白质。

表 2-15 几种食物混合后蛋白质的氨基酸分

蛋白质来源	蛋白质氨基酸含量(%)				氨基酸分
	赖氨酸	含硫氨基酸	苏氨酸	色氨酸	(限制氨基酸)
WHO/FAO 标准	5.5	3.5	4.0	1.0	100
谷类	2.4	3.8	3.0	1.1	44(赖氨酸)
豆类	7.2	2.4	4.2	1.4	68(含硫氨基酸)
奶粉	8.0	2.9	3.7	1.3	83(含硫氨基酸)
混合食用	5.1	3.2	3.5	1.2	88(苏氨酸)

七、膳食需要量与食物来源

(一) 蛋白质需要量

研究蛋白质需要量的方法主要有两种:一是要因加算法;二是氮平衡法。

1. 要因加算法

要因加算法(factorial approach method)的基本原理是以补偿尿、粪便、皮肤,以及其他方面不可避免或必要氮损失(obligatory nitrogen loss)为基础,再加上诸多因素来确定蛋白质需要量的方法。

例如:

① 不可避免丢失氮: 58 mg/kg 体重

② 成人对鸡蛋蛋白质利用率: 55%

③ 应激因素安全率: 10%

④ 混合膳食蛋白质利用率(相当于卵蛋白质利用率的百分比):   80%

⑤ 个体差异: 30%

$$则蛋白质需要量 = 58 \times 100/55 \times 100/80 \times 1.1 \times 1.3$$
$$= 189 \text{ mgN/kg} \times 6.25$$
$$= 1.18 \text{ g 蛋白质/kg 体重}$$

2. 氮平衡法

氮平衡(nitrogen balance)是指氮的摄入量和排出量的关系。通常采用测定氮的方法,推算蛋白质量。氮平衡常用于蛋白质代谢、机体蛋白质营养状况评价和蛋白质需要量研究。

氮的摄入量和排出量的关系可用下式表示。

$$B = I - (U + F + S)$$

式中,B 为氮平衡;I 为摄入氮;U 为尿排出氮;F 为粪排出氮;S 为皮肤排出氮。

通常以健康人为实验对象,给予不同水平蛋白质膳食,收集每日排出氮;根据摄入氮与排出氮数据,求出直线回归方程式。该回归方程式的斜率与氮平衡为零时的交叉点(截距)即为蛋白质需要量。

（二）膳食参考摄入量

膳食摄入量是衡量膳食合理性和需要量的重要指标，不同时期的特点不尽相同，随着时代的推进也在不断变化调整。中国营养学会在推荐的膳食营养供给量（recommended dietary allowance，RDA）的基础上，采用了膳食营养素参考摄入量（dietary reference intakes，DRIs）的概念。2018版修订成年男性和女性蛋白质 RNI 推荐摄入量分别为 65 g/d 和 55 g/d。

（三）氨基酸需要量

1985 年世界粮农组织/世界卫生组织/联合国大学对不同研究资料进行了归纳，提出了不同年龄组人群对必需氨基酸需要量的估计值（见表 2-16）。关于组氨酸，过去认为只是婴幼儿的必需氨基酸，但近年研究认为组氨酸也是成人的必需氨基酸，而且经实验证实，其需要量为 8～12 mg/(kg·d)。

表 2-16　每天必需氨基酸需要量的估计值（mg/kg）

必需氨基酸	婴　儿	2 岁幼儿	10～12 岁	成　人
组氨酸	28	—	—	8～12
异亮氨酸	70	31	30	10
亮氨酸	161	73	45	14
赖氨酸	103	64	60	12
蛋氨酸＋胱氨酸	58	27	27	13
苯丙氨酸＋酪氨酸	125	69	27	14
苏氨酸	87	37	35	7
色氨酸	17	12.5	4	3.5
缬氨酸	93	38	33	10
合计（去除组氨酸）	714	352	216	83.5

（四）蛋白质的食物来源

蛋白质的食物来源可分为植物性蛋白质和动物性蛋白质两大类。植物蛋白质中，谷类含蛋白质 10% 左右。豆类特别是大豆含蛋白质高达 36%～40%，氨基酸组成合理，体内利用率高，是植物蛋白质中非常好的蛋白质来源。蛋类含蛋白质 11%～14%，是优质蛋白质的重要来源。奶类（牛奶）一般含蛋白质 3.0%～3.5%，是婴幼儿蛋白质的最佳来源。肉类包括禽、畜和鱼的肌肉。新鲜肌肉含蛋白质 15%～22%，肌肉蛋白质营养价值优于植物蛋白质，是人体蛋白质的重要来源。

在膳食中应保证有一定数量的优质蛋白质。一般要求动物性蛋白质和大豆蛋白质应占膳食蛋白质总量的 30%～50%。常见食物蛋白质含量如表 2-17 所示。

表 2-17 常见食物蛋白质含量(g/100 g)

食 物 蛋 白 质		食 物 蛋 白 质	
小麦粉(标准粉)	11.2	黄豆	35.0
粳米(标一)	7.7	绿豆	21.6
籼米(标一)	7.7	赤小豆	20.2
玉米(干)	8.7	花生仁	24.8
玉米面	8.1	猪肉(肥瘦)	13.2
小米	9.0	牛肉(肥瘦)	19.9
高粱米	10.4	羊肉(肥瘦)	19.0
马铃薯	2.0	鸡	19.3
甘薯	0.2	鸡蛋	13.3
蘑菇(干)	21.1	草鱼	16.6
紫菜(干)	26.7	牛奶	3.0

第三节　脂　类

脂类是人体必需的一类营养素,是人体的重要成分,包括脂肪和类脂。通常所说的脂肪包括脂和油,常温情况下呈固体状态的称为"脂",呈液体状态的称为"油"。脂和油都是由碳、氢、氧三种元素组成的,先组成甘油和脂肪酸,再由甘油和脂肪酸组成甘油三酯,也称"中性脂肪"。食物中的脂类 95% 是甘油三酯,5% 是其他脂类。人体贮存的脂类中甘油三酯高达 99%。日常食用的动、植物油,如猪油、菜油、豆油、芝麻油等均属于脂肪。类脂是与脂和油很类似的物质,种类很多,主要有卵磷脂、神经磷脂、胆固醇和脂蛋白等。

一、脂类的分类

脂类包括脂肪(fat,oil)和类脂(lipoids)。

(一)脂肪

脂肪又称甘油三酯,是由一分子甘油和三分子脂肪酸结合而成。膳食脂肪主要为甘油三酯。组成天然脂肪的脂肪酸种类很多,所以由不同脂肪酸组成的脂肪对人体的作用也有所不同。通常 4~12 碳的脂肪酸都是饱和脂肪酸,碳链更长时可出现一个甚至多个双键,称为不饱和脂肪酸。

不饱和脂肪酸中由于双键的存在可出现顺式及反式的立体异构体。天然的不饱和脂肪酸几乎都是以不稳定的顺式异构体形式存在。脂肪酸中顺反构型对熔点有一定的影响,如顺式油酸熔点为 14℃,而反式则为 44℃。

(二)类脂

类脂包括磷脂(phospholipids)和固醇类(sterols)。

1. 磷脂

磷脂按其组成结构可以分为两类：一类是磷酸甘油酯，包括磷脂酸（phosphatidic acid）、磷脂酰胆碱（卵磷脂，lecithin）、磷脂酰乙醇胺（脑磷脂，cephalin）、磷脂酰丝氨酸（phosphatidy serine）和磷脂酰肌醇（phosphatidylinositol）；另一类是神经鞘脂。机体主要的神经鞘脂是神经鞘磷脂（sphingomyelin），其分子结构中不含甘油，但含有脂肪酰基、磷酸胆碱和神经鞘氨醇。

2. 固醇类

固醇类为一些类固醇激素的前体，如 7 - 脱氢胆固醇即为维生素 D_3 的前体。胆固醇（cholesterol）是人体中主要的固醇类化合物。人体内的胆固醇有些已酯化，即形成胆固醇酯。动物性食物所含的胆固醇，有些也是以胆固醇酯的形式存在的，所以膳食中的总胆固醇是胆固醇和胆固醇酯的混合物。

植物中不含胆固醇，所含有的其他固醇类物质统称为植物固醇，其固醇的环状结构和胆固醇完全一样，仅侧链有所不同。

二、脂类的生理功能

脂类是人体必需营养素之一，它与蛋白质、碳水化合物是产能的三大营养素，在供给人体能量方面起着重要作用；脂类也是构成人体细胞的重要成分，如细胞膜、神经髓鞘膜都必须有脂类参与构成。其主要生理功能如下。

（一）供给能量

一般合理膳食的总能量有 20%～30% 由脂肪提供。储存脂肪常处于分解（供能）与合成（储能）的动态平衡中，1 g 脂肪在体内氧化可产能 37.56 kJ，相当于 9 kcal 的能量。

（二）构成身体成分

正常人按体重计算含脂类约 14%～19%，胖人约 32%，过胖人可高达约 60%。脂类绝大部分是以甘油三酯形式储存于脂肪组织内。脂肪组织所含脂肪细胞多分布于腹腔、皮下、肌纤维间。这一部分脂肪常称为储存脂肪（stored fat），因受营养状况和机体活动的影响而增减，故又称为可变脂。一般储脂在正常体温下多为液态或半液态。皮下脂肪因含不饱和脂肪酸较多，故熔点低而流动度大，有利于在较冷的体表温度下仍能保持液态，从而进行各种代谢。机体深处储脂的熔点较高，常处于半固体状态，有利于保护内脏器官，防止体温丧失。类脂包括磷脂和固醇类物质，是组织结构的组成成分，约占总脂的 5%，这类脂类比较稳定，不太受营养和机体活动状况影响，故称为定脂。

（三）供给必需脂肪酸

必需脂肪酸是磷脂的重要成分，而磷脂又是细胞膜的主要结构成分，故必需氨基酸与细胞的结构和功能密切相关。如亚油酸是合成前列腺素的前体，前列腺素在体内有多种生理功能。

必需脂肪酸还与胆固醇代谢有密切关系。必需脂肪酸缺乏，可引起生长迟缓、生殖障碍、皮肤受损（出现皮疹）等；还可引起肝脏、肾脏、神经和视觉等多种疾病。

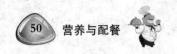

三、脂肪的消化吸收

（一）脂肪的消化

膳食中的脂类主要为甘油三酯，少量磷脂及胆固醇。胃液酸性强，含脂肪酶甚少，故脂肪在胃内几乎不能被消化。摄入的甘油三酯约 70% 被水解为单酰甘油和两分子脂肪酸；其余约 20% 的甘油三酯被小肠黏膜细胞分泌的肠脂肪酶继续水解为脂肪酸及甘油，未被消化的少量脂肪则随胆汁酸盐由粪便排出。

（二）脂肪的吸收

通常食物中的油脂皆为由长链脂肪酸组成的甘油三酯，主要为 16 碳和 18 碳的脂肪酸。16 碳和 18 碳以及其他长链脂肪酸代谢时必须在小肠黏膜细胞内重新合成甘油三酯，然后以乳糜微粒的形式，少量以极低密度脂蛋白的形式经淋巴从胸导管进入血循环。而中链脂肪酸（6～12 碳）组成的甘油三酯则可不经消化，不需胆盐即可完整地被吸收到小肠黏膜细胞的绒毛上皮或进入细胞内，催化其分解的是细胞内的脂酶，而不是分泌到肠腔的胰脂酶。最后，产生的中链脂肪酸不重新酯化，亦不以乳糜微粒形式分泌入淋巴，而是以脂肪酸形式直接扩散入门静脉，与血浆清蛋白呈物理性结合，并以脂肪酸形式由门静脉循环直接输送到肝脏。

四、脂肪酸种类与特点

（一）命名与分类

脂肪酸是中性脂肪、磷脂等的主要成分。其化学式为 R－COOH，式中的 R 为由碳原子所组成的烷基链。分类方法之一是按其链的长短，即按链上所含碳原子数目来分类。碳原子数 2～5 为短链脂肪酸；6～12 为中链脂肪酸；14 以上为长链脂肪酸。人体血液和组织中的脂肪酸大多数是各种长链脂肪酸。

自然界中的脂肪酸几乎都是含双数碳原子的脂肪酸。脂肪酸从结构形式上可分为饱和脂肪酸（saturated fatty acid，SFA）和不饱和脂肪酸（unsaturated fatty acid，USFA），不饱和脂肪酸又分为单不饱和脂肪酸（monounsaturated fatty acid，MUFA）和多不饱和脂肪酸（polyunsaturated fatty acid，PUFA）。饱和脂肪酸不含双键，即每个碳原子价数是满的，不饱和脂肪酸含有一个或多个双键，含有一个不饱和键的称为单不饱和脂肪酸，具有两个或多个不饱和键的称为多不饱和脂肪酸。多不饱和脂肪酸的双键为每相隔三个碳原子一个双键，这使其对自动氧化作用或过氧化作用有较大的防护能力。一般植物和鱼类的脂肪含多不饱和脂肪酸，比畜、禽类脂肪含量高。

脂肪酸命名规则：脂肪酸分子上的碳原子用阿拉伯数字编号定位通常有两种系统：
① △编号系统从羧基碳原子算起；② n 或 ω 编号系统则从离羧基最远的碳原子算起（见图 2－2）。

示例：　　　CH₃—CH₂—CH₂—CH₂—CH₂—CH₂—CH₂—CH₂—CH₂—COOH

| △编号系统 | 10 | 9 | 8 | 7 | 6 | 5 | 4 | 3 | 2 | 1 |
| n 或 ω 编号系统 | 1 | 2 | 3 | 4 | 5 | 6 | 7 | 8 | 9 | 10 |

图 2－2　脂肪酸命名

不饱和脂肪酸按 n 或 ω 编号系统分为四类(表 2-18)。

表 2-18 不饱和脂肪酸类别

母体脂肪酸	类 别	母体脂肪酸	类 别
棕榈油	n-7(ω-7)	亚油酸	n-6(ω-6)
油 酸	n-9(ω-9)	亚麻酸	n-3(ω-3)

每一类都是由一系列脂肪酸组成。该系列的各个脂肪酸均能在生物体内由母体脂肪酸合成,例如花生四烯酸($C_{20:4}$,n-6)由 n-6 类母体亚油酸($C_{18:2}$,n-6)合成。然而生物体不能把某一类脂肪酸转变为另一类脂肪酸。就是说,油酸类(n-9)的脂肪酸没有一个能够转变为亚油酸或 n-6 类任何一种脂肪酸,脂肪酸的去饱和转变如表 2-19 所示。

表 2-19 脂肪酸的去饱和转变

n-7 系	n-9 系	n-6 系	n-3 系
棕榈酸 $C_{16:0}$	硬脂酸(C_{18} 或 $C_{18:0}$)	亚油酸	α-亚麻酸
↓△⁹ 去饱和	↓△⁹ 去饱和	($\triangle^{9,12}C_{18}$ 或 $C_{18:2}$ n-6)	($\triangle^{9,12,15}C_{18}$ 或 $C_{18:5}$ n-3)
棕榈油酸	油酸	↓△⁹ 去饱和	↓△⁹ 去饱和
(16:1 n-7)	($\triangle^9C_{18}$ 或 $C_{18:1}$ n-9)	γ-亚麻酸	十八碳四烯酸
↓△⁹ 去饱和	↓△⁹ 去饱和	($\triangle^{6,9,12}C_{18}$ 或 $C_{18:5}$ n-6)	($\triangle^{6,9,12,15}C_{18}$ 或 $C_{18:4}$ n-3)
十六碳二烯酸	十八碳二烯酸	↓羧基端延长	↓羧基端延长
(16:2 n-7)	($\triangle^{6,5}C_{18}$ 或 $C_{18:2}$ n-9)	二十碳三烯酸	二十碳四烯酸
↓延长	↓羧基端延长	($\triangle^{3,11,14}C_{20}$ 或 $C_{20:5}$ n-6)	($\triangle^{8,11,14,17}C_{20}$ 或 $C_{20:5}$ n-3)
(18:2 n-7)	二十碳二烯酸	↓去饱和	↓去饱和
十八碳二烯酸	($\triangle^{3,11}C_{20}$ 或 $C_{20:2}$ n-9)	花生四烯酸	二十碳五烯酸
↓△⁵ 去饱和		($\triangle^{5,3,11,14}C_{20}$ 或 $C_{20:4}$ n-6)	($\triangle^{5,3,11,14}C_{20}$ 或 $C_{20:4}$ n-3)
十八碳三烯酸	↓去饱和	↓羧基端延长	↓羧基端延长
(18:2 n-7)	二十碳三烯酸	二十二碳四烯酸	二十二碳五烯酸
↓延长	($\triangle^{5,3,11}C_{20}$ 或 $C_{20:5}$ n-9)	($C_{22:4}$ n-6)	($\triangle^{5,3,11,14,17}C_{22}$ 或 $C_{22:6}$ n-3)
(20:3 n-7)	↓羧基端延长	去饱和	
二十碳三烯酸	二十二碳三烯酸	二十二碳五烯酸	↓去饱和
	($C_{22:5}$ n-9)	($C_{22:5}$ n-6)	二十二碳六烯酸
			($C_{22:6}$ n-3)

(二) 必需脂肪酸

必需脂肪酸(essential fatty acids,EFA)是指人体维持机体正常代谢不可缺少而自身又不能合成、或合成速度慢无法满足机体需要,必须通过食物供给的脂肪酸。

必需脂肪酸主要包括两种,一种是 $\omega-3$ 系列的 $\alpha-$ 亚麻酸,另一种是 $\omega-6$ 系列的亚油酸。 $\alpha-$ 亚麻酸也属必需脂肪酸,其可衍生为二十碳五烯酸(eicosapentaenoic acid,EPA,$C_{20:5}$,n-3)和二十二碳六烯酸(docasahexaenoic acid,DHA,$C_{22:6}$,n-3);花生四烯酸(arachidonic acid,AA,$C_{20:4}$,n-6)是由亚油酸衍生而来,但在合成数量不足时,也必须由食物供给。

二十二碳六烯酸(DHA)是视网膜光受体中最丰富的多不饱和脂肪酸,它由食物中的 $\alpha-$ 亚麻酸衍生而来。DHA 是维持视紫红质正常功能所必需,对增强视力有良好作用。此外,长期缺乏亚麻酸(n-3)时对调节注意力和认知过程有不良影响,这可能与大脑皮质额叶中的多巴胺和 5-羟色胺发生改变有关。

二十碳五烯酸(EPA)在体内具有降血脂、改善血液循环、抑制血小板凝集、阻抑动脉粥样硬化斑块和血栓形成等功效,对心脑血管病有良好的防治效果。

花生四烯酸(AA)是人体大脑和视神经发育的重要物质,同时具有酯化胆固醇、增加血管弹性、降低血液黏度,调节血细胞功能等一系列生理活性。

(三) 食物中的脂肪酸

天然食物中含有各种脂肪酸,一般来说,动物性脂肪如牛油、奶油和猪油比植物性脂肪含饱和脂肪酸多。常用食用油脂中主要脂肪酸组成如表 2-20 所示。

表 2-20　常用食用油脂中主要脂肪酸的组成(食物中脂肪总量的百分数)

食用油脂	饱和脂肪酸	不饱和脂肪酸			其他脂肪酸
		油酸($C_{18:1}$)	亚油酸($C_{18:2}$)	麻酸($C_{18:3}$)	
可可油	93	6	1		
椰子油	92	0	6	2	
橄榄油	10	83	7		
菜子油	13	20	16	9	42[①]
花生油	19	41	38	0.4	1
茶　油	10	79	10	1	1
葵花子油	14	19	63	5	
豆　油	16	22	52	7	3
棉子油	24	25	44	0.4	
大麻油	15	39	45	0.5	1
芝麻油	15	38	46	0.3	1
玉米油	15	27	56	0.6	1
棕榈油	42	44	12		
米糠油	20	43	33	3	
文冠果油	8	31	48	14	
猪　油	43	44	9	3	

（续表）

食用油脂	饱和脂肪酸	不饱和脂肪酸			其他脂肪酸
		油酸（$C_{18:1}$）	亚油酸（$C_{18:2}$）	麻酸（$C_{18:3}$）	
牛　油	62	29	2	1	7
羊　油	57	33	3	2	3
黄　油	56	32	4	1.3	4

注：① 主要为芥酸。

（四）反式脂肪酸

反式脂肪酸，按空间结构，即 H 在不饱和键的同侧或两侧，脂肪酸又可分为顺式脂肪酸（cis-fatty acid）和反式脂肪酸（trans-fatty acid），H 在不饱和键两侧的脂肪酸为反式脂肪酸。反式脂肪酸不是天然产物，通常食用西餐的人其组织中有反式脂肪酸。反式脂肪酸是氢化脂肪产生的，如人造黄油，在氢化过程中某些天然存在的顺式双键转变为反式构型。人体摄入这些食物后，其中的反式脂肪酸或被氧化掉，或掺和到结构脂类中去。反式脂肪酸摄入量多时会增加冠心病的危险性。

五、磷脂及胆固醇

（一）磷脂

磷脂不仅是生物膜的重要组成部分，而且对脂肪的吸收和运转以及储存脂肪酸，特别是不饱和脂肪酸起着重要作用。磷脂主要存在于蛋黄、瘦肉、脑、肝和肾中，机体自身也能合成所需要的磷脂。磷脂按其组成结构可以分为两类：磷酸甘油酯和神经鞘磷脂。前者以甘油为基础，后者以神经鞘氨醇为基础。

1. 磷酸甘油酯

必需脂肪酸是合成磷脂的必要组分，缺乏时会引起肝细胞脂肪浸润。在大量进食胆固醇的情况下，由于胆固醇竞争性地与必需脂肪酸结合成胆固醇酯，从而影响了磷脂的合成，是诱发脂肪肝的原因之一。食物中缺乏卵磷脂、胆碱，或是甲基供体如蛋氨酸等，皆可引起脂肪肝。这是由于胆碱缺乏影响了肝细胞对卵磷脂的合成，而增加了甘油三酯的合成，因此促进了肝细胞的脂肪浸润。

2. 神经鞘磷脂

神经鞘磷脂是膜结构的重要磷脂，它与卵磷脂并存于细胞膜外侧。神经髓鞘含脂类约为干重的 97％，其中 11％为卵磷脂，5％为神经鞘磷脂。人的红细胞膜的磷脂中约 20％～30％为神经鞘磷脂。

3. 食物中的磷脂

人体除自身能合成磷脂外，每天从食物中也可以得到一定量的磷脂，含磷脂丰富的食物有蛋黄、瘦肉、脑、肝、肾等动物内脏，尤其蛋黄含卵磷脂最多，达 9.4％。除动物性食物外，植物性食物以大豆含量最丰富，磷脂含量可达 1.5％～3％，其他植物种子如向日葵子、亚麻子、芝麻子等也含有一定量。大豆磷脂在保护细胞膜、延缓衰老、降血脂、防治脂肪肝等方面具有良

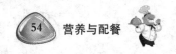

好效果。

（二）胆固醇

人体各组织中皆含有胆固醇,在细胞内除线粒体膜及内质网膜中含量较少外,它是许多生物膜的重要组成部分。

1. 胆固醇的消化吸收

胆固醇是机体内主要的固醇物质。它既是细胞膜的重要组分,又是类固醇激素、维生素 D 及胆汁酸的前体。人体每千克体重含胆固醇 2 g。人们从每天膳食中可摄入约 $300 \sim 500$ mg 的外源性胆固醇,主要来自肉类、肝、内脏、脑、蛋黄和奶油等。食物中胆固醇酯不溶于水,不易与胆汁酸形成微胶粒,不利于吸收,必须经胰液分泌的胆固醇酯酶将其水解为游离胆固醇后,方能吸收。

影响胆固醇吸收的因素:① 胆汁酸是促进胆固醇吸收的重要因素,胆汁酸缺乏时,明显降低胆固醇的吸收;② 胆固醇在肠道中的吸收率随食物胆固醇含量增加而下降;③ 膳食中含饱和脂肪酸过高,可使血浆胆固醇升高,摄入较多不饱和脂肪酸,如亚油酸,血浆胆固醇即降低;④ 植物食物中的谷固醇和膳食纤维可减少胆固醇的吸收,从而可降低血浆胆固醇;⑤ 年龄、性别的影响。随着年龄的增长,血浆胆固醇有所增加。50 岁以前,男女之间差别不太明显,60 岁后,女性显著升高,超过男性,在 65 岁左右达到高峰。

2. 胆固醇的合成

胆固醇除来自食物外,还可由人体组织合成。人体组织合成胆固醇的主要部位是肝脏和小肠。此外,产生类固醇激素的内分泌腺体,如肾上腺皮质、睾丸和卵巢,也能合成胆固醇。

肝脏是胆固醇代谢的中心,合成胆固醇的能力很强,同时还有使胆固醇转化为胆汁酸的特殊作用,而且血浆胆固醇和多种脂蛋白所含的胆固醇的代谢,皆与肝脏有密切的关系。人体每天约可合成胆固醇 $1 \sim 1.2$ g,而肝脏占合成量的 80%。

六、膳食需要量与食物来源

（一）膳食参考摄入量

2018 年国家卫生健康委员会参考各国不同人群脂肪 RDA,结合我国膳食结构实际,发布成人脂肪适宜摄入量(AI)(见表 2 - 21)。

表 2 - 21　中国成人膳食脂肪适宜摄入量(AI)脂肪能量占总能量的百分比(%)

年龄/岁	脂肪	SFA	MUFA	PUFA	n - 6 : n - 3	胆固醇/mg
成人	$20 \sim 30$	<10	10	10	$4 \sim 6 : 1$	<300

注:SFA 饱和脂肪酸,MUFA 单饱和脂肪酸,PUFA 多饱和脂肪酸。

（二）食物来源

脂肪主要存在于动物性食物的表皮、肌肉、内脏以及植物类食物的种子、坚果等部分(见表 2 - 22)。

表 2-22　部分食物的脂肪含量

食物名称	脂肪含量(g/100 g)	食物名称	脂肪含量(g/100 g)
猪肉(脖子)	60.5	鸡腿	13.0
猪肉(肥)	90.4	鸭	19.7
猪肉(肥瘦)	37.0	鸭(北京填鸭)	41.3
猪肉(后臀尖)	30.8	鲅鱼	3.1
猪肉(后蹄)	28.0	鳊鱼	6.3
猪肉(里脊)	7.9	草鱼	5.2
猪肉(肋条肉)	59.0	带鱼	4.9
猪肉(奶脯)	35.3	大马哈鱼	8.6
猪肉(瘦)	6.2	大黄鱼	2.5
猪蹄爪尖	20.0	海鳗	5.0
猪肝	3.5	鲤鱼	4.1
猪大肠	18.7	鸡蛋	11.1
牛肉(瘦)	2.3	鸡蛋黄	28.2
牛肉(肥瘦)	13.4	鸭蛋	18.0
牛肝	3.9	核桃	58.8
羊肉(瘦)	3.9	花生(炒)	48.0
羊肉(肥瘦)	14.1	葵花子(炒)	52.8
羊肉(冻,山羊)	24.5	南瓜子仁	48.1
鹌鹑	9.4	松子(炒)	58.5
鸡	2.3	西瓜子仁	45.9
鸡翅	11.8		

　　除食用油脂含约 100％的脂肪外,含脂肪丰富的食品为动物性食物和坚果类。动物性食物中以畜肉类含脂肪最丰富,且多为饱和脂肪酸;牛、羊肉含脂肪量比猪肉低很多,如牛肉(瘦)脂肪含量仅为 2％～5％,羊肉(瘦)多数为 2％～4％。禽肉一般含脂肪量较低,多数在10％以下,但北京烤鸭和肉鸡例外。鱼类脂肪含量基本在 10％以下,且其脂肪含不饱和脂肪酸多,所以老年人宜多吃鱼少吃肉。蛋类以蛋黄含脂肪量高,约为 30％,但全蛋仅为 10％左右,其组成以单不饱和脂肪酸为多。

　　除动物性食物外,植物性食物中以坚果类(如花生、核桃、瓜子、榛子、葵花子等)含脂肪量较高,最高可达 50％以上,不过其脂肪组成多以亚油酸为主,所以是多不饱和脂肪酸的重要来源。

第四节　碳水化合物

　　碳水化合物(carbohydrate)是由碳、氢和氧三种元素组成,由于它所含的氢氧的比例为

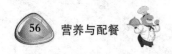

2比1,和水一样,故称为碳水化合物。它是为人体提供热能的三种主要的营养素中最廉价的营养素。食物中的碳水化合物分成两类:人可以吸收利用的有效碳水化合物如单糖、双糖、多糖和人不能消化的无效碳水化合物,如纤维素。碳水化合物是人体必需的物质。

一、碳水化合物的分类

按照碳水化合物的聚合度(DP)将其分为糖、寡糖和多糖三类。根据膳食中碳水化合物的结构分类(见表2-23)。

表2-23　碳水化合物分类

分类(糖分子DP)	亚　　组	组　　成
糖(1~2糖分子)	单糖	葡萄糖、半乳糖、果糖
	双糖	蔗糖、乳糖、麦芽糖、海藻糖
	糖醇	山梨醇、甘露糖醇
寡糖(3~9糖分子)	异麦芽低聚寡糖	麦芽糊精
	其他寡糖	棉子糖、水苏糖、低聚果糖
多糖≥10个糖分子	淀粉	直链淀粉、支链淀粉、变性淀粉、糖原
	非淀粉多糖	纤维素、半纤维素、果胶、亲水质物

注:引自FAO/WHO 1998。

（一）糖的组成与分类

糖包括单糖、双糖和糖醇。

1. 单糖

单糖是最简单的糖,是糖类基本结构单位,可直接被人体吸收。通常条件下不能再被直接水解为分子更小的糖。食物中的单糖主要为葡萄糖(glucose)、果糖(fructose)和半乳糖(galactose)。

（1）葡萄糖是构成食物中各种糖类的最基本单位。有些糖类完全由葡萄糖构成,如淀粉;有些则是由葡萄糖与其他单糖组成,如蔗糖。葡萄糖以单糖的形式存在于天然食品中是比较少的。葡萄糖有D型和L型,人体只能代谢D型葡萄糖而不能利用L型。所以有人用L型葡萄糖作甜味剂,可达到增加食品的甜味而又不增加能量摄入的双重目的。葡萄糖的甜度约为蔗糖的56%~75%,其甜味有凉爽之感,适于食用。葡萄糖加热后逐渐变为褐色,温度在170℃以上时则生成焦糖。葡萄糖液能被多种微生物发酵,是发酵工业的重要原料。

（2）果糖主要存在于水果和蜂蜜中。果糖易溶于水,在常温下难溶于酒精。果糖比糖类中的其他糖都甜,尤其是β果糖的甜度最大,其甜度随温度而变,为蔗糖的1.03(热时)~1.073(冷时)倍。果糖很容易消化,适于幼儿和糖尿病患者食用,它不需要胰岛素的作用,能直接被人体代谢利用。果糖吸收后,经肝脏转变成葡萄糖被人体利用。

（3）半乳糖很少以单糖形式存在于食品之中,它是乳糖、棉子糖和琼脂等的组成成分,可以被乳酸菌发酵。半乳糖在人体中也是先转变成葡萄糖后才被利用,母乳中的半乳糖是在体内重新合成的,而不是由食物中直接获得的。

（4）其他单糖。除了上述 3 种重要的己糖外,食物中还有少量的戊糖,如核糖(ribose)、脱氧核糖(deoxyribose)、阿拉伯糖(arabinose)和木糖(xylose)。前两种糖可以在动物体内合成,后两种糖主要存在于水果和根、茎类蔬菜之中。

2. 双糖

双糖是由两分子单糖缩合而成。常见的天然存在于食品中的双糖有蔗糖(sucrose)、乳糖(lactose)和麦芽糖(maltose)等。

（1）蔗糖是由 1 分子葡萄糖和 1 分子果糖以 α 键连接而成。甘蔗、甜菜和蜂蜜中含量较多,日常食用的白砂糖即是蔗糖,是从甘蔗或甜菜中提取的。蔗糖易于发酵,并可以产生溶解牙齿珐琅质和矿物质的物质。它被牙垢中的某些细菌和酵母作用,在牙齿上形成一层黏着力很强的不溶性葡聚糖,同时产生作用于牙齿的酸,引起龋齿。

（2）麦芽糖是由 2 分子葡萄糖以 α-1,4-糖苷键连接而成。麦芽糖主要存在于发芽的大麦(麦芽)和谷粒、麦芽抽提物以及由淀粉分解而得到的糖浆中,很容易在酸或酶的作用下发生分解。动物体内除淀粉水解外不含麦芽糖。淀粉在酶的作用下可降解生成大量的麦芽糖,制糖制酒工业中大量使用麦芽中淀粉酶就是这一目的。麦芽糖的甜度约为蔗糖的 1/2。

（3）乳糖是由葡萄糖和半乳糖以 β-1,4-糖苷键连接而成,主要存在于乳及乳制品中。乳糖约占鲜奶的 5%,占乳类提供的总能量的 30%～50%。乳糖是婴儿主要食用的糖类物质。肠道中将乳糖分解为葡萄糖和半乳糖的乳糖酶活性急剧下降,不易消化。但是,半乳糖除作为乳糖的构成成分外,还参与构成许多重要的糖脂和糖蛋白。

（4）海藻糖(trehalose)是 2 分子葡萄糖以 α-1,1-糖苷键构成的。这种糖存在于许多真菌及细菌之中,如食用蘑菇中含量较多,有时称为蘑菇糖。人体中具有海藻糖酶,因此,在消化过程中,能够裂解海藻糖成为两分子葡萄糖。

（二）寡糖的组成与分类

寡糖是指由 3～10 个单糖构成的一类小分子多糖。与稀酸共煮,寡糖可水解成各种单糖。比较重要的寡糖是存在于豆类食品中的棉子糖和水苏糖。前者是由葡萄糖、果糖和半乳糖构成的三糖,后者是在前者的基础上再加上一个半乳糖的四糖。这两种糖都不能被肠道消化酶分解而消化吸收,但在大肠中可被肠道细菌代谢,产生气体和其他产物,造成胀气,因此必须进行适当加工以减小其不良影响。

（三）多糖的组成与分类

多糖是糖单元连接在一起而形成的长链聚合物,超过 20 个单糖的聚合物称为多糖。在动物体内,过量的葡萄糖的多糖储存形式是糖原,大多数植物葡萄糖的多糖储存形式是淀粉,细菌和酵母葡萄糖的多糖储存形式是葡聚糖。营养学上具有重要作用的多糖有 3 种,即糖原(glycogen)、淀粉(starch)和纤维(fiber)。

1. 糖原

糖原也称动物淀粉,在肝脏和肌肉合成并储存,是一种含有许多葡萄糖分子和支链的动物多糖。肝脏中储存的糖原可维持正常的血糖浓度,肌肉中的糖原可提供肌体运动所需要的能量,尤其是满足高强度和持久运动时的能量需要。糖原的储备和释放是由激素葡萄糖胀、胰岛素和肾上腺控制。食物中糖原含量很少,因此它不是有意义的碳水化合物的食物来源。

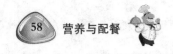

2. 淀粉

淀粉是由许多葡萄糖组成的、能被人体消化吸收的植物多糖,淀粉主要储存在植物细胞中,尤其是根、茎和种子细胞之中。薯类、豆类和谷类含有丰富的淀粉,是人类碳水化合物的主要食物来源,它为人类提供了70%～80%的热量,也是最丰富、最廉价的能量营养素。淀粉和淀粉水解产品是膳食中可消化的碳水化合物。

根据淀粉的结构可分为直链淀粉(amylose)和支链淀粉(amylopectin)。前者易使食物老化,后者易使食物糊化。支链淀粉部分水解可产生糊精(dextrin),与淀粉不同,具有易溶于水、强烈保水及易于消化等特点,在食品工业中常被用来增稠、稳定和保水。煮熟的淀粉往往可全部消化,但生淀粉则不然,如有人不耐受土豆淀粉。

3. 非淀粉多糖类

(1) 纤维素是指存在于植物体中不能被人体消化吸收的多糖。纤维素是最为丰富的有机化合物和最为丰富的碳水化合物,它是高等植物细胞壁的主要组分。纤维素中的葡萄糖分子是以β键连结,人体内的淀粉酶不能破坏这种化学键,因此人体不能消化吸收纤维。但由于其特有的生理作用,营养学上仍将它作为重要的营养素。存在于食物中的各类纤维统称为膳食纤维(dietary fiber)。根据其水溶性不同,一般分为可溶性纤维(soluble fiber)和不溶性纤维(insoluble fiber)。

(2) 不溶性纤维主要包括某些半纤维素(hemicellulose)和木质素(lignin)。半纤维素是谷类纤维的主要成分,包括戊聚糖(pentosan)、木聚糖(xylan)、阿拉伯木糖和半乳聚糖(galactosan)以及一类酸性半纤维素,如半乳糖醛酸(galacturonic acid)、葡萄糖醛酸(glucuronic acid)等。半纤维素是植物组织中与纤维素密切联系的多糖混合群,但两者的化学性质截然不同。半纤维素在小肠中不被消化,但在结肠中被微生物分解。纤维素和半纤维素在麸皮中含量较多。木质素是植物木质化过程中形成的非碳水化合物,不能被人体消化吸收。食物中木质素含量较少,主要存在于蔬菜的木质化部分和种子中,如草莓子、老化的胡萝卜和花茎甘蓝之中。

(3) 可溶性纤维指既可以溶解于水又可以吸水膨胀并能被大肠中微生物酵解的一类纤维,常存在于植物细胞液和细胞间质中。可溶性纤维有果胶(pectin)、树胶和黏胶。果胶通常存在于水果和蔬菜的软组织中,尤其是柑橘类和苹果中含量较多。果胶分解后产生甲醇和果胶酸,这就是过熟或腐烂的水果中及各类果酒中甲醇含量较多的原因。果胶具有胶化能力。在食品加工中常用果胶作为增稠剂制作果冻、色拉调料、冰淇淋和果酱等。树胶(gum)和黏胶(mucilage)是由不同的单糖及其衍生物组成的。阿拉伯胶(Arabic gum)、瓜拉胶(guar gum)属于这类物质,在食品加工中可作为稳定剂。

二、碳水化合物的生理功能

(一) 供给和储存能量

膳食碳水化合物是人类获取能量的最经济和最主要的来源。每克葡萄糖在体内氧化可以产生16.7 kJ(4 kcal)的能量。维持人体健康所需要的能量中,55%～65%由碳水化合物提供。糖原是肌肉和肝脏碳水化合物的储存形式,肝脏约储存机体内1/3的糖原。一旦机体需要,肝脏中的糖原即分解为葡萄糖以提供能量。碳水化合物在体内释放能量较快,供能也快,是神经系统和心肌的主要能源,也是肌肉活动时的主要燃料,对维持神经系统和心脏的正常供能,增强耐力,提高工作效率都有重要意义。

(二)构成组织及重要生命物质

碳水化合物是构成机体组织的重要物质,并参与细胞的组成和多种活动。每个细胞都有碳水化合物,其含量约为 2%～10%,主要以糖脂、糖蛋白和蛋白多糖的形式存在。核糖核酸和脱氧核糖核酸是两种重要生命物质,具有重要生理功能,如抗体、酶和激素的组成成分,也需碳水化合物参与。

(三)节约蛋白质作用

机体需要的能量,主要由碳水化合物提供,当膳食中碳水化合物供应不足时,机体为了满足自身对葡萄糖的需要,则通过糖原异生(gluconeogenesis)作用动用蛋白质以产生葡萄糖,供给能量;而当摄入足够量的碳水化合物时则能预防体内或膳食蛋白质消耗,不需要动用蛋白质来供能,即碳水化合物具有节约蛋白质作用(sparing protein action)。

(四)抗生酮作用

脂肪酸被分解所产生的乙酰基需要与草酰乙酸结合进入三羧酸循环,最终被彻底氧化和分解产生能量。当膳食中碳水化合物供应不足时,草酰乙酸供应相应减少;而体内脂肪或食物脂肪被动员并加速分解为脂肪酸来供应能量。这一代谢过程中,由于草酰乙酸不足,脂肪酸不能彻底氧化而产生过多的酮体,酮体不能及时被氧化而在体内蓄积,以致产生酮血症和酮尿症。膳食中充足的碳水化合物可以防止上述现象的发生,因此称为碳水化合物的抗生酮作用(antiketogenesis)。

(五)解毒作用

经糖醛酸途径生成的葡萄糖醛酸,是体内一种重要的结合解毒剂,在肝脏中能与许多有害物质如细菌毒素、酒精、砷等结合,以消除或减轻这些物质的毒性或生物活性,从而起到解毒作用。

(六)增强肠道功能

非淀粉多糖类如纤维素和果胶、抗性淀粉、功能性低聚糖等抗消化的碳水化合物,虽不能在小肠被消化吸收,但刺激肠道蠕动,增加了结肠内的发酵,发酵产生的短链脂肪酸和肠道菌群增殖,有助于正常消化和增加排便量。同时,可以预防肠道疾病,增加胆酸排泄,降低血胆固醇浓度,预防胆结石和心血管疾病(水溶性膳食纤维作用更胜一筹);控制血糖预防糖尿病;增加胃内溶物的体积产生饱腹感,减少食物摄入,控制体重,预防肥胖;吸附与排除食物和肠道细菌产生的有毒物质,起解毒作用。但过多摄入膳食纤维会阻碍钙、铁、锌等无机盐的吸收。

三、碳水化合物的代谢

(一)碳水化合物的消化

1. 口腔内消化

碳水化合物的消化自口腔开始。口腔分泌的唾液中含有 α-淀粉酶,又称唾液淀粉酶,唾

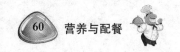

液中还含此酶的激动剂氯离子,而且还具有此酶最合适 pH6～7 的环境。α-淀粉酶能催化直链淀粉、支链淀粉的水解。水解后的产物可有葡萄糖、麦芽糖、异麦芽糖、麦芽寡糖以及糊精等的混合物。

2. 胃内消化

由于食物在口腔停留时间短暂,以致唾液淀粉酶的消化作用不大。胃液不含任何能水解碳水化合物的酶,其所含的胃酸虽然很强,但对碳水化合物也只可能有微少或极局限的水解,故碳水化合物在胃中几乎完全没有什么消化。

3. 肠内消化

碳水化合物的消化主要是在小肠中进行。小肠内消化分肠腔消化和小肠黏膜上皮细胞表面上的消化。极少部分非淀粉多糖可在结肠内通过发酵消化。

（二）碳水化合物的吸收

碳水化合物经过消化变成单糖后才能被细胞吸收。糖吸收的主要部位是在小肠的空肠。单糖首先进入肠黏膜上皮细胞,再进入小肠壁的毛细血管,并汇合于门静脉而进入肝脏,最后进入大循环,运送到全身各个器官。在吸收过程中也可能有少量单糖经淋巴系统而进入大循环。单糖的吸收过程不单是被动扩散吸收,而是一种耗能的主动吸收。

（三）碳水化合物的代谢

碳水化合物在体内分解过程中,首先经糖酵解途径降解为丙酮酸,在无氧情况下,丙酮酸在胞浆内还原为乳酸,这一过程称为碳水化合物的无氧氧化。由于缺氧时葡萄糖降解为乳酸的情况与酵母菌内葡萄糖"发酵"生成乙酸的过程相似,因而碳水化合物的无氧分解也称为"糖酵解"。在有氧的情况下,丙酮酸进入线粒体,氧化脱羧后进入三羧酸循环,最终被彻底氧化成二氧化碳及水,这个过程称为碳水化合物的有氧氧化。

（四）糖原的合成与分解

消化吸收的葡萄糖或体内其他物质转变而来的葡萄糖进入肝脏和肌肉后,可分别合成肝糖原和肌糖原,此种过程称为糖原的合成作用。肝糖原可在肝脏分解为葡萄糖,此种过程称为糖原的分解作用。

糖原的合成和分解作用在维持血糖相对恒定方面具有重要作用。例如当机体处于暂时饥饿时,血糖趋于低下,这时肝糖原分解加速,及时使血糖恢复正常;反之,当机体饱餐后,消化吸收的葡萄糖大量进入血循环,血糖趋于升高,这时可通过糖原合成酶的活化及磷酸化酶的活性降低,使血糖水平下降而恢复正常。

（五）糖异生

由非碳水化合物转变为葡萄糖或糖原的过程称为糖异生。非碳水化合物主要是乳酸、丙酮酸、甘油、丙酸盐及生糖氨基酸。糖异生的主要场所是肝脏。糖异生具有重要生理意义,就是保持饥饿时血糖相对稳定。一般人体在饥饿时,血糖趋于下降,此时除了肝糖原大量分解外,糖异生作用开始加强,其能促进肌乳酸的充分利用。当人体剧烈运动时,肌肉经糖酵解作用生成大量的乳酸,通过骨骼肌细胞扩散至血液,并被运送到肝脏。通过肝中强大的糖异生能力,乳酸转变为葡萄糖,又返回肌肉供肌肉糖酵解产生能量。

四、膳食参考摄入量与食物来源

(一)碳水化合物的膳食参考摄入量

2018 年修订的《中国居民膳食营养素参考摄入量》中的碳水化合物成人适宜摄入量(AI)占总能量的 50%～65%。其对碳水化合物的来源也作出要求,即应包括复合碳水化合物淀粉、不消化的抗性淀粉、非淀粉多糖和低聚糖等碳水化合物;限制纯能量食物如糖的摄入量,保障人体能量和营养素的需要及改善胃肠道环境和预防龋齿的需要。

(二)碳水化合物的食物来源

膳食中淀粉的来源主要是粮谷类和薯类食物。粮谷类一般含碳水化合物 60%～80%,薯类中含量为 15%～29%,豆类中为 40%～60%。常见食物碳水化合物含量(见表 2-24)。

表 2-24 常见食物碳水化合物含量(g/100 g)

食物名称	含 量	食物名称	含 量	食物名称	含 量	食物名称	含 量
粉条	83.6	木耳	35.7	葡萄	9.9	番茄	3.5
粳米(标二)	77.7	鲜枣	28.6	酸奶	9.3	牛乳	3.4
籼米(标一)	77.3	甘薯	23.1	西瓜	7.9	芹菜	3.3
挂面(标准粉)	74.4	香蕉	20.8	杏	7.8	带鱼	3.1
小米	73.5	黄豆	18.6	梨	7.3	白菜	3.1
小麦粉(标粉)	71.5	柿	17.1	花生仁	5.5	鲜贝	2.5
莜麦面	67.8	马铃薯	16.5	南瓜	4.5	猪肉	2.4
玉米	66.7	苹果	12.3	萝卜	4.0	黄瓜	2.4
方便面	60.9	辣椒	11.0	鲫鱼	3.8	冬瓜	1.9
小豆	55.7	桃	10.9	豆腐	3.8	鸡蛋	1.5
绿豆	55.6	橙	10.5	茄子	3.6	鸡肉	1.3

思考题

(1)简述蛋白质的卡价、氨基酸种类和氨基酸模式。

(2)蛋白质互补的原理是什么?

(3)简述脂类分类方法及不同的功能特点。

(4)碳水化合物的生理功能、种类是如何区分的?

(5)试分析碳水化合物和膳食纤维的关系。为什么膳食纤维被誉第七大营养素?

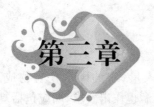

第三章　微量营养素与水

知识目标

（1）了解人体微量营养素的生理功能及对机体的作用。

（2）知道人体微量元素缺乏或过量的症状表现。

（3）掌握矿物质、维生素的食物来源，及适宜摄入量。

（4）掌握水的生理功能和膳食摄入量。

能力目标

（1）学会对膳食中矿物质、维生素合理摄入的方法。

（2）学会正确饮水，保持体内水的平衡。

第一节　矿　物　质

矿物质（mineral），是地壳中自然存在的化合物或天然元素，又称无机盐，是人体内无机物的总称。矿物质在人体内的总量不及体重的 5％，也不能提供能量，可是它们在体内不能自行合成，必须由外界环境供给，并且在人体组织的生理作用中发挥重要的功能。矿物质是构成机体组织的重要原料，也是维持机体酸碱平衡和正常渗透压的必要条件。

矿物质中，人体含量大于体重的 0.01％ 的各种元素，称为常量元素，有钙、磷、钾、钠、硫、氯、镁等 7 种，约占矿物质总量的 60％～80％。其余称为微量元素，在机体内含量少于0.005％。根据科学研究，到目前为止，已被确认与人体健康和生命有关的必需微量元素有 18 种，即有铁、铜、锌、钴、锰、铬、硒、碘、镍、氟、钼、钒、锡、硅、锶、硼、铷、砷等。

一、钙

钙是构成人体的重要组分，正常人体内含有 1 000～1 200 g 的钙。其中 99.3％集中于骨、齿组织，只有 0.1％的钙存在于细胞外液，全身软组织含钙量总共占 0.6％～0.9％（大部分被隔绝在细胞内的钙储存于小囊内）。在骨骼和牙齿中的钙以矿物质形式存在；而在软组织和体液中的钙则以游离或结合形式存在，这部分钙统称为混溶钙池。机体内的钙，一方面构成骨骼和牙齿，另一方面则参与各种生理功能和代谢过程。

（一）生理功能与缺乏

1. 生理功能

（1）构成机体的骨骼和牙齿。钙是构成骨骼的重要组分，骨骼中的钙占瘦体重的 25％ 和总灰分的 40％，钙对保证骨骼的正常生长发育和维持骨健康起着至关重要的作用。骨骼组织由骨细胞（约占 2％～3％ 的体积）和钙化的骨基质组成。骨基质中 65％ 为矿物质，35％ 为有机物质。钙在矿物质中以两种形式存在，一为晶状的羟磷灰石 $Ca_{10}(PO_4)_6(OH)_2$，呈六角形管状；另一种为无定形的磷酸钙 $Ca_3(PO_4)_2$，也是磷灰石的前体。在成熟骨中，晶状羟磷灰石含量较多，而新沉积的骨矿物质中，则无定形磷酸钙含量较多。

骨骼通过成骨作用（osteogenesis）即新骨不断生成和溶骨作用（osteolysis）即旧骨不断吸收，使其各种组分与血液间保持动态平衡，这一过程称为骨的重建（remodeling）。这种骨钙的更新速率，因年龄而变化。人在 20 岁以前，主要为骨的生长阶段，其后的 10 余年骨质继续增加，35～40 岁左右，单位体积内的骨质达到顶峰，称为峰值骨度，此后骨质逐渐丢失。值得注意的是，牙本质是牙的主体，化学组成类似骨，但组织结构和骨差别很大，牙本质没有细胞、血管和神经，因此牙齿中的矿物质则无此更新转换过程。

（2）维持多种正常生理功能。分布在体液和其他组织中的钙，虽然还不到体内总钙量的 1％，但在机体内多方面的生理活动和生物化学过程中起着重要的调节作用。细胞外液的钙约 1 g，占总钙的 0.1％；细胞内的钙约 7 g，占总钙的 0.6％。

离子钙的生理功能涉及诸多方面：参与调节神经、肌肉兴奋性，并介导和调节肌肉以及细胞内微丝、微管等的收缩；影响毛细血管通透性，并参与调节生物膜的完整性和质膜的通透性及其转换过程；参与调节多种激素和神经递质的释放，可作为细胞内第二信使；还能激活多种酶调节代谢过程及一系列细胞内生命活动，是血液凝固过程所必需的凝血因子，可使可溶性纤维蛋白原转变成纤维蛋白。

2. 缺乏

近年来不同区域的膳食营养调查表明，居民钙摄入量普遍偏低，仅达推荐摄入量的 50％ 左右。因此钙缺乏症是较常见的营养性疾病，主要表现为骨骼的病变，即儿童时期的佝偻病（rickets），成年人的骨质疏松症（osteoporosis）。

（二）吸收与代谢

1. 吸收

（1）吸收途径与机制。在食物的消化过程中，钙通常从复合物中游离出来，被释放成为一种可溶性的和离子化状态。吸收途径有两种，主动吸收和被动吸收，吸收的机制因摄入量多少与需要量的高低而有所不同。

主动吸收：当机体对钙的需要量高，或摄入量较低时，肠道对钙的主动吸收机制最活跃。这是一个逆浓度梯度的运载过程，所以是一个需要能量的主动吸收过程，这一过程需要钙结合蛋白的参与。

被动吸收：当钙摄入量较高时，则大部分由被动的离子扩散方式吸收，主要取决于肠腔与浆膜间钙浓度的梯度。

（2）影响钙吸收的因素。一是机体因素。因钙的吸收与机体的需要程度密切相关，故

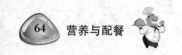
而生命周期的各个阶段钙的吸收情况不同。婴儿时期因需要量大，吸收率可高达 60%，儿童约为 40%。年轻成人保持在 25% 上下，成年人仅为 20% 左右。钙吸收率随年龄增加而渐减。

二是膳食因素。膳食中钙的摄入量，如果摄入量高，吸收量相应也高，但吸收量与摄入量并不成正比，摄入量增加时，吸收率相对降低。膳食中维生素 D 的存在与量的多少，对钙的吸收有明显影响。乳糖与钙形成可溶性低分子物质，均有利于钙吸收。而食物中碱性磷酸盐可与钙形成不溶解的钙盐而影响钙吸收。谷类中的植酸会在肠道中形成植酸钙而影响吸收。某些蔬菜如菠菜、苋菜、竹笋中的草酸与钙形成草酸钙亦可影响吸收。膳食纤维中的糖醛酸残基与钙螯合而干扰钙吸收。另一些药物如青霉素和新霉素能增加钙吸收，而一些碱性药物如抗酸药、肝素等可干扰钙吸收。

2. 钙的排泄

钙的排泄主要通过肠道和泌尿系统，经汗液也有少量排出。人体每日摄入钙的 10%～20% 从肾脏排出，80%～90% 经肠道排出。其排出量随食物含钙量及吸收状况的不同而有较大的波动。

（三）过量危害

（1）肾结石。钙摄入量增多，与肾结石患病率增加有直接关系。肾结石病多见于西方社会居民，美国人约 12% 的人患有肾结石，可能与钙摄入过多有关。

（2）奶碱综合症。奶碱综合症的典型症候群包括：高血钙症、碱中毒和肾功能障碍。

（3）拮抗作用。钙和其他矿物质有相互干扰作用。高钙摄入能影响某些必需矿物质的生物利用率，如抑制对铁的吸收（钙可明显抑制铁的吸收），抑制对锌的吸收（高钙膳食对锌的吸收率和锌平衡有影响），抑制对镁的吸收（高钙摄入后镁吸收降低，而尿镁显著增加），抑制对磷的吸收（醋酸钙和碳酸钙在肠腔中是有效的磷结合剂，高钙可减少膳食中磷的吸收）。

（四）需要量与膳食参考摄入量

2018 年国家卫生健康委员会对成年人钙的 DRIs 的制订，基本是参照国内外钙平衡试验及营养调查报告，将中国居民成年男子钙的推荐摄入量（RNI）定为 800 mg/d。成年人及 4 岁以上儿童钙的可耐受最高摄入量（UL）定为 2 000 mg/d。

（五）食物来源

奶和奶制品是钙的重要来源，因为奶中含钙量丰富，吸收率也高。另外，豆类、硬果类，可连骨吃的小鱼、小虾及一些绿色蔬菜类也是钙的较好来源。硬水中含有相当量的钙，也不失为一种钙的来源，常见钙的食物来源见表 3-1。

表 3-1　常见食物中钙含量(mg/100 g)

食物名称	含　量	食物名称	含　量	食物名称	含　量
牛奶	104	蛋黄	112	标准粉	31
干酪	799	大米	13	猪肉(瘦)	6

（续表）

食物名称	含　量	食物名称	含　量	食物名称	含　量
牛肉(瘦)	9	油菜	108	豆腐	164
羊肉(瘦)	9	海带(干)	348	黑豆	224
鸡肉	9	紫菜	264	青豆	200
豌豆(干)	67	木耳	247	雪里蕻	230
花生仁	284	虾皮	991	苋菜	178
荠菜	294	蚌肉	190	大白菜	45
苜蓿	713	大豆	191	枣	80

二、磷

磷是人体含量较多的元素之一。成人体内含磷 600～700 g,每千克无脂肪组织约含磷 12 g。体内磷的 85.7% 集中于骨和牙,其余分布于全身各组织及体液中,其中一半存在于肌肉组织中。

（一）生理功能与缺乏

1. 生理功能

（1）磷是构成骨骼和牙齿的重要成分。在骨的形成过程中,2 g 钙需要 1 g 磷形成无机磷酸盐,其主要成分是羟磷灰石$[Ca_{10}(PO_4)_6(OH)_2]$。

（2）磷是组成生命的重要物质。磷是组成核酸、磷蛋白、磷脂、环腺苷酸(cAMP)、环鸟苷酸(cGMP)、多种酶的成分。

（3）磷参与能量代谢。高能磷酸化合物如三磷酸腺苷及磷酸肌酸等为能量载体,在细胞内能量的转换、代谢中,以及作为能源物质在生命活动中起重要作用。

（4）磷参与酸碱平衡的调节。磷酸盐缓冲体系接近中性,构成体内缓冲体系。

（5）磷可调节细胞因子活性。磷参与细胞的磷酸化和去磷酸化过程,发挥信号转导作用,具有激活蛋白激酶,调控细胞膜离子通道,活化核内转录因子,调节基因表达等作用。

2. 缺乏

膳食原因一般不会引起营养性磷缺乏,只有在一些特殊情况下才会出现。如早产儿若仅喂以母乳,因人乳含磷量较低,不能满足早产儿骨磷沉积的需要,可发生磷缺乏,出现佝偻病样骨骼异常。

（二）吸收与代谢

磷的代谢过程与钙相似。体内磷的平衡取决于体内和体外环境之间磷的交换,即磷的摄入、吸收和排泄三者之间的相对平衡。

磷的吸收部位在小肠,其中以十二指肠及空肠部位吸收最快,在回肠吸收较差。磷的主要排泄途径是经肾脏。未经肠道吸收的磷从粪便排出,这部分平均约占机体每日摄磷量的 30%,其余 70% 经由肾以可溶性磷酸盐形式排出,少量也可由汗液排出。

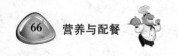
（三）过量危害

正常饮食情况下，一般不易发生由膳食摄入过量磷的问题。曾有报告显示，因摄入过量磷酸盐的食品添加剂而引起磷过量，但很少描述其影响作用。

（四）需要量与膳食参考摄入量

2018年国家卫生健康委员会发布的DRIs中，成人磷推荐摄入量（RNI）为720 mg/d。

（五）食物来源

磷在食物中分布很广，无论动物性食物或植物性食物，在其细胞中，都含有丰富的磷，动物的乳汁中也含有磷。磷是与蛋白质并存的，瘦肉、蛋、奶，动物的肝、肾中磷含量都很高，海带、紫菜、芝麻酱、花生、干豆类、坚果、粗粮含磷也较丰富。但粮谷中的磷为植酸磷，不经过加工处理，吸收利用率低。

三、镁

正常成人身体总镁含量约25 g，其中60%～65%存在于骨、齿，27%分布于软组织。镁主要分布于细胞内，细胞外液的镁不超过1%。

（一）生理功能与缺乏

1. 生理功能

（1）激活多种酶的活性。镁作为多种酶的激活剂，参与300余种酶促反应。镁能与细胞内许多重要成分，如三磷酸腺苷等形成复合物而激活酶系，或直接作为酶的激活剂激活酶系。

（2）维护骨骼生长和神经肌肉的兴奋性。镁是骨细胞结构和功能所必需的元素，对促进骨骼生长和维持骨骼的正常功能具有重要作用。镁与钙对神经肌肉的兴奋和抑制作用相同，不论血中镁或钙过低，神经肌肉兴奋性均增高；反之则有镇静作用。

（3）维护胃肠道和激素的功能。低度硫酸镁溶液经十二指肠时，具有利胆作用。碱性镁盐可中和胃酸，镁离子在肠道中吸收缓慢，促使水分滞留，具有导泻作用。血浆镁的变化直接影响甲状旁腺激素的分泌，但其作用仅为钙的30%～40%，当血浆镁增加时，可抑制分泌。甲状腺素又可提高镁的需要量，故可引起相对缺镁，因此对甲亢患者应补给镁盐。

2. 缺乏

镁缺乏可致血清钙下降，神经肌肉兴奋性亢进；镁对骨矿物质的内稳态有重要作用，镁缺乏可能是绝经后骨质疏松症的一种危险因素。

（二）吸收与代谢

食物中的镁主要是在空肠末端与回肠部位被吸收，吸收率一般约为30%。膳食中促进镁吸收的成分主要有氨基酸、乳糖等。氨基酸可增加难溶性镁盐的溶解度，所以蛋白质可促进镁的吸收。抑制镁吸收的主要成分有过多的磷、草酸、植酸和膳食纤维等。另外，镁的吸收还与饮水量有关，饮水多时对镁离子的吸收有明显的促进作用。

（三）过量危害

在正常情况下,肠、肾及甲状旁腺等能调解镁代谢,一般不易发生镁中毒。用镁盐抗酸、导泻、利胆、抗惊厥或治疗高血压脑病,亦不至于发生镁中毒。

（四）需要量与膳食参考摄入量

2018 年国家卫生健康委员会发布的《中国居民膳食营养素参考摄入量》中,成人镁推荐摄入量(RNI)定为 330 mg/d,可耐受最高摄入量(UL)定为 700 mg/d。

（五）食物来源

食物中诸如绿叶蔬菜、粗粮、坚果也含有丰富的镁(见表 3-2),从饮水中也可以获得少量镁,如硬水中含有较高的镁盐,软水中含量相对较低。

表 3-2　常见含镁较丰富的食物(mg/100 g)

食物名称	含　量	食物名称	含　量
大黄米	161	苋菜	119
大麦	158	口蘑(白蘑)	167
黑米	147	木耳(干)	152
荞麦	258	香菇(干)	147
麸皮	382	发菜(干)	129
黄豆	199	苔菜(干)	1 257

四、钾

正常成人体内钾总量约为 50 mmol/kg。体内钾主要存于细胞内,约占总量的 98%,其他存在于细胞外。

（一）生理功能与缺乏

1. 生理功能

(1) 参与碳水化合物、蛋白质的代谢。葡萄糖和氨基酸经过细胞膜进入细胞,合成糖原和蛋白质时,须有适量的钾离子参与。1 g 糖原的合成约需 0.6 mmol 钾,合成蛋白质时每 1 g 氮需要 3 mmol 钾。

(2) 维持细胞内正常渗透压。由于钾主要存在于细胞内,因此钾在细胞内渗透压的维持中起主要作用。

(3) 维持神经肌肉的应激性和正常功能。细胞内的钾离子和细胞外的钠离子联合作用。可激活 Na-K-ATP 酶,产生能量。

(4) 维持心肌的正常功能。钾缺乏时,心肌兴奋性增高;钾过高时又使心肌自律性、传导性和兴奋性受抑制;两者均可引起心律失常。

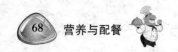

（5）维持细胞内外正常的酸碱平衡。当细胞失钾时,引起细胞内酸中毒和细胞外碱中毒。反之,引起细胞内碱中毒与细胞外酸中毒。

2. 缺乏

正常进食的人一般不易发生摄入不足,但由于疾病或其他原因需长期禁食或少食,可经消化道损失,如频繁的呕吐、腹泻、胃肠引流等;高温作业或重体力劳动者,因大量出汗而使钾大量丢失。

（二）吸收与代谢

人体的钾主要来自食物,成人每日从膳食中摄入的量为 60～100 mmol,儿童为 0.5～0.3 mmol/kg 体重,摄入的钾大部分由小肠吸收,吸收率为 90% 左右。摄入的钾约 90% 经肾脏排出,每日排出量约 70～90 mmol/L,因此,肾是维持钾平衡的主要调节器官。

（三）过量危害

体内钾过多,血钾浓度高于 5.5 mmol/L 时,可出现毒性反应,称高钾血症。钾过多可使细胞外 K,心肌自律性、传导性和兴奋性受抑制。

（四）需要量与膳食参考摄入量

2018 年国家卫生健康委员会发布的《中国居民膳食营养素参考摄入量》中成人膳食钾的适宜摄入量（AI）为 2 000 mg/d。

（五）食物来源

蔬菜和水果是钾最好的来源。常见食物中钾来源（见表 3 - 3）。

表 3 - 3　常见食物中钾含量(mg/100 g)

食物名称	含　量	食物名称	含　量	食物名称	含　量
紫菜	1 796	马铃薯	342	玉米(白)	262
黄豆	1 503	鲤鱼	334	鸡	251
冬菇	1 155	河虾	329	韭菜	247
赤豆	860	牛肉(肥瘦)	211	猪肝	235
绿豆	787	鲳鱼	328	羊肉(肥瘦)	232
黑木耳	757	青鱼	325	海虾	228
花生仁	587	猪肉(瘦)	295	杏	226
枣(干)	524	小米	284	大白菜	137
毛豆	478	牛肉(瘦)	284	油菜	210
扁豆	439	带鱼	280	豆角	207
羊肉(瘦)	403	黄鳝	278	芹菜(茎)	206
枣(鲜)	375	鲢鱼	277	猪肉	204

（续表）

食物名称	含量	食物名称	含量	食物名称	含量
胡萝卜	193	南瓜	145	葡萄	104
标准粉	190	茄子	142	黄瓜	102
标二稻米	171	豆腐干	140	鸡蛋	98
橙	159	甘薯	130	梨	97
芹菜	154	苹果	119	粳米（标二）	78
柑	154	丝瓜	115	冬瓜	78
柿	151	牛乳	109	猪肉（肥）	23

五、钠

钠是人体中一种重要无机元素。一般情况下，成人体内钠含量大约为 3 200（女）～4 170（男）mmol（相当于 77～100 g），约占体重的 0.15%。体内钠主要在细胞外液，占总体钠的 44%～50%，骨骼中含量也高达 40%～47%。细胞内液含量较低，仅 9%～10%。食盐（NaCl）是人体获得钠的主要来源。

（一）生理功能与缺乏

1. 生理功能

（1）调节体内水分与渗透压。钠主要存在于细胞外液，是细胞外液中的主要阳离子，约占阳离子总量的 90%，与对应的阴离子构成渗透压。钠对细胞外液渗透压调节与维持体内水量的恒定。

（2）维持酸碱平衡。钠在肾小管重吸收时与 H 交换，清除体内酸性代谢产物（如 CO_2），保持体液的酸碱平衡。钠离子总量影响着缓冲系统中碳酸氢盐的比例，因而对体液的酸碱平衡也有重要作用。

（3）钠泵钠钾离子的主动运转，由 Na－K－ATP 酶驱动，使钠离子主动从细胞内排出，以维持细胞内外液渗透压平衡。钠对 ATP 的生成和利用、肌肉运动、心血管功能、能量代谢都有关系，钠不足均可影响其作用。

（4）增强神经肌肉兴奋性。钠、钾、钙、镁等离子的浓度平衡，对于维护神经肌肉的应激性都是必需的，满足需要的钠可增强神经肌肉的兴奋性。

2. 缺乏

人体内钠在一般情况下不易缺乏。但在某些情况下，如禁食、少食，膳食钠限制过严而摄入量非常低时，或在高温、重体力劳动、过量出汗、胃肠疾病、反复呕吐、腹泻（泻剂应用）使钠过量排出丢失时均可引起钠缺乏。

当失钠达 0.75～1.2 g/kg 体重时，可出现恶心、呕吐、视力模糊、心率加速、脉搏细弱、血压下降、肌肉痉挛、疼痛反射消失，甚至淡漠、木僵、昏迷、外周循环衰竭、休克，终因急性肾功能衰竭而死亡。

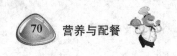

（二）吸收与代谢

人体钠的主要来源为食物。钠在小肠上段被吸收,吸收率极高,几乎可全部被吸,故粪便中含钠量很少。钠在空肠的吸收大多是被动性的,主要是与糖和氨基酸的主动转运相偶联进行的。在回肠则大部分是主动吸收。

在正常情况下,钠主要从肾脏排出,98%以上摄入的钠自尿中排出,排出量约在 2 300～3 220 mg。钠还从汗中排出,平均含钠盐(NaCl)2.5 g/L,最高可达 3.7 g/L。在热环境下,中等强度劳动 4 小时,可使人体丢失钠盐 7～12 g。

（三）过量危害

钠摄入量过多时,尿中 Na/K 比值增高,是高血压的重要因素。研究表明,Na/K 比值与血压呈正相关,而尿钾与血压呈负相关。在高血压家族人群中较普遍存对盐敏感的现象,而对盐不敏感的或较耐盐者,在无高血压家族史者中较普遍。

（四）需要量与膳食参考摄入量

2018 年国家卫生健康委员会发布的 DRIs 中,钠的推荐摄入量(RNI)成人为 1 500 mg/d。

（五）食物来源

人体钠来源主要为食盐(钠),以及加工、制备食物过程中加入的钠或含钠的复合物(如谷氨酸、小苏打即碳酸氢钠等),以及酱油、盐渍或腌制肉或烟熏食品、酱咸菜类、发酵豆制品、咸味休闲食品等。

六、氯

氯是人体必需常量元素之一,自然界中常以氯化物形式存在,最普通形式是食盐。氯在人体中含量平均为 1.17 g/kg,总量约为 82～100 g,占体重的 0.15%。主要以氯离子形式与钠、钾化合存在。氯化钾主要在细胞内液,而氯化钠主要在细胞外液。

（一）生理功能与缺乏

1. 生理功能

(1) 维持细胞外液的容量与渗透压。氯离子与钠离子是细胞外液中维持渗透压的主要离子,二者约占总离子数的 80%,调节与控制着细胞外液的容量与渗透压。

(2) 维持体液酸碱平衡。氯是细胞外液中的主要阴离子,当氯离子变化时,细胞外液中的 HCO_3 离子的浓度也随之变化,以维持阴阳离子的平衡。

(3) 参与血液 CO_2 运输。当 CO_2 进入红细胞后,即在红细胞内碳酸酐酶参与下,与水结合成碳酸,再离解为 H 与 HCO_3 离子,被移出红细胞进入血浆,但正离子不能同样扩散出红细胞,血浆中的氯离子即等当量进入红细胞内,以保持正负离子平衡。

(4) 其他。氯离子还参与胃液中胃酸的形成。胃酸促进维生素 B_{12} 和铁的吸收;激活唾液淀粉酶分解淀粉,促进食物消化;刺激肝脏功能,促使肝中代谢废物排出;氯还有稳定神经细胞膜电位的作用等。

2. 缺乏

由于氯来源广泛,特别是食盐,摄入量往往大于正常需要水平。因此,由饮食引起的氯缺乏很少见。大量出汗、腹泻、呕吐,或肾病肾功能改变,或使用利尿剂等引起的氯的大量丢失,均可造成氯的缺乏。氯的缺乏常伴有钠缺乏,此时,造成低氯性代谢性碱中毒,常可发生肌肉收缩不良,消化功能受损,且可影响生长发育。

（二）吸收与代谢

饮食中的氯多以氯化钠形式被摄入,并在胃肠道被吸收。胃肠道中有多种机制促进氯的吸收。吸收的氯离子经血液和淋巴液运输至各种组织中。

氯化物主要从肾脏排出,但经肾小球滤过的氯,约有 80% 在肾近曲小管被重吸收,10% 在远曲小管被重吸收,只有小部分经尿排出体外。氯和钠除主要从肾排出体外,也从皮肤排出,高温、剧烈运动、汗液大量排出也相应促进氯化钠的排出。

（三）过量危害

人体摄入氯过多引起对机体的危害作用并不多见。仅见于严重失水、持续摄入高氯化钠（如食盐）或过多氯化铵,可引起氯过多而致高氯血症,敏感个体可致血压升高。

（四）需要量与膳食参考摄入量

目前尚缺乏氯的需要量的研究资料,难于制订 EAR 和 RNI。结合钠的 AI 值,2018 年国家卫生健康委员会发布 DRIs 提出的中国成人膳食氯适宜摄入量（AI）为 2 300 mg/d。

（五）食物来源

膳食氯几乎完全来源于氯化钠,仅少量来自氯化钾。因此食盐及其加工食品酱油,盐渍、腌制食品,酱咸菜以及咸味食品等都富含氯化物。一般天然食品中氯的含量差异较大;天然水中也几乎都含有氯,估计日常从饮水中提取 40 mg/d 左右,与从食盐来源（约 6 g）的氯的量相比并不重要。

七、铁

人体内铁总量约为 4～5 g,有两种存在形式,一种为“功能性铁”,是铁的主要存在形式,其中血红蛋白含铁量占总铁量的 $60\%\sim75\%$,3% 在肌红蛋白,这些铁参与氧的转运和利用;另一种为“贮存铁”,是以铁蛋白和含铁血黄素形式存在于血液、肝、脾与骨髓中,约占体内总铁的 $25\%\sim30\%$。在人体器官组织中铁的含量,以肝、脾为最高,其次为肾、心、骨骼肌与脑。铁在体内的含量随年龄、性别、营养状况和健康状况不同而有很大的个体差异。

（一）生理功能于缺乏

1. 生理功能

铁为血红蛋白与肌红蛋白、细胞色素 A 以及一些呼吸酶的成分,参与体内氧与二氧化碳的转运、交换和组织呼吸过程。铁与红细胞形成和成熟有关,新生的红细胞中血红蛋白量不足,甚至影响 DNA 的合成及幼红细胞的分裂增殖,还可使红细胞寿命缩短、自身溶血增加。

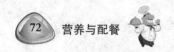

铁与免疫关系,许多有关杀菌的酶成分、淋巴细胞转化率、吞噬细胞移动抑制因子、中性粒细胞吞噬功能等,均与铁水平有关。铁还有催化促进β-胡萝卜素转化为维生素A、嘌呤与胶原的合成、抗体的产生、脂类从血液中转运以及药物在肝脏的解毒等功能。

2. 铁缺乏及缺铁性贫血

当体内缺铁时,铁损耗可分3个阶段。第一阶段为铁减少期(ID),此时贮存铁耗竭,血清铁蛋白浓度下降。第二阶段为红细胞生成缺铁期(IDE),此时除血清铁蛋白下降外,血清铁也下降,同时铁结合力上升(运铁蛋白饱和度下降),游离原卟啉浓度(FEP)上升。第三阶段为缺铁性贫血期(IDA),血红蛋白和红细胞比容(hematocrite)下降。长时间铁的负平衡,致使体内铁贮备减少,以致耗尽。体内铁缺乏,引起含铁酶减少或铁依赖酶活性降低,使细胞呼吸障碍,从而影响组织器官功能,出现食欲低下,严重者可有渗出性肠病变及吸收不良综合征等。

铁缺乏的儿童易烦躁,对周围不感兴趣,成人则冷漠呆板。当血红蛋白继续降低,则出现面色苍白,口唇黏膜和眼结膜苍白,有疲劳乏力、头晕、心悸、指甲脆薄等。儿童少年则会产生身体发育受阻,体力下降,注意力与记忆力调节过程障碍,学习能力降低。

婴幼儿与孕妇贫血尚需特别注意,铁缺乏尚可损害儿童的认知能力,且在以后补充铁后,也难以恢复。铁缺乏也可引起心理活动和智力发育的损害及行为改变。

铁缺乏可出现抵抗感染的能力降低,已有研究表明,缺铁可使T淋巴细胞数量减少,免疫反应缺陷,淋巴细胞转化不良,中性粒细胞功能异常,杀菌能力减弱等。

(二) 吸收与代谢

摄入的食物铁在胃内,经胃酸的消化作用,溶解、离子化并还原成为亚铁状态,形成低分子的螯合物质。正常胃液含有一种未明的化学稳定因素,可能是内源性螯合物,在小肠中碱性条件下,此种因素可使摄入的铁减慢沉降,而易为肠黏膜吸收。

1. 铁的吸收

铁的吸收在小肠的任何一段都可进行,主要在小肠的上段,且吸收效率最佳。大部分被吸收入血流的铁以小分子的形式,很快通过黏膜细胞,与脱铁铁蛋白结合形成铁蛋白,一部分铁蛋白的铁可在以后解离,以便进入血流,但大部分却可能留在黏膜细胞内直至此种细胞破坏死亡而脱落。

2. 铁吸收的影响因素

铁在食物中主要以三价铁形式存在,少数食物中为还原铁(亚铁或二价铁)。肉类等食物中的铁约一半左右是血红素铁(约40%),而其他为非血红素铁,后者则明显受膳食因素的影响。

(1) 蛋白质与“肉因子”。肉、禽、鱼类食物中铁的吸收率较高,除与其中含有一半左右(约40%)的血红素铁有关外,也与动物肉中一种叫肉因子或肉鱼禽因子有关。此种“因子”能促进非血红素铁的吸收。

动物组织蛋白质的铁吸收率较高,可达15%～20%。动物的非组织蛋白质如牛奶、乳酪、蛋或蛋清等却不高。纯蛋白质,如乳清蛋白、面筋蛋白、大豆分离蛋白等对铁的吸收还有抑制作用。

(2) 脂类与碳水化合物。膳食中脂类的含量适当对铁吸收有利,过高或过低均降低铁的吸收。各种碳水化合物对铁的吸收与存留有影响,作用最大的是乳糖,其次为蔗糖、葡萄糖,以淀粉代替乳糖或葡萄糖,则明显降低铁的吸收率。

（3）矿物元素。钙含量丰富，可部分减少植酸、草酸对铁吸收的影响，有利于铁的吸收。但大量的钙不利于铁的吸收。无机锌与无机铁之间有较强的竞争作用，当一种过多时，就可干扰另一种的吸收。

（4）维生素。维生素 A 与 β-胡萝卜素在肠道内可能与铁络合，保持较高的溶解度，防止诸如植酸、多酚类对铁吸收的不利作用。

维生素 B_2 有利于铁的吸收、转运与储存。当维生素 B_2 缺乏时，铁吸收、转运与肝、脾储铁均受阻。在儿童贫血调查研究中，也发现贫血与维生素 B_2 缺乏有关。

维生素 C 具酸性，还具还原性，能将三价铁还原为二价铁，并与铁螯合形成可溶性小分子络合物，有利于铁吸收。

（5）膳食纤维。由于膳食纤维能结合阳离子的铁、钙等，摄入过多时可干扰铁的吸收，也有人认为可能是草酸作用的结果。

（6）植酸盐与草酸盐。粮谷类及蔬菜中的植酸盐、草酸盐能与铁形成不溶性盐，影响铁的吸收。植酸盐几乎存在于所有的谷类的糠麸、种子、坚果的纤维和木质素中，蔬菜水果中也都含有。

（7）多酚类化合物。几乎所有植物中都含有酚类化合物，其中的某些种类能抑制非血红素铁的吸收，如含酰(3,4,5-三羟苯甲酰)的多酚类化合物，在茶、咖啡以及菠菜中，均含有此酚类物质而明显抑制铁的吸收。

（8）卵黄高磷蛋白。蛋类中存在一种卵黄高磷蛋白，可干扰铁的吸收，使蛋类铁吸收率降低。

（9）机体状况可左右铁的吸收。血红素铁与非血红素铁吸收，都受体内铁贮存量的影响，当铁贮存量多时，吸收率降低；贮存量减少时，需要量增加，吸收率亦增加。

按中国传统膳食，成年男性膳食总铁平均吸收率大约为 6%，育龄妇女为 13%，女性吸收率高于男性是因为其体内贮存铁较低，而需求又较高，如需补充由于月经丢失的铁和补偿妊娠、哺乳的额外需铁等。

食物铁的吸收率。一般来说，在植物性食物中铁吸收率较动物性食物为低。如大米为 1%，玉米和黑豆为 3%，莴苣为 4%，小麦、面粉为 5%，鱼为 11%，动物肉、肝为 22%，蛋类仅为 3%。

（三）过量危害

通过各种途径进入体内的铁量的增加，可使铁在人体内贮存过多，可引发潜在的有害危险，体内铁的储存过多与多种疾病如心脏和肝脏疾病、糖尿病、某些肿瘤有关。

铁通过催化自由基的生成、促进脂蛋白的脂质和蛋白质部分的过氧化反应、形成氧化 LDL 等作用，过多的铁会参与动脉粥样硬化的形成。铁过多诱导脂质过氧化反应的增强，导致机体氧化和抗氧化系统失衡，直接损伤 DNA，诱发突变，与肝、结肠、直肠、肺、食管、膀胱等多种器官的肿瘤有关。

（四）需要量与膳食参考摄入量

2018 年国家卫生健康委员会发布 DRIs 成人铁适宜摄入量（AI）男子 12 mg/d；女子为 20 mg/d；可耐受最高摄入量（UL）男女均为 42 mg/d。

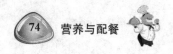

（五）食物来源

膳食中铁的良好来源，主要为动物肝脏、动物全血、畜禽肉类、鱼类。蔬菜中含铁量不高，油菜、苋菜、菠菜、韭菜等所含的铁利用率不高。

八、碘

碘在自然界中以能溶于水的形式存在，在自然界含量稀少，除在海水中海带、海鱼和贝类等动植物含碘较高（每升海水含 50～60 微克）以外，在大部分土壤、岩石、水中的含量都很低微。人体碘的来源约 80%～90% 来自食物，10%～20% 来自饮水，<5% 的碘来自空气。

（一）生理功能与缺乏

1. 生理功能

碘在体内主要参与甲状腺激素的合成，其生理作用也是通过甲状腺激素的作用表现出来的。

（1）参与能量代谢。在蛋白质、脂类与碳水化合物的代谢中，碘促进氧化和磷酸化过程；促进分解代谢、能量转换、增加氧耗量、加强产热作用；碘参与维持与调节体温，维持人体正常的新陈代谢和生命活动。

（2）促进代谢和体格的生长发育。所有的哺乳类动物都必须有甲状腺素，即需要碘维持其细胞的分化与生长。发育期儿童的身高、体重、肌肉、骨骼的增长和性发育都必须有甲状腺激素的参与。碘缺乏可致儿童生长发育受阻，侏儒症的一个最主要病因就是缺碘。

（3）促进神经系统发育。在脑发育阶段，神经元的迁移及分化，神经突起的分化和发育，尤其是树突、树突棘、触突、神经微管以及神经元联系的建立，髓鞘的形成和发育都需要甲状腺激素的参与。

（4）垂体激素作用。碘的生理功能是以甲状腺激素的功能作用表达的。碘代谢与甲状腺激素合成、释放及功能作用受垂体前叶 TSH 的调节，TSH 的分泌则受血浆甲状腺激素浓度的反馈影响。

2. 碘缺乏

机体因缺碘而导致的一系列障碍是为碘缺乏病，其临床表现取决于缺碘程度、机体发育阶段（胎儿期、新生儿期、婴幼儿期、青春期或成人期）、机体对缺碘的反应性或代偿适应能力等。不同发育阶段碘缺乏病的表现见表 3-4。

表 3-4　碘缺乏病的疾病谱带

发育时期	碘缺乏病的表现
胎儿期	1. 流产、死胎、先天畸形、围生期死亡率增高、婴幼儿期死亡率增高 2. 地方性克汀病 　神经型：智力落后、聋哑、斜视、痉挛性瘫痪、不同程度的步态和姿态异常 　黏肿型：黏液性水肿、侏儒、智力落后 3. 神经运动功能发育落后 4. 胎儿甲状腺功能减退

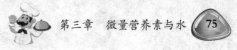

（续表）

发 育 时 期	碘缺乏病的表现
新生儿期	新生儿甲状腺功能减退、新生儿甲状腺肿
儿童期和青春期	甲状腺肿、青春期甲状腺功能减退、亚临床型克汀病、智力发育障碍、体格发育障碍、单纯聋哑
成人期	甲状腺肿及其并发症、甲状腺功能减退、智力障碍、碘致性甲状腺功能亢进

（二）吸收与代谢

1. 吸收

人从食物、水与空气中每日摄取的碘总量约 $100\sim300\ \mu g$，主要以碘化物的形式由消化道吸收，其中有机碘一部分可直接吸收，另一部分则需在消化道转化为无机碘后，才可吸收。肺、皮肤及黏膜也可吸收极微量的碘。

2. 代谢

碘的排泄途径主要通过肾脏，其次为肠，一般约有 $80\%\sim85\%$ 的碘经肾排出，每日尿碘约为 $50\sim100\ \mu g$，10% 碘经粪便排出，仅为 $6\sim25\ \mu g/d$。也有少量随汗液（占 5%）或通过呼吸排出。哺乳期妇女从乳汁中排出一定量的碘（$7\sim14\ \mu g/L$）。

（三）过量危害

较长时间高碘摄入可导致高碘性甲状腺肿等高碘性危害。高碘、低碘都可引起甲状腺肿，且低碘时碘越少甲状腺肿患病率越高；高碘时碘越多患病率也越高的特点。

根据我国高碘性甲状腺肿的发病情况，当人群（儿童）尿碘达 $800\ \mu g/L$，则可造成高碘性甲状腺肿流行。据缺碘地区应用加碘食盐后 $1\sim3$ 年内，碘性甲亢的发病率上升，而后降至加碘前水平，可见补碘时碘摄入量不宜过高、过快提高剂量。

（四）需要量与膳食参考摄入量

2018 年国家卫生健康委员会发布的 DRIs 中，成人碘推荐摄入量（RNI）为 $120\ \mu g/d$；可耐受最高摄入量（UL）为 $600\ \mu g/d$。

（五）食物来源

海洋生物含碘量很高，如海带、紫菜、鲜海鱼、蚶干、蛤干、干贝、淡菜、海参、海蜇、龙虾等，其中干海带含碘可达 $240\ mg/kg$。陆地食品含碘量以动物性食品高于植物性食品，蛋、奶含碘量相对稍高（$40\sim90\ \mu g/kg$），其次为肉类，淡水鱼的含碘量低于肉类。植物含碘量最低，特别是水果和蔬菜。

九、锌

锌作为人体必需微量元素广泛分布在人体所有组织和器官，成人体内锌含量约 $2.0\sim2.5\ g$，以肝、肾、肌肉、视网膜、前列腺为高。血液中 $75\%\sim85\%$ 的锌分布在红细胞，$3\%\sim5\%$

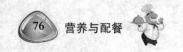

分布于白细胞。锌对生长发育、免疫功能、物质代谢等均有重要作用。

（一）生理功能与缺乏

1. 生理功能

锌的生理功能一般分为三个部分：催化、结构、调节功能。

（1）催化功能。有近百种酶依赖锌的催化，如醇脱氢酶、乳酸脱氢酶、碱性磷酸酶、DNA聚合酶等，失去锌酶活性也将随时丢失，补充锌可以恢复活性。

（2）结构功能。锌在酶中也有结构方面的作用。在细胞质膜中，锌主要结合在细胞膜含硫、氮的配基上，形成牢固的复合物，从而维持细胞膜稳定，减少毒素吸收和组织损伤。

（3）调节功能。锌作为一个调节基因表达的因子，在体内有广泛作用。金属硫蛋白（MT）或MT样蛋白质的表达，通过锌结合到金属转运因子（metal transcription factor, MTF）。

2. 缺乏

人类锌缺乏的常见体征是生长缓慢、皮肤伤口愈合不良、味觉障碍、胃肠道疾患、免疫功能减退等。

（二）吸收与代谢

1. 吸收和转运

锌的吸收主要发生在十二指肠和近侧小肠处，吸收率为 20%～30%。卡曾斯（Cousins）曾提出肠道锌吸收分为四个阶段，即肠细胞摄取锌、通过黏膜细胞转运、转运至门静脉循环和内源锌分泌返回肠细胞。

2. 影响锌吸收利用的因素

植物性食物中含有的植酸、鞣酸和纤维素等均不利于锌的吸收，而动物性食物中的锌生物利用率较高，维生素 D 可促进锌的吸收。我国居民的膳食以植物性食物为主，含植酸和纤维较多，锌的生物利用率一般为 15%～20%。

3. 排泄与丢失

在正常膳食锌水平时，粪是锌排泄的主要途径。因此当体内锌处于平衡状态时，约 90% 摄入的锌由粪中排出，其余部分由尿、汗、头发中排出或丢失。

（三）过量危害

成人一次性摄入 2 g 以上的锌会发生锌中毒，其主要特征之一是锌对胃肠道的直接作用，导致上腹疼痛、腹泻、恶心、呕吐。在长期补充大量的锌（100 mg/d）时可导致其他的慢性影响，包括贫血、免疫功能下降等。

（四）需要量与膳食参考摄入量

2018 年国家卫生健康委员会发布的《中国居民膳食营养素参考摄入量》中把成人男性的锌推荐摄入量（RNI）定为 12.5 mg/d，女性 7.5 mg/d，可耐受最高摄入量（UL）为 40 mg/d。

（五）食物来源

贝壳类海产品、红色肉类、动物内脏类都是锌的极好来源；干果类、谷类胚芽和麦麸也富含锌。一般植物性食物含锌较低。干酪、虾、燕麦、花生酱、花生、玉米等为良好来源。含量较少者包括，动物脂肪、植物油、水果、蔬菜、奶糖、白面包和普通饮料等。精细的粮食加工过程可导致大量的锌丢失。如小麦加工成精面粉大约80%锌被去掉；豆类制成罐头比新鲜大豆锌含量损失60%左右。

十、硒

20世纪70年代发现硒是谷胱甘肽过氧化物酶（glutathione peroxidase，GPX）的必需组分，揭示了硒的第一个生物活性形式。1979年我国发表克山病防治研究成果，即发现克山病地区人群均处于低硒状态，补硒能有效地预防克山病，揭示了硒缺乏是克山病发病的根本因素。硒遍布于人体各组织器官和体液中，肾中硒浓度最高，肝脏次之。据美国、新西兰、德国与我国的测定，成人体内硒总量在3～20 mg。

（一）生理功能与缺乏

1. 生理功能

（1）构成含硒蛋白与含硒酶的成分。进入体内的硒绝大部分与蛋白质结合，称之为"含硒蛋白"。根据基因频度分析，人体内可能会有50～100种硒蛋白存在。主要的含硒蛋白与含硒酶有四种谷胱甘肽过氧化物酶、三种硫氧还蛋白还原酶、碘化甲腺原氨酸脱碘酶。

（2）抗氧化作用。由于硒是若干抗氧化酶（GPX、TR等）的必需组分，它通过消除脂质过氧化物，阻断活性氧和自由基的致病作用，而起到延缓衰老乃至预防某些慢性病的发生。

（3）对甲状腺激素的调节作用。硒主要通过三个脱碘酶（D_1、D_2、D_3）发挥作用，对全身代谢及相关疾病产生影响。如碘缺乏病、克山病、衰老等。

（4）维持正常免疫功能。硒在脾、肝、淋巴结等所有免疫器官中都有检出，并观察到补硒可提高宿主抗体和补体的应答能力等。

（5）抗肿瘤作用。在硒抗癌作用的人体流行病学干预研究中分析发现，个体原先硒水平越低，补硒效果越好。干预试验还发现，每天硒剂量为200 μg，平均服用4.5年。

（6）维持正常生育功能。许多动物实验表明，硒缺乏可导致动物不孕不育。如母鸡产卵减少，大鼠精子游动性和受精能力减弱，精子生成停滞等。

2. 缺乏

人体硒缺乏状态是克山病发病的主要和基本因素已得到学术界共识。1976年起在全国各重病区逐步推广硒预防克山病措施，然后未再见有克山病暴发流行。

大骨节病是一种地方性、多发性、变形性骨关节病。它主要发生于青少年，严重地影响骨发育和日后劳动生活能力。补硒可以缓解一些症状，因此目前认为低硒是大骨节病发生的环境因素之一，它与硒有密不可分的联系。

（二）吸收与代谢

1. 吸收、转运

硒主要在十二指肠被吸收，空肠和回肠也稍有吸收，胃不吸收。人体摄入的硒有各种形式，动物性食物以硒半胱氨酸（Sec）和硒蛋氨酸（SeMet）形式为主；植物性食物以SeMet为主。在测定不同形式硒生物利用率时，主要影响因素不是吸收率，而是参入转化为组织中硒的生物

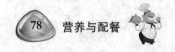

活性形式的效力。

2. 代谢和贮存

硒在体内大致分为两个代谢库：一个是硒调节代谢库，包括体内除了 SeMet 以外的所有形式硒；一个是 SeMet 代谢库（硒非调节贮存库），只包括 SeMet。SeMet 可看作硒的贮存库。当膳食硒供应不足时，SeMet 库中的 SeMet 可通过转硫途径降解为 Sec（进入硒调节库），供机体合成硒蛋白用。而当硒蛋白合成饱和后，膳食中的 SeMet 就贮存在 SeMet 库，使机体的硒水平不断增加。

（三）过量危害

由于硒的吸收率相对高，导致硒的摄入量过高或过低，形成与硒相关的"地方病"。如湖北恩施市和陕西紫阳县等地的地方性硒中毒和从东北到西南的一条很宽的低硒地带内的克山病和大骨节病。20 世纪 60 年代，我国湖北恩施地区和陕西紫阳县发生过吃高硒玉米而引起急性中毒病例。病人 3～4 天内头发全部脱落，指甲变形。

（四）需要量与膳食参考摄入量

2018 年国家卫生健康委员会发布的《中国居民膳食营养素参考摄入量》中每日膳食硒参考摄入量，18 岁以上者 RNI 为 60 $\mu g/d$，UL 为 400 $\mu g/d$。

（五）食物来源

影响植物性食物中硒含量的主要因素是其栽种土壤中的硒含量和可被吸收利用的量。因此，即使是同一品种的谷物或蔬菜，由于产地不同硒含量也会不同。例如低硒地区大米硒含量可少于 0.02 mg/kg，而高硒地区大米硒含量可高达 20 mg/kg，有万倍差距。

十一、铜

铜是人体必需的微量元素，铜广泛分布于生物组织中，大部分以有机复合物的形式存在，很多是金属蛋白，以酶的形式起着功能作用。生物系统中许多涉及氧的电子传递和氧化还原反应都是由含铜酶催化的，这些酶对生命过程都是至关重要的。人血液中铜主要分布于细胞和血浆之间，在红细胞中约 60% 的铜存在于 Cu - Zn 金属酶中（超氧化物歧化酶，SOD），其余40% 与其他蛋白质和氨基酸松弛地结合。

（一）生理功能与缺乏

1. 生理功能

铜是原氧化剂（prooxidant）又是抗氧化剂（antioxidant）。铜在机体内的生化功能主要是催化作用，许多含铜金属酶作为氧化酶，参与体内氧化还原过程。

（1）构成含铜酶与铜结合蛋白的成分。已知含铜酶主要有胺氧化酶、酪胺氧化酶、单胺氧化酶、组胺氧化酶等。铜结合蛋白有铜硫蛋白、白蛋白、转铜蛋白、凝血因子 Ⅴ（包括氨基酸和多肽）等。

（2）维持正常造血功能。铜蓝蛋白和亚铁氧化酶Ⅱ可氧化铁离子，对生成运铁蛋白起主要作用，并可将铁从小肠腔和贮存点运送到红细胞生成点，促进血红蛋白的形成。

（3）促进结缔组织形成。铜主要是通过赖氟酰氧化酶促进结缔组织中胶原蛋白和弹性蛋白的交联，是形成强壮、柔软的结缔组织的必需。

（4）维护中枢神经系统的健康。铜在防止脑组织萎缩，灰质和白质变性，神经元减少，精神发育停滞，运动障碍等方面具有一定作用。

（5）保护机体细胞免受超氧阴离子的损伤。广泛分布的超氧化物歧化酶（SOD），细胞外的铜蓝蛋白和主要在细胞内的铜硫蛋白等含铜酶具有抗氧化作用。

2. 缺乏

人体缺铜后葡萄糖耐量降低，给以小剂量铜离子治疗，常可使病情明显改善，血糖降低。铜缺乏时毛发角化并出现具有铜丝样头发的卷发症，称为 Menke's 病。

（二）吸收与代谢

铜主要在小肠被吸收，少量由胃吸收。可溶性铜的吸收率为 40%～60%，胃肠道对一般食物中铜吸收率很高。膳食中铜水平低时，以主动运输为主；膳食中铜水平高时，则被动吸收则起作用。膳食中其他营养素摄入量对铜的吸收利用产生影响，已证明锌摄入过高可干扰铜的吸收。

铜的主要排泄途径是通过胆汁到胃肠道，再随唾液、胃液、肠液回收，进入胃肠道的铜以及少量来自小肠细菌的铜一起随粪便排出。健康人每日经尿液排泄的铜约为 $10～50~\mu g/d$（$0.2～1.0~\mu mol/d$），经汗及皮肤通常丢失 $50~\mu g/d$ 以下，皮肤、指甲、头发也丢失铜。铜吸收和排泄是动态平衡调节的。

（三）过量危害

铜对于大多数哺乳动物是相对无毒的。人体急性铜中毒主要是由于误食铜盐或食用与铜容器或与铜接触的食物或饮料。大剂量铜的急性毒性反应包括口腔有金属味、流涎、上腹疼痛、恶心、呕吐及严重腹泻。摄入 100 g 或更多硫酸铜可引起溶血性贫血、肝衰竭、肾衰竭、休克、昏迷或死亡。

（四）需要量与膳食参考摄入量

2018 年国家卫生健康委员会发布的《中国居民膳食营养参考摄入量》铜元素成人推荐量（RNI）为每人每天 0.8 mg/d；可耐受最高摄入量值（UL）成年人为 8 mg/d。

（五）食物来源

铜广泛存在于各种食物中，牡蛎等贝类海产品食物以及坚果类是铜的良好来源（含量约为 0.3～2 mg/100 g），其次是动物的肝、肾，谷类胚芽部分，豆类等次之（含量约为 0.1～0.3 mg/100 g）。植物性食物铜含量受其培育土壤中铜含量，及加工方法的影响。奶类和蔬菜含量最低（≤0.1 mg/100 g 食物）。通常成年人每天可以从膳食中得到约 2.0 mg 铜，基本上能满足人体需要。

十二、铬

人体内各部分都存在铬，并主要以三价铬的形式存在，但铬在生物组织中的浓度极低。正

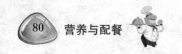

常人体内总共只含有 6～7 mg 的铬，而且分布很广，除了肺以外，各组织和器官中的铬浓度均随着年龄而下降。儿童 3 岁前铬含量高于成人，3 岁起逐渐降至成人水平。成年人随年龄的增长，体内铬含量逐渐减少，因此老年人常有缺铬现象。

（一）生理功能与缺乏

1. 生理功能

（1）加强胰岛素的作用。糖代谢中铬作为一个辅助因子对启动胰岛素有作用，添加铬能刺激葡萄糖的摄取。外源性胰岛素可显著地促使补铬动物比铬耗竭动物的心脏蛋白质摄取更多的氨基酸。

（2）预防动脉粥样硬化。铬对血清胆固醇的内环境稳定有作用。动物缺铬血清胆固醇较高，喂铬以后可使血清胆固醇降低。有研究报道，补铬后总血清胆固醇下降，高密度脂蛋白胆固醇和载脂蛋白 A 的浓度增加。

（3）促进蛋白质代谢和生长发育。某些氨基酸掺入蛋白质受铬的影响，在 DNA 和 RNA 的结合部位发现有大量的铬，提示铬在核酸的代谢或结构中发挥作用。

2. 缺乏

在蛋白质能量营养不良和完全肠外营养情况下，易发生铬缺乏症。因膳食因素所致铬摄取不足而引起的缺乏症未见报道。

（二）吸收与代谢

1. 吸收

膳食中铬摄入量为 10 μg/d 时，铬吸收率为 2％；增加到 40 μg/d，铬的吸收率减少到 0.5％，当摄入铬大于 40 μg/d，铬的吸收恒定在 0.4％左右。同时，维生素 C 能促进铬的吸收，相关试验揭示同时进食铬和维生素 C 者的血铬浓度一直较高。

2. 转运

有人通过平衡试验发现粪便中平均含有 98.1％的膳食铬。正常受试者 72 小时内尿中平均排出该摄入剂量的 0.69％（0.3％～1.3％）。

（三）过量危害

铬的毒性与其存在的价态有关，六价铬的毒性比三价铬高约 100 倍。六价铬化合物在高浓度时具有明显的局部刺激作用和腐蚀作用，低浓度时为常见的致癌物质。

（四）需要量与膳食参考摄入量

2018 年国家卫生健康委员会发布的《中国居民膳食营养素参考摄入量》中铬的适宜摄入量（AI）为 30 μg/d，成年人可耐受最高摄入量（UL）为 500 μg/d。

（五）食物来源

铬以小剂量广泛分布在食物中，膳食铬主要来源是谷类（346 μg/kg）、肉类及鱼贝类（458 μg/kg）。全谷类食物中含有的铬高于水果和蔬菜。酸性食物在和不锈钢接触时能溶取铬，加工过的肉类铬的含量较高。

十三、氟

氟是人体所必需的微量元素,过量又可引起中毒。目前已知与氟化物相关联的组织为骨与牙釉质,已被证实是唯一能降低儿童和成年人龋齿患病率和减轻龋齿病情的营养素。人体内约有 0.007% 的氟。

(一) 生理功能与缺乏

1. 牙齿的重要成分

氟是牙齿的重要成分,氟被牙釉质中的羟磷灰石吸附后,在牙齿表面形成一层抗酸性腐蚀的、坚硬的氟磷灰石保护层,有防止龋齿的作用。

2. 骨盐的组成部分

人体骨骼固体的 60% 为骨盐(主要为羟磷灰石),而氟能与骨盐结晶表面的离子进行交换,形成氟磷灰石而成为骨盐的组成部分。

老年人缺氟时,钙、磷的利用受到影响,可导致骨质疏松。水中含氟较高(4~9 mg/L)的地区居民,骨质疏松症较少。

(二) 吸收与代谢

1. 吸收

膳食和饮水中的氟摄入人体后,主要在胃部被吸收,氟吸收的机制是通过扩散。氟的吸收很快,吸收率也很高。饮水中的氟可完全被吸收,食物中的氟一般吸收率为 75%~90%,剩下的 10%~25% 则由粪便排出,吸收一半量所需的时间约为 30 分钟。

氟的吸收还受几种膳食因素的影响。铝盐、钙盐可减少氟在肠道中的吸收,而脂肪水平提高可增强氟的吸收。

2. 转运与储存

氟一旦被吸收,即进入血液,分布到全身,并有部分排出体外,从血浆来的氟与钙化的组织形成复合物,此外还分布于软组织的细胞内外间隙。

氟与骨骼结合是一种可逆的螯合代谢池。根据生理需要,骨骼中的氟可通过间隙中的离子交换快速地动员或由不断进行的骨再建过程而缓慢地动员释放。年轻人的再建过程比较活跃,是氟在骨中的沉积与年龄呈反比关系的原因。

3. 排泄

肾脏是无机氟排泄的主要途径。每天摄入的氟约有 50% 通过肾脏清除。肾对氟的清除率与尿液的 pH 值有直接关系。因此,影响尿液 pH 的因素,如膳食、药物、代谢或呼吸性疾病,甚至于居住地的海拔高度等,都能够影响氟的吸收。

(三) 过量危害

急性氟中毒的症状和体征为恶心、呕吐、腹泻、腹痛、心功能不全、惊厥、麻痹以及昏厥。氟对动物与人的毒害最灵敏部位为牙齿,长期摄入低剂量的氟(1~2 mg/L 饮水)所引起的不良反应为氟斑牙,而长期摄入高剂量的氟则可引起氟骨症。

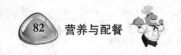

（四）需要量与膳食参考摄入量

我国 2018 年制订 DRIs 时，氟亦仅可制订适宜摄入量（AI），即成年人 AI 定为 1.5 mg/d，UL 定为 3.0 mg/d。

（五）食物来源

一般情况下，动物性食品中氟含量高于植物性食品，海洋动物中氟高于淡水及陆地食品，鱼（鲱鱼 28.50 mg/kg）和茶叶（37.5～178.0 mg/kg）氟含量很高。

第二节　维　生　素

维生素是维持人体正常生命活动所必需的一类有机化合物，在人体内其含量极微，但在机体的代谢、生长发育等过程中起重要作用。它们的化学结构与性质虽然各异，但有共同特点：① 均以维生素本身或可被机体利用的前体化合物（维生素原）的形式存在于天然食物中；② 非机体结构成分，不提供能量，但担负着特殊的代谢功能；③ 一般不能在体内合成（维生素 D 例外）或合成量太少，必须由食物提供；④ 人体只需少量即可满足，但绝不能缺少，否则缺乏至一定程度，可引起维生素缺乏病。

当然，维生素摄入过多时，水溶性维生素常以原形从尿中排出体外，几乎无毒性，但摄入过大（非生理）剂量时，常干扰其他营养素的代谢；脂溶性维生素大量摄入时，由于排出较少，可致体内积存超负荷而造成中毒。

一、维生素 A

维生素 A 的化学名为视黄醇（retinol）。视黄酸是维生素 A 在体内吸收代谢后最具有生物活性的产物，维生素 A 的许多生理功能实际上是通过视黄酸的形式发生作用的。来源于植物的胡萝卜素是人类维生素 A 的重要来源。胡萝卜素中最具有维生素 A 生物活性的是 β-胡萝卜素，在人类肠道中的吸收利用率，大约为维生素 A 的六分之一，其他胡萝卜素的吸收率更低。

（一）理化性质与体内分布

维生素 A 属脂溶性维生素，在高温和碱性的环境中比较稳定，一般烹调和加工过程中不致被破坏。但是维生素 A 极易氧化，特别在高温条件下，紫外线照射可以加快这种氧化破坏。因此，维生素 A 或含有维生素 A 的食物应避光在低温下保存，如能在保存的容器中充氮以隔绝氧气，则保存效果更好。维生素 A 在体内主要储存于肝脏中，约占总量的 90%～95%，少量储存于脂肪组织。

（二）生理功能与缺乏

维生素 A 在人体的代谢功能中有非常重要的作用。当膳食中维生素 A 摄入不足、膳食脂肪含量不足、患有慢性消化道疾病等，可致维生素 A 不足或缺乏，而影响很多生理功能甚至引起病理变化。

1．维持皮肤黏膜层的完整性

维生素 A 对上皮细胞的细胞膜起稳定作用,维持上皮细胞的形态完整和功能健全。最早受影响的是眼睛的结膜和角膜,表现为结膜或角膜干燥、软化甚至穿孔,以及泪腺分泌减少。皮肤改变为毛囊角化,皮脂腺、汗腺萎缩。消化道表现为舌味蕾上皮角化,肠道黏膜分泌减少,食欲减退等。呼吸道黏膜上皮萎缩、干燥,纤毛减少,抗病能力减退。消化道和呼吸道感染性疾病的危险性提高,且感染常迁延不愈。

2．构成视觉细胞内的感光物质

视网膜上对暗光敏感的杆状细胞含有感光物质视紫红质,是由 11-顺式视黄醛与视蛋白结合而成,为暗视觉的必需物质。经光照漂白后,11-顺式视黄醛转变为全反式视黄醛并与视蛋白分离。此过程产生电能刺激视神经形成视觉。全反式视黄醛经还原为全反式视黄醇,再经过酶的作用重新转化为 11-顺式视黄醛,在暗光下 11-顺式视黄醛与视蛋白结合,再次形成视紫红质,因而维持着视觉功能。在此过程中,有部分视黄醛变成视黄醇被排泄,所以必须不断地补充维生素 A,才能维持视紫红质的合成和整个暗光视觉过程。缺乏维生素 A 时可降低眼睛暗适应能力,严重时可致夜盲。

3．促进生长发育和维护生殖功能

维生素 A 参与细胞的 RNA、DNA 的合成,对细胞的分化、组织更新有一定影响。参与软骨内成骨,缺乏时长骨形成和牙齿发育均受影响。

4．维持和促进免疫功能

维生素 A 对许多细胞功能活动的维持和促进作用,是通过其在细胞核内的特异性受体——视黄酸受体实现的。对基因的调控结果可以提高免疫细胞产生抗体的能力。

（三）吸收

维生素 A 与胡萝卜素的吸收过程是不同的。胡萝卜素的吸收为物理扩散性,吸收量与摄入多少相关。胡萝卜素的吸收部位在小肠,小肠细胞内含有胡萝卜素双氧化酶,在其作用下进入小肠细胞的胡萝卜素被分解为视黄醛或视黄醇。维生素 A 则为主动吸收,需要能量,吸收速率比胡萝卜素快 7～30 倍。

维生素 A 在体内氧化后转变为视黄酸,视黄酸是维生素 A 在体内发生多种生物作用的重要活性形式,进入细胞的视黄酸与视黄酸结合蛋白结合后,可以进一步与特异性核内受体结合,并介导细胞的生物活性。

（四）过量危害

1．维生素 A 过多症

摄入过多可以引起维生素 A 过多症,维生素 A 过量会降低细胞膜和溶酶体膜的稳定性,导致细胞膜受损,组织酶释放,引起皮肤、骨骼、脑、肝等多种脏器组织病变。

2．胡萝卜素血症

摄入的 β 胡萝卜素在体内仅有 1/6 发挥维生素 A 的作用,故大量摄入胡萝卜素的食物（如胡萝卜、南瓜、橘子等）一般不会引起维生素 A 过多症,但可使血中胡萝卜素水平增高,致使黄色素沉着在皮肤和皮下组织内。停止大量摄入富含胡萝卜素的食物后,胡萝卜血症可在 2～6 周内逐渐消退,一般没有生命危险,不需特殊治疗。

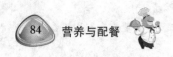

（五）需要量与膳食参考摄入量

我国 2018 年制订 DRIs 时，膳食维生素 A 参考摄入量（成人 RNI），男性为 800 μg RAE；女性为 700 μg RAE，UL 为 3 000 μg RAE。

视黄醇活性当量（Retinol Acitivity Equivalems，RAE）换算：

1 μg 视黄醇活性当量（RAE）＝1 μg 全反式视黄醇＝2 μg 来自补充剂的全反式 β-胡萝卜素＝12 μg 膳食全反式 β-胡萝卜素＝24 μg 其他膳食维生素 A 原类胡萝卜素。

（六）食物来源

维生素 A 在动物性食物（按每 100 g 计算），如动物内脏（猪肝 4 972 μg、鸡肝 10 414 μg）、蛋类（鸡蛋 310 μg）、乳类（牛奶 24 μg）中含量丰富。胡萝卜素在深色蔬菜中含量（按每 100 g 计算）较高，如西兰花（7 210 μg）、胡萝卜（4 010 μg）、菠菜（2 920 μg）、苋菜（2 110 μg）、生菜（1 790 μg）、油菜（620 μg）、荷兰豆（480 μg）等，水果中芒果（8 050 μg）、橘子（1 660 μg）、枇杷（700 μg）等含量比较丰富。

二、维生素 D

维生素 D 是一族来源于类固醇的环戊氢烯菲环结构相同，但侧链不同的复合物的总称。目前已知的维生素 D 至少有 10 种，但最重要的是维生素 D_2（麦角骨化醇）和维生素 D_3（胆钙化醇）。

（一）理化性质与体内分布

维生素 D_2 由紫外线照射植物中的麦角固醇产生，但在自然界的存量很少。维生素 D_3 则由人体表皮和真皮内含有的 7-脱氢胆固醇经日光中紫外线照射转变而成。维生素 D_2 和维生素 D_3 对人体的作用和作用机制完全相同，本文中统称为维生素 D。

维生素 D 溶于脂肪溶剂，对热、碱较稳定，对光及酸不稳定。维生素 D 在肝和各种组织中都有分布，特别在脂肪组织中有较高的浓度，但代谢较慢。

（二）生理功能与缺乏

维生素 D 的最主要功能是提高血浆钙和磷的水平到超饱和的程度，以适应骨骼矿物化的需要，主要通过以下的机制。

1. 促进肠道对钙、磷的吸收

维生素 D 作用的最原始点是在肠细胞的刷状缘表面，能使钙在肠腔中进入细胞内。对肠腔中的钙离子有较强的亲和力，对钙通过肠黏膜的运转有利。维生素 D 也能激发肠道对磷的转运过程，这种运转是独立的，与钙的转运不相互影响。

2. 对骨骼钙的动员

与甲状旁腺协同，维生素 D 使未成熟的破骨细胞前体，转变为成熟的破骨细胞，促进骨质吸收；使旧骨中的骨盐溶解，钙、磷转运到血内，以提高血钙和血磷的浓度；另一方面刺激成骨细胞，促进骨样组织成熟和骨盐沉着。

3. 促进肾脏重吸收钙、磷

促进肾近曲小管对钙、磷的重吸收以提高血钙、血磷的浓度。

维生素 D 缺乏在婴幼儿时期可引起维生素 D 缺乏病,以钙、磷代谢障碍和骨样组织钙化障碍为特征,严重者出现骨骼畸形,如方头、鸡胸、漏斗胸、"O"型腿和"X"型腿等。成人维生素 D 缺乏会导致成熟骨矿化不全,表现为骨质软化症,特别是妊娠和哺乳期妇女及老年人容易发生,常见症状是骨痛、肌无力,活动时加剧,严重时骨骼脱钙引起骨质疏松,发生自发性或多发性骨折。

(三)吸收

维生素 D 吸收最快的部位在小肠的近端,也就是在十二指肠和空肠,但由于食物通过小肠远端的时间较长,维生素 D 最大的吸收量可能在回肠。维生素 D 像其他的疏水物质一样,通过胶体依赖被动吸收。

维生素 D 以几种不同的方式被分解,许多其他的代谢物包括葡萄糖苷和亚硫酸盐已被确定,大多数通过胆汁从粪便排出。

(四)过量危害

通过膳食来源的维生素 D 一般认为不会引起中毒,但摄入过量维生素 D 补充剂或强化维生素 D 的奶制品,有发生维生素 D 过量和中毒的可能。维生素 D 中毒时可出现厌食、呕吐、头痛、嗜睡、腹泻、多尿、关节疼痛。

骨质脱矿化。随着血钙和血磷水平长期升高,最终导致钙、磷在软组织的沉积,特别是在心脏和肾脏,其次为血管、呼吸系统和其他组织,引起功能障碍。

(五)需要量与膳食参考摄入量

由于维生素 D 既可由膳食提供,又可经暴露在日光之下的皮肤合成,而皮肤合成量的多少又受到纬度、暴露面积、阳光照射时间、紫外线强度、皮肤颜色等影响,因此维生素 D 的需要量很难确切估计。

我国 2018 年制订 DRIs 时,膳食维生素 D 参考摄入量,成人(18 岁以上)RNI 为 10 $\mu g/d$,UL 为 50 $\mu g/d$。

(六)维生素 D 的来源

维生素 D 有两个来源,一为外源性,依靠食物来源;另一为内源性,通过阳光(紫外线)照射由人体皮肤产生。

1. 食物来源

无论是维生素 D_2 或维生素 D_3,在天然食物中存在并不广泛,植物性食物如蘑菇、蕈类含有维生素 D_2,动物性食物中则含有维生素 D_3,以鱼肝和鱼油含量最丰富,其次在鸡蛋、乳牛肉、黄油和咸水鱼如鲱鱼、鲑鱼和沙丁鱼中含量相对较高,牛乳和人乳的维生素 D 含量较低(牛乳为 41 IU/100 g),蔬菜、谷物和水果中几乎不含维生素 D。

2. 内源性来源

人体的表皮和真皮内含有 7-脱氢胆固醇,经阳光或紫外线照射后形成前维生素 D_3,然后再转变为维生素 D_3,产生量的多少与季节、纬度、紫外线强度、年龄、暴露皮肤的面积和时间长短有关。健康个体全身在阳光中晒到最轻的皮肤发红时,维生素 D 在血液循环中的浓度可以

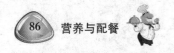

和摄入 250～625 μg 的维生素 D 相等。

按照我国婴儿衣着习惯,仅暴露面部和前手臂,每天户外活动 2 小时即预防维生素 D 缺乏病的发生。儿童和年轻人每周 2～3 次的短时户外活动,这样接触阳光就能满足维生素 D 需要。在冬末时约 80% 老人处于维生素 D 缺乏边缘,因此,应鼓励老年人在春、夏、秋季的早晨或下午多接触阳光,使维生素 D 满足身体需要。

三、维生素 E

维生素 E 又名生育酚,包括生育酚和生育三烯酚两类共 8 种化合物,即 α、β、γ、δ 生育酚和 α、β、γ、δ 生育三烯酚。虽然维生素 E 的 8 种异构体化学结构极为相似,但其生物学活性却相差甚远。α-生育酚是自然界中分布最广泛、含量最丰富、活性最高的维生素 E 的形式,β-生育酚、γ 生育酚和 δ 生育酚的活性分别为 α 生育酚的 50%、10% 和 2%。生育三烯酚的活性大约为生育酚的 30%。

(一) 理化性质与体内分布

1. 性质

维生素 E 为油状液体,橙黄色或淡黄色,溶于脂肪及脂溶剂。各种生育酚都可被氧化成生育酚自由基、生育醌及生育氢醌。氧化可因光照射、热、碱,以及一些微量元素如铁和铜的存在而加速。各种生育酚在酸性环境比碱性环境下稳定。

2. 体内分布

维生素 E 在血液中分布于各种脂蛋白中,主要储存于脂肪组织(150 $\mu g/g$ 组织)、肝脏(13 $\mu g/g$ 组织)及肌肉(19 $\mu g/g$ 组织)中。红细胞膜中 α 生育酚含量较高,其浓度与血浆水平处于平衡状态。健康成人血浆维生素 E 平均浓度为 10 mg/L 左右,儿童血浆浓度稍低,平均水平在 7 mg/L。早产儿血浆水平低于足月婴儿,人工喂养的婴儿低于母乳喂养儿。大多数的成人体内维生素 E 的储存相对丰富,如果食物中不含维生素 E,通常体内的储存量可维持几个月。

(二) 生理功能与缺乏

1. 生理功能

(1) 抗氧化。维生素 E 是非酶抗氧化系统中重要的抗氧化剂,能清除体内的自由基并阻断其引发的链反应。

(2) 抗动脉粥样硬化。维生素 E 有抑制血小板在血管表面凝集和保护血管内皮的作用,而被认为有预防动脉粥样硬化和心血管疾病的作用。

(3) 对免疫功能的作用。维生素 E 对维持正常的免疫功能有重要作用。老年人群补充维生素 E,可以使迟发型变态反应皮肤试验阳性率提高,淋巴细胞转化试验活性增强。

(4) 对胚胎发育和生殖的作用。妇女妊娠期间,维生素 E 的需要量随妊娠月份增加而增加;妊娠异常时,其相应妊娠月份时的血浆中的生育酚浓度比正常孕妇低。

(5) 对神经系统和骨骼肌的保护作用。维生素 E 有保护神经系统、骨骼肌、视网膜免受氧化损伤的作用。人体神经肌肉系统的正常发育和视网膜的功能维持需要充足的维生素 E。

2. 缺乏

维生素 E 缺乏时,常伴随细胞膜脂质过氧化作用增强,这将导致线粒体的能量产生下降、DNA 氧化与突变,以及质膜正常运转功能的改变。

(三) 吸收

维生素 E 是脂溶性维生素,在有胆酸、胰液和脂肪的存在时,在脂酶的作用下,以混合微粒在小肠上部经非饱和的被动弥散方式被肠上皮细胞吸收。不同形式的维生素 E 表现吸收率均在 40% 左右。维生素 E 在体内的储存有两个库,快速转化库(rapidly turning over pool)和缓慢转化库(slowly tuming over pool)。血浆、红细胞、肝脏、脾脏中的维生素 E 属于快速转化库,脂肪组织中的维生素 E 属于缓慢转化库。

(四) 过量危害

维生素 E 过量最令人担忧的是凝血机制损害导致某些个体的出血倾向。有学者建议成人维生素 E 摄入量不应超过 1 000 mg/d,因为有增加出血致命的危险。早产儿对补充维生素 E 的不良反应敏感,必须在监控下使用。

(五) 需要量与膳食参考摄入量

2018 年国家卫生健康委员会发布的《中国居民膳食营养素参考摄入量》中维生素 E 的适宜摄入量(AI),成年男女为 14 mg α - TE/d,可耐受最高摄入量(UL)为 700 mg α - TE/d。

(六) 食物来源

维生素 E 只能在植物中合成。植物的叶子和其他绿色部分均含有维生素 E。绿色植物中的维生素 E 含量高于黄色植物。麦胚、向日葵及其油富含 α 生育酚,而玉米和大豆中主要含 γ 生育酚。

四、维生素 K

维生素 K 是肝脏中凝血酶原和其他凝血因子合成必不可少的。植物来源的维生素 K 为维生素 K_1(phylloquinoe,叶绿醌)。维生素 K_2 指甲萘醌(menaquinone-n),甲萘醌在肠道内由细菌合成,能供应维生素 K 的部分需要。

(一) 理化性质与体内分布

1. 理化性质

天然存在的维生素 K 是黄色油状物,人工合成的则是黄色结晶粉末。所有的 K 类维生素都抗热和水,但易遭酸、碱、氧化剂和光(特别是紫外线)的破坏。由于天然食物中维生素 K 对热稳定,并且不是水溶性的,在正常的烹调过程中只损失很少部分。

2. 体内分布

人体内维生素 K 的储存很少,更新很快,肝脏储存的维生素 K 占叶绿醌的 10% 和各种甲萘醌的 90%。在细胞内,维生素 K 主要存在于膜上,尤其是内质网和线粒体膜上。维生素 K 的肝内储存期甚短,因为它迅速从肝脏被去除并很快排泄掉。

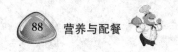

（二）生理功能与缺乏

1. 生理功能

（1）调节凝血蛋白质合成。有4种凝血因子是维生素K依赖的：凝血因子2（凝血酶原），因子7（转变加速因子前体），因子9（christmas因子，血浆促凝血酶原激酶成分）和因子10（stuart因子）。其他依赖维生素K的凝血因子是蛋白质C，S，Z和M。4种经典的凝血因子（2、7、9、10）能够防止出血，并参与一系列连续不断的蛋白水解激活作用，最终使可溶性纤维蛋白原转化为不溶性纤维蛋白，再与血小板交链形成血凝块。

（2）钙化。组织中维生素K依赖蛋白质钙化，组织中最具特征的维生素K依赖的蛋白质是BGP（骨Gla蛋白质，Gla为γ-羧基谷氨酸）。它是在迅速生长的骨区域内的一种蛋白质，是唯一由成骨细胞合成的，所以可以作为骨形成的标志物。

2. 缺乏

维生素K的每日需要量约为$1\mu g/kg$。维生素K缺乏引起低凝血酶原血症，且其他维生素K依赖凝血因子浓度下降，表现为凝血缺陷和出血。

新生儿是对维生素K营养需求的一个特殊群体，有相当大数量的婴儿患有新生儿出血病（HDN），维生素K缺乏仍是世界范围内婴儿发病率和死亡率高的主要原因。

（三）吸收与代谢

1. 吸收

维生素K的吸收取决于正常的胰腺和胆道功能。维生素K吸收效率变化范围很广，可低至10%或高达80%，取决于维生素K的来源及所服用维生素K的赋形剂。在肝脏中，一些叶绿醌被储存，另一些被氧化为非活性终产物，还有一些随极低密度脂蛋白（VLDL）再分泌。叶绿醌池代谢性转换每天约一次。

2. 代谢

维生素K_1（叶绿醌）和维生素K_2（甲萘醌）的降解代谢较慢，经胆汁排出的葡萄糖苷结合物，主要经粪便排出。

（四）过量危害与毒性

天然形式的维生素K_1和维生素K_2不产生毒性，甚至大量服用也无毒。

（五）需要量与膳食参考摄入量

2018年国家卫生健康委员会发布的《中国居民膳食营养素参考摄入量》中，成人维生素K的膳食适宜摄入量（AI）为$80\mu g/d$，UL未定。

（六）食物来源

叶绿醌广泛分布于动物性和植物性食物中，柑橘类水果含量少于$0.1\mu g/100 g$，牛奶含量为$1\mu g/100 g$，菠菜、甘蓝菜、芜菁绿叶菜含量为$400\mu g/100 g$。在肝中含量为$131 zg/100 g$，某些干酪含$2.8\mu g/100 g$。因为对维生素K的膳食需要量低，大多数食物基本可以满足需要。但母乳是个例外，其中维生素K含量低，甚至不能满足6个月以内的婴儿的需要。

五、维生素 B_1

维生素 B_1 是由一个含氨基的嘧啶环和一个含硫的噻唑环组成的化合物。因其分子中含有硫和胺，又称硫胺素，也称抗脚气病因子、抗神经炎因子等，是维生素中最早发现的一种。

（一）理化性质与体内分布

1. 理化性质

维生素 B_1 常以其盐酸盐的形式出现，为白色结晶，极易溶于水。1 g 盐酸硫胺素可溶于 1 mL 水中，但仅 1% 溶于乙醇，不溶于其他有机溶剂。维生素 B_1 固态形式比较稳定，在 100℃ 时也很少被破坏。水溶液呈酸性时稳定，在碱性环境中易被氧化失活，且不耐热，在 pH>7 的情况下煮沸，可使其大部分或全部破坏。

2. 体内分布

正常成年人体内维生素 B_1 的含量约 25~30 mg，其中约 50% 在肌肉中。心脏、肝脏、肾脏和脑组织中含量亦较高。体内的维生素 B_1 中 80% 以焦磷酸硫胺素（TPP）形式贮存，10% 为三磷酸盐硫胺素（TTP），其他为单磷酸硫胺素（TMP）。体内维生素 B_1 的生物半衰期为 9~18 天，如果膳食中缺乏维生素 B_1，在 1~2 周后人体组织中的维生素 B_1 含量就会降低，因此，为维持组织中的正常含量，需要定期供给。

（二）功能与缺乏

1. 功能

（1）构成辅酶，维持体内正常代谢。维生素 B_1 在硫胺素焦磷酸激酶的作用下，与三磷酸腺苷（ATP）结合形成 TPP。TPP 是维生素 B_1 的活性形式，在体内构成 α-酮酸脱氢酶体系和转酮醇酶的辅酶。

（2）抑制胆碱酯酶的活性，促进胃肠蠕动。维生素 B_1 可抑制胆碱酯酶对乙酰胆碱的水解。维生素 B_1 缺乏时胆碱酯酶活性增强，乙酰胆碱水解加速，因而胃肠蠕动缓慢，腺体分泌减少，食欲减退。

2. 缺乏

如果维生素 B_1 摄入不足或机体吸收利用障碍，以及其他各种原因引起需要量增加等因素，能引起机体维生素 B_1 缺乏。维生素 B_1 缺乏引起的疾病称脚气病。

（三）吸收与代谢

食物中的维生素 B_1 有 3 种形式：游离形式、硫胺素焦磷酸酯和蛋白磷酸复合物。结合形式的维生素 B_1 在消化道裂解后被吸收。吸收的主要部位是空肠和回肠。浓度高时为被动扩散，浓度低时为主动吸收。大量饮茶会降低肠道对维生素 B_1 的吸收。酒中含有抗硫胺素物质，摄入过量，也会降低维生素 B_1 的吸收和利用。

维生素 B_1 由尿排出，由尿排出的多为游离型，尿中维生素 B_1 的排出量与摄入量有关。在热环境中，汗中排出的维生素 B_1 可达 90~150 $\mu g/L$。如果每天摄入的维生素 B_1 超过 0.5~0.6 mg，尿中排出量随摄入量的增加而升高，并呈直线关系，但当维生素 B_1 摄入量高至一定量时，其排出量即呈较平稳状态。

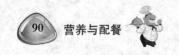

（四）过量危害

由于摄入过量的维生素 B_1 很容易从肾脏排出，因此罕见人体维生素 B_1 的中毒报告。有研究表明，每日口服 500 mg，持续 1 个月，未见毒性反应。但也有资料显示如摄入量超过推荐量的 100 倍，会有头痛、抽搐、衰弱、心律失常和过敏反应等症状。

（五）需要量与膳食参考摄入量

2018 年国家卫生健康委员会发布的《中国居民膳食营养素参考摄入量》提出，成年男女的 RNI 分别为 1.4 mg/d 和 1.2 mg/d。

（六）食物来源

维生素 B_1 广泛存在于天然食物中，但含量随食物种类而异，且受收获、贮存、烹调、加工等条件影响。最为丰富的来源是葵花子仁、花生、大豆粉、瘦猪肉；其次为粗粮、小麦粉、小米、玉米、大米等谷类食物；鱼类、蔬菜和水果中含量较少。

六、维生素 B_2

维生素 B_2 又称核黄素（riboflavine），由异咯嗪加核糖醇侧链组成，并有许多同系物。

（一）理化性质与体内分布

1. 性质

维生素 B_2 在水中的溶解度很低，在 27.5℃ 时，每 100 mL 可溶解 12 mg。但其在 pH<1 时形成强酸盐，pH>10 时可形成强碱盐而易溶于水。维生素 B_2 的中性和弱碱性溶液为黄色。维生素 B_2 在强酸性溶液中稳定，其强酸溶液为白色。

2. 体内分布

膳食中大部分维生素 B_2 是以黄素单核苷酸和黄素腺嘌呤二核苷酸辅酶形式和蛋白质结合。在体内大多数组织器官细胞内，一部分转化为黄素单核苷酸（FMN），大部分转化为黄素腺嘌呤二核苷酸（FAD），然后与黄素蛋白结合。前者占维生素 B_2 量的 60%～95%，后者占维生素 B_2 量的 5%～22%，游离维生素 B_2 仅占 2% 以下。

（二）生理功能与缺乏

1. 生理功能

维生素 B_2 以辅酶形式参与许多代谢中的氧化还原反应，在细胞呼吸链中的能量产生中发挥作用，或直接参与氧化反应，或参与复杂的电子传递系统。维生素 B_2 在氨基酸、脂肪酸和碳水化合物的代谢中均起重要作用，可归纳如下几方面。

（1）参与体内生物氧化与能量生成。维生素 B_2 在体内转化成 FAD、FMN 与特定蛋白质结合，形成黄素蛋白，通过三羧酸循环中的一些酶及呼吸链等参与体内氧化还原反应与能量生成。

（2）FAD 和 FMN 分别作为辅酶参与色氨酸转变为烟酸和维生素 B_6 转变为磷酸吡哆醛的过程。

（3）FAD 作为谷胱甘肽还原酶的辅酶，参与体内抗氧化防御系统，维持还原性谷胱甘肽的浓度。

(4) 与细胞色素 P450 结合,参与药物代谢,提高机体对环境的应激适应能力。

2. 缺乏

维生素 B_2 缺乏最常见的原因为膳食供应不足、食物的供应限制、储存和加工不当。

人体如果 3~4 个月不供应维生素 B_2,就可观察到单纯维生素 B_2 缺乏,呈现特殊的上皮损害、脂溢性皮炎、轻度的弥漫性上皮角化并伴有脂溢性脱发和神经紊乱。

(三)吸收与代谢

食物中维生素 B_2 与蛋白质形成的结合物,进入消化道后,先在胃酸、蛋白酶的作用下,水解释放出黄素蛋白,然后在小肠上端磷酸酶和焦磷酸化酶的作用下,水解为游离维生素 B_2。吸收后的维生素 B_2 中,绝大部分又很快在肠黏膜细胞内,被黄素激酶磷酸化为 FMN,这一过程需由 ATP 供能。大肠也吸收一小部分维生素 B_2。

正常成年人从膳食中摄入的维生素 B_2 60%~70%从尿液中排出。维生素 B_2 摄入过量后,也很少在体内储存,主要随尿液排出。另外,还可以从其他分泌物如汗液中排出,汗中维生素 B_2 的排出量约为摄食量的 3%。

(四)过量危害

人体对维生素 B_2 的吸收有上限,大剂量摄入并不能无限增加机体对维生素 B_2 的吸收。此外,过量吸收的维生素 B_2 也很快从尿中排出体外。

(五)需要量与膳食参考摄入量

2018 年国家卫生健康委员会发布的《中国居民膳食营养素参考摄入量》中维生素 B_2 推荐摄入量(RNI),成人(18 岁~)男性为 1.4 mg/d,女性为 1.2 mg/d。

(六)食物来源

维生素 B_2 广泛存在于奶类、蛋类、各种肉类、动物内脏、谷类、蔬菜和水果等动物性和植物性食物中。粮谷类的维生素 B_2 主要分布在谷皮和胚芽中,碾磨加工可丢失一部分维生素 B_2。如精白米维生素 B_2 的存留率只有 11%。小麦标准粉维生素 B_2 的存留率只有 35%。因此,谷类加工不宜过于精细。绿叶蔬菜中维生素 B_2 含量较高。

七、维生素 B_6

维生素 B_6 是一组含氮化合物,主要以天然形式存在,包括吡哆醛(PL),吡哆醇(PN)和吡哆胺(PM),这 3 种形式性质相似均具有维生素 B_6 的活性,每种成分的生物学活性取决其代谢成辅酶形式磷酸吡哆醛的程度。

(一)理化性质与体内分布

1. 性质

维生素 B_6 的各种磷酸盐和碱的形式均易溶于水,在空气中稳定,在酸性介质中 PL、PN、

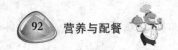

PM 对热都比较稳定,但在碱性介质中对热不稳定,易被碱破坏。维生素 B_6 的代谢最终产物 4-吡哆酸主要以一种内酯形式存在。

2. 体内分布

动物组织中维生素 B_6 的主要存在形式是 PL、PM 及其磷酸化形式的磷酸吡哆醛(PLP)和磷酸吡哆胺(PMP),PMP 也可经转氨基反应由 PLP 生成。

血液中维生素 B_6 的主要形式是 PLP,该种维生素的 $80\%\sim90\%$ 以 PLP 形式与糖原磷酸化酶结合储存在肝脏。

(二)生理功能与缺乏

1. 生理功能

(1)辅酶。维生素 B_6 以其活性形式 PLP,作为许多酶的辅酶,除参与神经递质、糖原、神经鞘磷脂、血红素、类固醇和核酸的代谢外,还参与所有氨基酸代谢。

(2)免疫功能。通过对年轻人和老年人的研究,他们维生素的营养状况对免疫反应有不同的影响。给老年人补充足够的维生素 B_6,有利于淋巴细胞的增殖。

(3)维持神经系统功能。许多需要 PLP 参与的酶促反应均使神经递质水平升高。

(4)降低同型半胱氨酸的作用。轻度高同型半胱氨酸血症,近年来已被认为是血管疾病的一种可能危险因素,有关 B 族维生素的干预可降低血浆同型半胱氨酸含量。

2. 缺乏

维生素 B_6 缺乏的典型临床症状是一种脂溢性皮炎,小细胞性贫血,癫痫样惊厥,以及忧郁和精神错乱。维生素 B_6 摄入不足还会损害血小板功能和凝血机制。

(三)吸收与代谢

不同形式的维生素 B_6 大部分都能通过被动扩散形式在空肠和回肠被吸收,被吸收的维生素 B_6 代谢物在肠黏膜和血中与蛋白质结合,转运是通过非饱和被动扩散机制。维生素 B_6 大部分以原形经尿中排泄,也可经粪便排出,但排泄量有限。

(四)过量危害

维生素 B_6 的毒性相对较低,经食物来源摄入大量维生素 B_6 没有不良反应。补充剂中的高剂量维生素 B_6 可引起严重不良反应,主要表现为感觉神经异常。

(五)需要量与膳食参考摄入量

2018 年国家卫生健康委员会发布的《中国居民膳食营养素参考摄入量》中维生素 B_6 RNI 值 $18\sim50$ 岁、$50\sim65$ 岁分别为 1.4 与 1.6 mg/d;UL 为成人 60 mg/d。

(六)食物来源

维生素 B_6 的食物来源很广泛,动植物性食物中均含有,通常肉类、全谷类产品(特别是小麦)、蔬菜和坚果类中最高。大多数维生素 B_6 的生物利用率相对较低。因为植物性食物中,如土豆、菠菜、蚕豆以及其他豆类,这种维生素的形式通常比动物组织中更复杂,所以动物性来源的食物中维生素 B_6 的生物利用率优于植物性来源的食物。

八、烟酸

烟酸又名维生素 PP、尼克酸、抗癞皮病因子,烟酸和烟酰胺都是吡啶的衍生物。

(一) 理化性质与体内分布

1. 性质

烟酸为无色针状晶体,味苦;烟酰胺晶体呈白色粉状,两者均溶于水及酒精,不溶于乙醚。烟酰胺的溶解度大于烟酸,烟酸和烟酰胺性质比较稳定,酸、碱、氧、光或加热条件下不易被破坏;一般加工烹调损失很小,但会随水流失。

2. 体内分布

烟酸主要以辅酶形式广泛存在于体内各组织中,以肝内浓度最高,其次是心脏和肾脏,血中相对较少。血中的烟酸约 90% 以辅酶的形式存在于红细胞,血浆中浓度约为 $2\,600\,\mu g/L \sim 8\,300\,\mu g/L$,平均 $4\,380\,\mu g/L$。

(二) 生理功能与缺乏

1. 生理功能

(1) 构成烟酰胺腺。构成辅酶嘌呤二核苷酸(NAD)及烟酰胺腺嘌呤二核苷酸磷酸(NADP)成分,烟酰胺在体内与腺嘌呤、核糖和磷酸结合构成烟酰胺腺嘌呤二核苷酸和烟酰胺腺嘌呤二核苷酸磷酸,在生物氧化还原反应中起电子载体或递氢体作用。烟酰胺的吡啶环具有可逆的加氢加电子和脱氢脱电子的特性,因此在酶促反应过程中能够传递氢和传递电子。

(2) 葡萄糖耐量因子的组成成分。葡萄糖耐量因子(GTF)是由三价铬、烟酸、谷胱甘肽组成的一种复合体,可能是胰岛素的辅助因子,有增加葡萄糖的利用及促使葡萄糖转化为脂肪的作用。

(3) 保护心血管。烟酸能降低血胆固醇、甘油三酯及 β-脂蛋白浓度及扩张血管。大剂量烟酸对复发性非致命的心肌梗死有一定程度的保护作用。

2. 缺乏

烟酸缺乏可引起癞皮病。此病起病常有体重减轻、疲劳乏力、记忆力差、失眠等症状。如不及时治疗,则可出现皮炎(dermatitis)、腹泻(diarrhea)和痴呆(dementia)。由于此三系统症状英文名词的开头字母均为"D"字,故又称为癞皮病"3D"症状。

(三) 吸收与代谢

烟酸主要是以辅酶的形式存在于食物中,经消化后于胃及小肠被吸收。吸收后以烟酸的形式经门静脉进入肝脏,在肝内转化为 NAD 和 NADP。在肝内未经代谢的烟酸和烟酰胺随血液流入其他组织,再形成含有烟酸的辅酶。过量的烟酸大部分经甲基化从尿中排出,其排出形式为 N-甲基烟酰胺和 N 甲基-2。

(四) 过量危害

当口服烟酸剂量为 $30 \sim 1\,000\,mg/d$,有些人出现血管扩张的症状,如头晕眼花、颜面潮红、

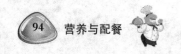

皮肤红肿、皮肤瘙痒等。除血管扩张外,还可伴随胃肠道反应,如恶心、呕吐、腹泻等。当口服剂量为 3～9 g/d 时,可引起黄和血清转氨酶升高。严重者可出现肝炎、肝性昏迷、脂肪肝等。

（五）需要量与膳食参考摄入量

2018 年国家卫生健康委员会发布的 DRIs 中烟酸的推荐量 RNI,18 岁以上的男女性分别为 15 与 12 mgNE/d;UL 为 35 mgNE/d。

（六）食物来源

烟酸及烟酰胺广泛存在于食物中。植物性食物中存在的主要是烟酸;动物性食物中以烟酰胺为主。烟酸和烟酰胺在肝、肾、瘦畜肉、鱼以及坚果类中含量丰富;乳、蛋中的含量虽然不高,但色氨酸较多,可转化为烟酸。谷类中的烟酸 80%～90% 存在于它们的种子皮中,故加工影响较大。玉米含烟酸并不低,甚至高于小麦粉,但以玉米为主食的人群容易发生癞皮病。其原因是:① 玉米中的烟酸为结合型,不能被人体吸收利用;② 色氨酸含量低。如果用碱处理玉米,可将结合型的烟酸水解成为游离型的烟酸,易被机体利用。有些地区的居民,长期大量食用玉米,用碳酸氢钠(小苏打)处理玉米以预防癞皮病,收到了良好的预防效果。

九、叶酸

叶酸(folic acid)即蝶酰谷氨酸(pteroylglutamic acid,PGA),由一个蝶啶,通过亚甲基桥与对氨基苯甲酸相连结成为蝶酸(蝶呤酰),再与谷氨酸结合而成。其英文名称除 folic acid 以外,其他名称有 folate、folates 和 folacin,一般可以互用。

（一）理化性质

叶酸包括一组与蝶酰谷氨酸功能和化学结构相似的一类化合物。叶酸为淡黄色结晶粉末,微溶于水,其钠盐易于溶解。不溶于乙醇、乙醚等有机溶剂。叶酸对热、光线、酸性溶液均不稳定,在酸性溶液中温度超过 100℃ 即分解。在碱性和中性溶液中对热稳定。食物中的叶酸烹调加工后损失率可达 50%～90%。

（二）生理功能与缺乏

1. 生理功能

叶酸在肠壁、肝脏及骨髓等组织中,经叶酸还原酶作用,还原成具有生理活性的四氢叶酸。四氢叶酸的主要生理作用在于它是体内生化反应中一碳单位转移酶系的辅酶,起着一碳单位传递体的作用。所谓一碳单位,是指在代谢过程中某些化合物分解代谢生成的含一个碳原子的基团,如甲基(-CH)、亚甲基(-CH$_3$)等。叶酸对于细胞分裂和组织生长具有极其重要的作用。

2. 缺乏

（1）缺乏原因。摄入不足:膳食中叶酸不足或烹调加工损失;吸收利用不良:某些二氢叶酸还原酶拮抗剂药物、先天性酶缺乏、维生素 B$_{12}$ 及维生素 C 缺乏等均影响叶酸的吸收、利用;需要量增加:妊娠、代谢率增加等情况下叶酸需要量增加。

（2）缺乏表现在以下几个方面。

一是巨幼红细胞贫血。叶酸缺乏的表现为头晕、乏力、精神萎靡、面色苍白,并可出现舌炎、食欲下降以及腹泻等消化系统症状。

二是对孕妇胎儿的影响。叶酸缺乏可使孕妇先兆子痫、胎盘早剥的发生率增高;胎盘发育不良导致自发性流产。

叶酸缺乏使上述叶酸与蛋氨酸代谢途径发生障碍,突出的表现是出现高同型半胱氨酸血症。同型半胱氨酸尚可促进氧自由基的形成,加速低密度脂蛋白的氧化,并可激活血小板的黏附和聚集,可能是动脉粥样硬化产生的危险因素。患有高同型半胱氨酸血症的母亲生育神经管畸形儿的可能性较大,并可影响胚胎早期心血管发育。

(三) 吸收与代谢

混合膳食中的叶酸大约有 3/4 是以与多个谷氨酸相结合的形式存在的。这种多谷酸叶酸不易被小肠吸收,在吸收之前必须经小肠黏膜细胞分泌的 γ-谷氨酸酰基水解。(结合酶)分解为单谷氨酸叶酸,才能被吸收。

肝脏是叶酸的主要贮存部位,贮存量约为 7.5 mg 左右,占体内叶酸总量的 50% 左右。肝脏每日释放约 0.1 mg 叶酸至血液,以维持血清叶酸水平。

叶酸通过尿及胆汁排出,叶酸营养适宜的人,当膳食中无叶酸时,体内贮存量可维持至少3 个月不会出现缺乏。维生素 C 和葡萄糖可促进叶酸吸收。锌作为叶酸结合的辅助因子,对叶酸的吸收亦起重要作用。

(四) 过量危害

叶酸是水溶性维生素,一般超出成人最低需要量($50\ \mu g/d$)20 倍也不会引起中毒。凡超出血清与组织中和多肽结合的量均从尿中排出。服用大剂量叶酸可能产生的毒性作用如下。

(1) 扰抗惊厥药物的作用。大剂量叶酸可促使已用抗惊厥药控制了癫痫症状的病人发生惊厥。

(2) 口服叶酸 350 mg 可能影响锌的吸收,而导致锌缺乏,使胎儿发育迟缓,影响新生儿体重等。

(3) 掩盖维生素 B_{12} 缺乏的早期表现,而导致神经系统受损害。过量叶酸的摄入干扰维生素 B_{12} 缺乏的早期诊断,有可能导致严重的不可逆转的神经损害。

(五) 需要量与膳食参考摄入量

我国 2018 年发布的 DRIs 中,膳食叶酸参考摄入量,成人 RNI 为 $400\ \mu g DFE/d$;成人、孕妇及乳母的 UL 值为 $1\ 000\ \mu g DFE/d$,儿童及青少年根据体重适当降低。

(六) 食物来源

叶酸广泛存在于各种动、植物食品中,水果、蔬菜、肉类、豆类、奶制品以及内脏肝、肾等食物均为叶酸的主要来源。例如富含叶酸的食物为猪肝($236\ \mu g/100\ g$)、猪肾($50\ \mu g/100\ g$)、鸡蛋($75\ \mu g/100\ g$)、豌豆($83\ \mu g/100\ g$)、菠菜($347\ \mu g/100\ g$)。

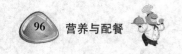

十、维生素 B_{12}

维生素 B_{12}，又称氰钴胺素，是一组含钴的类咕啉化合物，是唯一含金属元素的维生素。自然界中的维生素 B_{12} 都是微生物合成的，高等动植物不能制造维生素 B_{12}。维生素 B_{12} 是唯一的一种需要一种肠道分泌物帮助才能被吸收的维生素。

（一）理化性质

维生素 B_{12} 为红色结晶，可溶于水，pH4.5～5.0 的弱酸条件下最稳定，在强酸（pH<2）或碱性溶液中则易分解，遇热可有一定程度的破坏，但快速高温消毒损失较小，遇强光或紫外线易被破坏。

（二）生理功能与缺乏

1. 生理功能

维生素 B_{12} 在体内以两种辅酶形式，即甲基 B_{12} 和辅酶 B_{12}（腺苷基钴胺素）发挥生理作用，参与体内生化反应。

（1）作为蛋氨酸合成酶的辅酶参与同型半胱氨酸甲基化转变为蛋氨酸。甲基 B_{12} 作为蛋氨酸合成酶的辅酶，从 5-甲基四氢叶酸获得甲基后转而供给同型半胱氨酸，并在蛋氨酸合成酶的作用下合成蛋氨酸。

（2）作为甲基丙二酰辅酶 A 异构酶的辅酶参与甲基丙二酸-琥珀酸的异构化反应。

2. 缺乏

膳食缺乏见于素食者，由于不吃肉食而可发生维生素 B_{12} 缺乏。老年人和胃切除患者胃酸过少可引起维生素 B_{12} 的吸收不良。维生素 B_{12} 缺乏的表现：① 巨幼红细胞贫血；② 高同型半胱氨酸血症。

（三）吸收与代谢

食物中的维生素 B_{12} 与蛋白质相结合，进入人体消化道内，在胃酸、胃蛋白酶及胰蛋白酶的作用下维生素 B_{12} 被释放，与胃黏膜细胞分泌的一种糖蛋白内因子（IF）结合。有游离钙及碳酸氢盐存在时，有利于维生素 B_{12} 的吸收。未与 IF 结合的由粪便排出。

（四）过量危害

每日口服达 $100\,\mu g$ 维生素 B_{12} 未见明显反应。

（五）需要量与膳食参考摄入量

维持成人正常功能的可吸收的维生素 B_{12} 最低需要量为 $0.1\,\mu g/d$。我国 2018 年发布的DRIs 中，推荐正常成人摄入维生素 B_{12} 为 $2.4\,\mu g/d$。

（六）食物来源

膳食中的维生素 B_{12} 来源于动物性食品，主要食物来源为肉类、动物内脏、鱼、禽、贝壳类及蛋类,乳及乳制品中含量较少,植物性食品基本不含维生素 B_{12}。

十一、维生素 C

维生素 C 又称抗坏血酸,是一种含有 6 个碳原子的酸性多羟基化合物。维生素 C 虽然不含有羧基,仍具有有机酸的性质。天然存在维生素 C 的有 L 与 D 两种异构体,后者无生物活性。

(一)理化性质与体内分布

维生素 C 呈无色无臭的片状结晶体,易溶于水。在酸性环境中稳定,遇空气中氧、热、光、碱性物质,特别是有氧化酶及痕量铜、铁等金属离子存在时,可促进其氧化破坏。

(二)生理功能与缺乏

1. 生理功能

维生素 C 是一种较强的还原剂,可使细胞色素 C、细胞色素氧化酶及分子氧还原,与一些金属离子螯合。虽然它不是辅酶,但可以增加某些金属酶的活性,如脯氨酸羟化酶、尿黑酸氧化酶、三甲赖氨酸羟化酶等。这些金属离子位于酶的活性中心,维生素 C 可维持其还原状态,从而借以发挥生理功能。

(1)参与羟化反应。羟化反应是体内许多重要物质合成或分解的必要步骤,如胶原和神经递质的合成,各种有机药物或毒物的转化等,都需要通过羟化作用才能完成。在羟化过程中,维生素 C 必须参与。故维生素 C 可以有如下的作用:① 促进胶原合成;② 促进神经递质合成;③ 促进类固醇羟化;④ 促进有机药物或毒物羟化解毒。

(2)还原作用。维生素 C 可以氧化型,又可以还原型存在于体内,所以既可作为供氢体,又可作为受氢体,在体内氧化还原反应过程中发挥重要作用。所以维生素 C 可以有如下作用:① 促进抗体形成;② 促进铁的吸收;③ 促进四氢叶酸形成;④ 维持巯基酶的活性;⑤ 清除自由基。

2. 缺乏

膳食摄入减少或机体需要增加又得不到及时补充时,可使体内维生素 C 贮存减少,出现缺乏症状。维生素 C 缺乏时,主要引起维生素 C 缺乏病。患者多有体重减轻、四肢无力、衰弱、肌肉关节等疼痛、牙龈红肿、牙龈炎、间或有感染发炎。婴儿常有激动、软弱、倦怠、食欲减退、四肢疼痛、肋软骨接头处扩大。

维生素 C 缺乏会引起胶原合成障碍,故可致骨有机质形成不良而导致骨质疏松。

(三)吸收与代谢

食物中的维生素 C 被人体小肠上段吸收,吸收量与其摄入量有关。摄入量为 30～60 mg 时,吸收率可达 100%;摄入量为 90 mg 时,吸收率降为 80% 左右;摄入量为 1 500 mg、3 000 mg 和 12 000 mg 时,吸收率分别下降至 49%、36% 和 16%。

维生素 C 吸收后分布到体内所有的水溶性结构中。总转换率为 45～60 mg/d,每日可用去总量的 2% 左右。维生素 C 吸收后被转运至细胞内并储存。

维生素 C 绝大部分在体内经代谢分解成草酸或与硫酸结合生成维生素 C - 2 -硫酸由尿

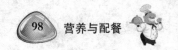

排出；另一部分可直接由尿排出体外。肾脏排泄维生素 C 有一定阈值，并和它在血液中饱和程度有关。

（四）过量危害

成人维生素 C 的摄入量超过 2 g，可引起渗透性腹泻。当超过 1 g 时，尿酸排出明显增加。研究发现，每日服用 4 g 维生素 C，可使尿液中尿酸的排出增加一倍，形成尿酸盐结石增多。当每日摄入的维生素 C 在 2～8 g 时，可出现恶心、腹部痉挛、铁吸收过度、红细胞破坏及泌尿道结石等不良反应。儿童生长时期过量服用，容易患骨骼疾病。

（五）需要量与膳食参考摄入量

我国 2018 年发布的 RDIs 中，膳食维生素 C 的 RNI 成人为 100 mg/d，孕妇中后期增加至 115 mg/d。

不同年龄阶段维生素 C 的 UL 分别为：0～0.5 岁与 0.6～1 岁前未定，1～3 岁 400 mg/d，4～6 岁 600 mg/d，7～10 岁 1 000 mg/d，11～13 岁 1 400 mg/d，14～17 岁为 1 800 mg/d，18 岁以上均为 2 000 mg/d。

（六）食物来源

人体内不能合成维生素 C，因此人体所需要的维生素 C 要靠食物提供。维生素 C 的主要食物来源是新鲜蔬菜与水果。蔬菜中，辣椒、茼蒿、苦瓜、豆角、菠菜、土豆、韭菜等含量丰富。水果中，酸枣、鲜枣、草莓、柑橘、柠檬等含量最多；在动物的内脏中也含有少量的维生素 C。

表 3-5　每 100 g 食物中维生素 C 含量排名(mg)

序号	食　物	含　量	序号	食　物	含　量
1	枣(鲜)	243	11	猕猴桃(中华猕猴桃、羊桃)	62
2	辣椒(红小)	144	12	辣椒(尖、青)	62
3	枣、蜜枣(无核)	104	13	菜花(花椰菜)	61
4	大蒜(脱水)	79	14	红菜薹	57
5	萝卜缨(白)	77	15	汤菜	57
6	茎用芥菜(青菜头)	76	16	苦瓜(凉瓜、赖葡萄)	56
7	芥菜(大叶芥菜)	72	17	菜节(油菜薹、油菜心)	54
8	青椒(灯笼椒、柿子椒、大椒)	72	18	红果(山里红、大山楂)	53
9	番石榴(鸡矢果、番桃)	68	19	西洋菜(豆瓣菜、水田芥)	52
10	油菜薹	65	20	芥蓝(甘蓝菜)	51

注：数据引自《中国食物成分表(2018 标准版)》

十二、胆碱

胆碱(choline)是一种强有机碱,是卵磷脂的组成成分,也存在于神经鞘磷脂之中,是机体可变甲基的一个来源而作用于合成甲基的产物。在加工和烹调过程中的损失很少,干燥环境下,即使长时间储存的食物中,胆碱含量也几乎没有变化。胆碱是卵磷脂和鞘磷脂的重要组成部分,卵磷脂即是磷脂酰胆碱(phosphatidyl choline),广泛存在于动植物体内。

在体内,胆碱的部分生理功能通过磷脂的形式实现,而胆碱作为胞苷二磷酸胆碱辅酶的组成部分,在合成神经鞘磷脂与磷脂胆碱中起主要作用。胆碱的作用主要有:① 促进脑发育和提高记忆能力;② 保证信息传递;③ 调控细胞凋亡;④ 构成生物膜的重要组成成分;⑤ 促进脂肪代谢。临床上应用胆碱治疗肝硬化、肝炎和其他肝疾病,效果良好;⑥ 促进体内转甲基代谢;⑦ 降低血清胆固醇。

由于机体内能合成相当数量的胆碱,故在人体内没观察到胆碱的特异缺乏症状。长期摄入缺乏胆碱膳食的主要结果可包括肝、肾、胰腺病变、记忆紊乱和生长障碍。其他与膳食低胆碱有关的不育症、生长迟缓、骨质异常造血障碍和高血压也均有报道。

按《中国居民膳食营养素参考摄入量(2018)》,男女胆碱 AI 值为 500 mg/d、400 mg/d;UL 值为 3 000 mg/d。胆碱广泛存在于各种食物中,特别是肝脏(牛肝 1 666 mg/100 g)、花生(992 mg/100 g)、蔬菜(莴苣 586 mg/100 g、花菜 260 mg/100 g)中含量较高。

十三、生物素

生物素又名维生素 H、辅酶 R 等。生物素由一个脲基环和一个带有戊酸侧链的噻吩环组成。现已知有 8 种异构体,天然存在的仅仅 α-生物素,且具有生物活性。

体内生物素主要储存在肝脏,其浓度为 800～3 000 ng/g。血中含量较低,有人测定,成人全血浓度约为 260 ng/L,婴儿约为 320 ng/L,分娩妇女为 420 ng/L,而非孕妇可达 590 ng/L。

如果膳食缺乏生物素,主要见于长期生食鸡蛋者。大量给予磺胺类药等抗生素,或长期使用全静脉营养而忽略输液生物素,也可发生生物素缺乏。缺乏表现主要以皮肤症状为主,可见毛发变细、失去光泽、皮肤干燥、鳞片状皮炎、红色皮疹,严重者的皮疹可延伸到眼睛、鼻子和嘴周围。此外,伴有食欲减退、恶心、呕吐、舌乳头萎缩、黏膜变灰、麻木、精神沮丧、疲乏、肌痛、高胆固醇血症及脑电图异常等。这些症状多发生在生物素缺乏 10 周后。在 6 个月以下婴儿,可出现脂溢性皮炎。

生物素吸收的主要部位是小肠的近端。吸收的生物素经门脉循环,运送到肝、肾内贮存,其他细胞内也含有生物素,但量较少。生蛋清中含有抗生物素蛋白,可与生物素结合而抑制生物素的吸收。胃酸缺乏者,可使生物素吸收减少。

生物素转运到周围组织,需要生物素结合蛋白为载体。血浆中的生物素结合蛋白以生物素酶的形式存在,此酶有两个高亲和性的生物素结合位点。

生物素主要经尿排出。排出前,生物素约一半转变为生物素亚砜、二去甲生物素和四去甲生物素后才排出。人尿中生物素、二去甲生物素和生物素亚砜的比例约为 3:2:1。乳汁中也有生物素排出,但量很少。

由于肠道细菌可合成生物素,因此不易准确确定生物素的需要量。我国 2018 年发布的 DRIs 中提出了生物素的 AI 值,其中成人为 40 μg/d。

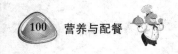

生物素广泛存在于天然食物中,肝干酪(82 μg/100 g)、牛肝(100 μg/100 g)、大豆粉(70 μg/100 g)中含量最为丰富,其次为蛋类(22.5 μg/100 g);在精制谷类、多数水果中含量较少。

第三节　水

水(H_2O)是由氢、氧两种元素组成的无机物,在常温常压下为无色无味的透明液体。水,包括天然水(河流、湖泊、大气水、海水、地下水等),人工制水(通过化学反应使氢氧原子结合得到水)。水是地球上最常见的物质之一,是包括人类在内所有生命生存的重要资源和赖以生存的重要条件,也是生物体最重要的组成部分。

水是生命的源泉,人对水的需要仅次于氧气,水是维持生命必需的物质,机体的物质代谢,生理活动均离不开水的参与。没有水,食物中的养料不能被吸收,废物不能排出体外,药物不能到达起作用的部位。人体一旦缺水 1%~2%,会感到渴;缺水 5%,会口干舌燥,皮肤起皱,意识不清,甚至幻视;缺水 15%,往往甚于饥饿。没有食物,人可以活较长时间,如果没有水,存活时间将大大缩短。因此,人们把水列入七大营养素之一。

一、水的分布

人体细胞的重要成分是水,正常成人体内含水量大约为 70%,水也是人体成分中含量最多的一种营养素。人体内总体水含量因年龄、性别、体型、职业的不同而存在明显个体差异。科学数据表明,胎儿体内含水量超过 90%;新生儿含水量约占体重的 80%;婴幼儿含水量约占体重的70%~80%。10~16 岁以后直到成年期,水分含量约占体重的 50%~60%,其中男性体内总水量约占体重的 60%~65%,女性约占体重的 50%~55%。由于肌肉含水量高于脂肪组织,肌肉量高的人相对含水量高,如运动员的含水量高于普通人。40 岁以后随着肌肉组织含量的减少,总体水量也逐渐减少,一般 60 岁以上男性体内水含量占体重的 51.5%,女性为 45.5%。

水在体内广泛分布于细胞内、外液和其他各种支持组织中,但细胞和组织不同,含水量也有较大差异。代谢活跃的组织细胞中水分含量较高,反之则较低,其中以血液中最多,脂肪组织中较少。人体内的水分大约占到体重的 70%,其中,脑髓含水 75%,血液含水 83%,肌肉含水 76%,连坚硬的骨骼里也含水 22%。

二、水的生理和保健功能

人体需要通过喝水补充水分,而饮水不当则会引起水中毒或是其他疾病。可见,饮水应恰到好处,做到科学合理。如果没有水将会出现下列情况:① 吃的营养物质不能吸收;② 氧气不能带到人体的各个部位;③ 养料、各种必需的激素、微量元素、维生素等均不能到达它应该作用的部位;④ 各种新陈代谢无法进行。水不仅有载体的作用,而且参与生物大分子(蛋白质、核酸、酶、碳水化合物等)的结构,构成生命物质,共同完成生命的能量、物质和信息等生命活动。对人体而言,水的生理和保健功能是多方面,主要有以下几点。

(一)水的生理功能

1. 促进体内代谢功能

人的各种生理活动都需要水,如水可溶解各种营养物质,脂肪和蛋白质等要成为悬浮于水中的胶体状态才能被吸收;水在血管、细胞之间川流不息,把氧气和营养物质运送到组织细胞,再把代谢废物排出体外,各种生理活动与代谢都离不开水。

2. 溶解作用

人体内的所有无机盐和有机化合物,各种酶和激素都需要水来溶解而发挥作用。

3. 运输作用

人体血液中 80% 以上是水。血液在心脏与血管系统构成的闭环式结构中奔流不息,使能量交换和物质转运得以进行都取决于水的运输作用。

4. 调节温度

水的蒸发热比较高,$37\ ℃$ 蒸发 $1\ g$ 水可以带走 $2.4\ kJ$ 的热量。当人呼吸和出汗时都会排出一些水分。比如炎热季节,环境温度往往高于体温,人就靠出汗,使水分蒸发带走一部分热量来降低体温,使人免于中暑。而在天冷时,由于水贮备热量的潜力很大,人体不致因外界温度低而使体温发生明显的波动。

5. 润滑作用

皮肤缺水,就会变得干燥失去弹性,显得面容苍老。体内一些关节囊液、浆膜液可使器官之间免于摩擦受损,且能转动灵活。眼泪、唾液也都是相应器官的润滑剂。

6. 排泄作用

矿泉水和电解质水的保健和防病作用众所周知,主要是因为水中含有对人体有益的成分。当感冒、发热时,多喝开水能帮助发汗、退热,冲淡血液里细菌所产生的毒素;同时,小便增多,有利于加速毒素的排出。

在水的功效方面,西蒙巴尔认为:"水可以作为强体剂、镇静剂、泻剂、发汗剂、兴奋剂和新陈代谢的促进剂。"他特别强调,虽然水有药效,但它和药剂不同,安全没有副作用,这一点是水特有的长处。

(二) 水的保健功能

1. 减肥作用

当感觉饥饿的时候,先喝一杯水,这样能够适当稀释一下胃酸,可有效地抑制和避免快速进餐及多食,从而达到减肥的效果。另外,水也可协助体内脂肪的"燃烧",提高机体的基础代谢。

2. 治疗口臭

体内的代谢废物主要通过水来排出体外。若细胞内的水分减少,可影响机体的新陈代谢,从而使代谢废物外排困难。如果体内水分供给不足,泌尿系统的排尿活动受到抑制,代谢废物只能从内脏排出,其中大量通过呼吸道,将代谢终产物从口呼出,这样就形成了口臭。

3. 预防熟睡中猝死

人在熟睡时不能饮水,但由于出汗等原因,身体内的水分丢失继续存在,造成血液中的水分减少,血液的黏稠度增高,这样就容易在凌晨发生心绞痛和心肌梗死,造成熟睡中猝死。若在睡前喝适量水,可缓解机体的脱水状态,维持血液黏稠度的稳定,预防熟睡中猝死。因此,营养学家经常提醒大家,睡前务必要饮水,特别是患有心血管疾病的人更要坚持如此。

三、水的分类

人们生活中常见的饮用水主要包括自来水、纯净水、矿泉水、矿化水和天然水等。

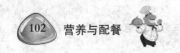
（一）自来水

将水源引入水厂，通过一系列的水处理如预沉、混凝、澄清、过滤、软化、除盐、消毒等，使水的各类标准达到国家生活饮用水标准。

（二）矿泉水

分为天然矿泉水和人工矿泉水。天然矿泉水是从地下深处自然涌出的或经人工开采的未受污染的地下水，含有一定量的矿物质和二氧化碳气体，其化学成分、流量、水温等相对稳定。人工矿泉水是使天然地下水流经人为的矿石层或通过加用食用级的元素化合物，使其达到天然矿泉水的饮用水标准。

（三）纯净水

自来水采用反渗透法、蒸馏法、离子交换树脂等组合水处理工艺，除去水中的矿物质、有机成分、有害物质及微生物等加工制作的，且不加任何添加剂，可直接饮用的水，是卫生、无污染的水。纯净水（包括蒸馏水、太空水等）在生产中除去有害有机物和细菌的同时，也除去了对人体健康有益的矿物质，失去了饮水的营养功能。

四、水的需要量与来源

（一）水的需要量

人每天的需水量因气温、身体状况和劳动条件而异。一般情况下，健康成年人每日经肾脏排出水分约 1 000～1 500 mL，经肺脏呼出水分约 400 mL，皮肤蒸发水分约 500 mL，总计每日排水分约为 2 500 mL。所以，成人每日水的需要量约为 2 500 mL。气温高、劳动强度大、排汗增加等因素会导致水分和电解质丢失过多，应补充水量及盐类。

老年人的口渴感可能比较迟钝，当感觉到口渴时，可能缺水已经比较严重，故应特别注意保障全天饮水量的充足，指导他们在没有口渴感时，就要喝水。

哺乳期妇女每天需额外增加 1 000 mL 以内水分以满足乳汁的分泌。

婴幼儿生长迅速，组织细胞增长时需蓄积水分，但肾功能未发育完全，尿浓缩能力差，且新陈代谢旺盛，排除代谢废物较多，排尿量相对较多，需要增加水的摄入，婴幼儿以 4.184 kJ 能量消耗约 1.5 mL 水为宜（见表 3-6）。

表 3-6 不同人群对水的需要量表

组　别	年龄（岁）	体重（kg）	能量需要（kcal）	水的需要量 L	水的需要量 （mL/kg）
婴　儿	0～0.5	6	690	1.04	173
	0.5～1.0	9	915	1.42	158
男　性	23～50	70	2 700	2.70	39
女　性	23～50	50	2 000	2.00	36

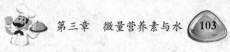

(续表)

组　别	年龄(岁)	体重(kg)	能量需要(kcal)	水的需要量	
				L	(mL/kg)
妊娠期			2 300	2.30	
哺乳期			2 500	2.50	

资料来源：张爱珍.医学营养学(第三版)[M].北京：人民卫生出版社,2009.

随着年龄增长,水的相对需要量下降。《中国居民膳食指南(2016)》建议成年人足量饮水,在温和气候条件下生活的轻体力活动者每日饮水7~8杯(1 500~1 700 mL)。随着体力活动的增加或环境温度的升高,通过汗液蒸发和呼吸所排出的水分也相应增加,故需水量应增加,才能保持水平衡(见表3-7)。

表3-7　成年人在不同气温与劳动强度下的水需要量

气温(℃)	水需要量(L/d)			
	轻体力劳动	中等体力劳动	重体力劳动	极重体力劳动
41~45	3.6	10.5~11.4	11.4~12.5	13.3~13.6
36~40	3.5	9.2~10.1	9.8~10.9	10.5~11.9
31~35	3.4	7.9~8.8	8.2~9.4	8.8~10.1
25~30	3.3	6.3~7.5	6.3~7.8	6.7~8.3

资料来源：顾景范,杜寿玢,裘长江,等.现代临床医学(第2版)[M].北京：科学出版社,2009.

(二)水的来源

水来源于各种食物和饮水。正常情况下,机体每日饮水、食物中所含的水和体内生物氧化所产生的水为体内水的三个主要来源。一般正常人每日每公斤体重需水量约40 mL,即60 kg体重的成年人每天需水量约为2 500 mL。蛋白质、脂肪、碳水化合物三大产能营养素体内氧化所产生的代谢水大约300 mL,每1 g蛋白质、糖、脂肪氧化后分别产生0.5 mL、0.6 mL和1 mL的水,所以即使是禁食患者,每日消耗仍然产生300 mL的水,同样应该计算在内;其他食物也含有水约700 mL,所以每天的饮水量应该为1 000~1 500 mL,当然习惯不同,也会有所差异(见表3-8)。

表3-8　正常成人每日排出水和摄入水水量

摄入水量/mL	排出水量/mL
饮水1 000~1 500	尿1 000~1 500
食物中含水700	粪150
内生水300	皮肤蒸发500
	呼吸蒸发350
总量2 000~2 500	总量2 000~2 500

注：依据2010年在我国四城市成年人开展的饮食情况调查,建议我国成年男子适宜饮水量为1.7 L/d,成年女性适宜摄入量1.5 L/d。

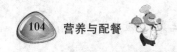

环境温度高,劳动强度大时需要多喝水。参加运动的孩子要积极主动地补水。比如,运动前 15～20 分钟补 400～700 mL 水,可以分几次喝。在运动中,每 15～30 分钟补充 100～300 mL 水(最好是运动饮料)。运动后,也要补水,但不宜集中"暴饮",要少量多次地补。参加运动的孩子,只有保持良好的水营养,才能有良好的体能和健康。如缺少水分,会造成脱水等症状,重则会导致死亡。

五、科学饮水

古人有"药补不如食补,食补不如水补,水是百药之王"之说法,足够可见,正确饮水的重要性。以下罗列科学健康饮水的十条要素。

(一)定时饮水

很多人饮水的唯一原因是感觉口渴,但口渴这个生理反应与机体的缺水状态并不同步。感到口渴时喝水是"被动饮水",久而久之,人体就会长期处于一种"潜在"的缺水状态。定时饮水,就是主动饮水,即不等到"口渴"就按时饮水,这有利于机体代谢。

(二)定量饮水

健康成人每天需要 2 500 mL 左右的水。人体内水的来源主要有三个:饮水占 50%,食物含水为 40%,体内代谢产生水 10%。成人一般每日饮水量为 1 000～1 500 ml,老年人每日饮水量可以控制在 1 500 mL 左右;在夏季出汗多的情况下,可以相应增加水量。

(三)培养正确的饮水方式

不要在口渴时大量喝水(一次性喝水超过 500 mL),应少量多次饮水,以每次 200 mL 左右为宜。

(四)制订饮水时间表

每个人的身体情况和生活习惯不同,应根据自身情况制订适合自己的饮水时间表,并持之以恒。

(五)清晨饮水

清晨饮水能很快地被排空的胃肠道吸收和利用,有助于降低血液黏稠度,净化血液,增强血管弹性,促使血管扩张,加快血液循环,尤其有利于高血压、脑栓塞等疾病的防治。另外,清晨饮水还可以防止由于粪便的淤积而引起便秘。

(六)饭前 1 小时饮水

饭前 1 小时喝一杯水,水分能很快进入血液,补充到全身,同时还可使消化器官分泌出大量的消化液来增强食欲。

(七)控制饮水温度

将水烧沸 3 分钟,待自然冷却至 20℃～25℃,温度过高或过低的水都不适于饮用。烫水

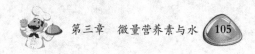

容易灼伤口腔、食管和胃黏膜;冰水则容易引发胃肠道痉挛。

（八）不喝生水

未经有效措施处理的生水可能存在细菌和对人体健康有害的有机化合物,所以,不喝生水应成为人人遵守的饮水安全准则。

（九）不喝陈水

水烧开的时间或者烧开后放置的时间过长,会造成水的老化,使水中的有毒物质随时间延长而增加。实验显示,喝自然冷却、搁置时间不超过 6 个小时的白开水,对人体健康最为有利。

（十）不喝反复煮沸的水

用电热水器反复煮沸的水中的硝酸盐可转变为亚硝酸盐。长期饮用这种水,会干扰胃肠功能,引起腹泻、腹胀等。

思考题

（1）人体所需要的矿物质有哪些?

（2）常量元素和微量元素分别以什么标准实施区分?

（3）人体所需要的维生素有哪些? 维生素分别有哪些? 脂溶性和水溶性维生素分别有哪些?

（4）维生素 A 缺乏会引起夜盲症吗? 哪些动物食物中含有该种维生素? 植物中不含维生素 A,但有多种植物食物中含有相似功效的物质,这种物质是什么?

（5）人体约 80% 由水构成,水在人体的组织细胞中起到什么重要作用?

（6）人体的水来源有哪些渠道? 水平衡的意义是什么?

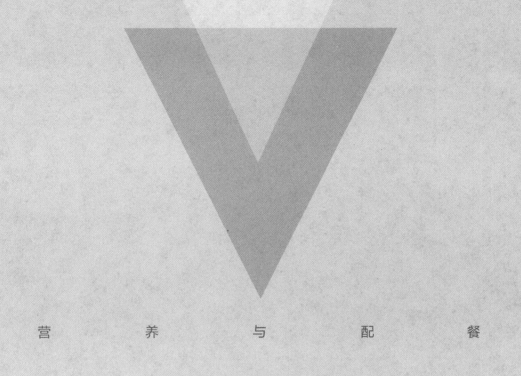

营 养 与 配 餐

中篇　食物与营养

第四章 各类食品的营养价值

知识目标

(1) 了解谷物类食物的种类、特点,掌握其不同加工方法。

(2) 了解果蔬类食物的种类、特点,掌握合理使用的方法。

(3) 了解肉、蛋、奶制品的种类、特点及其营养价值。

(4) 熟悉调味品的品种及其营养特点,掌握其利用方法。

能力目标

(1) 能合理进行食物搭配,并能够正确选择食物加工方法。

(2) 能根据不同人群的需求,合理选择合适的食物。

人体所需要的能量和营养素主要靠食物获得。自然界供人类食用的食物种类繁多,根据其来源可分为植物性食物和动物性食物两大类:前者包括谷类、薯类、豆类、蔬菜、水果等,主要提供能量、蛋白质、碳水化合物、脂类、大部分维生素和矿物质;后者包括肉类、蛋类、乳类等,主要提供优质蛋白质、脂肪、脂溶性维生素、矿物质等。各种食物由于所含能量和营养素的种类和数量能满足人体营养需要的程度不同,故营养价值有高低之分。含营养素种类齐全,数量及其相互比例适宜,易被人体消化吸收利用的食物,营养价值相对较高;所含营养素种类不全,或数量欠缺,或相互比例不适当,不易为机体消化吸收利用的食物,其营养价值相对较低。

第一节 植物性食物的营养价值

中国人自古以来,除部分少数民族外,均以植物性食物为主。植物性食物除了能够提供人体所需的蛋白质、碳水化合物、脂类三大营养素外,大多数维生素、矿物质和膳食纤维也靠植物性食物提供。

一、谷类

谷类属于单子叶植物纲禾本科植物,种类很多,主要有大米、小米、小麦、玉米、高粱、粟、大麦、燕麦、荞麦等。在作物学上经常把荞麦归入禾谷类作物,但它并不是单子叶禾本科植物,而属双子叶蓼科植物。谷类食品在我国膳食构成中的比例为 49.7%,主要作为主食。谷类为我国居民提供日常膳食中 50%～70% 的能量,55% 左右的蛋白质,一些无机盐及 B 族维生素。谷类的种子含有发达的胚乳,主要由淀粉组成,在胚乳中储有充分的养分,供种胚发芽长成下

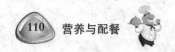
一代植物体用。人类正是利用谷类种子贮藏的养分作为食粮,借以获得生命所必需的营养素。

(一) 谷类的结构和营养素分布

谷类种子除形态大小不一样外,其基本结构是相似的,都是由谷皮、糊粉层、胚乳和谷胚四部分组成(见图 4-1)。

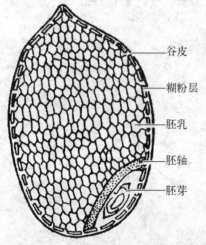

图 4-1　谷粒纵切面示意图

谷皮
糊粉层
胚乳
胚轴
胚芽

1. 谷皮

谷皮为谷粒的最外层,主要由纤维素、半纤维素等组成,含有一定量的蛋白质、脂肪和维生素,含较多的矿物质。

2. 糊粉层

糊粉层位于谷皮与胚乳之间,由厚壁细胞组成,纤维素含量较多,并含有较多的蛋白质、脂肪、维生素和矿物质,有较高的营养价值。如加工碾磨过细,会使大部分营养素损失掉。

3. 胚乳

胚乳是谷类主要部分,含有大量的淀粉和较多的蛋白质、少量的脂肪和矿物质。

4. 谷胚

谷胚位于谷粒的一端,富含蛋白质、脂肪、矿物质、B 族维生素和维生素 E。谷类蛋白质主要由谷蛋白(dutelin)、白蛋白(albumin)、醇溶蛋白(prolamin)和球蛋白(globulin)组成。谷类蛋白质氨基酸组成中赖氨酸含量相对较低。

(二) 谷类的营养构成

1. 蛋白质

谷类蛋白质的生物学价值:大米 77、小麦 67、小米 57、玉米 60、高粱 56。谷类因品种和种植地点不同,蛋白质含量也不同,多数谷类蛋白质含量为 7%～12%。

2. 脂肪

谷类脂肪含量较低,约为 2%,玉米和小米可达 3%,主要集中在糊粉层和谷胚中。谷类脂肪主要含不饱和脂肪酸,质量较好。从玉米和小麦胚芽中提取的胚芽油,80% 为不饱和脂肪酸,其中亚油酸为 60%,具有降低血清胆固醇,防止动脉粥样硬化作用。

3. 碳水化合物

谷类的碳水化合物主要为淀粉,集中在胚乳的淀粉细胞中,含量在 70% 以上,是我国膳食能量供给的主要来源。谷类淀粉以支链淀粉为主,目前可以通过基因工程改变谷类淀粉的结构,培育含直链淀粉高的品种,如培育出了含量高达 70% 的玉米。

4. 矿物质

谷类含矿物质约 1.5%～3%,主要分布在谷皮和糊粉层中,其中主要是磷、钙,多以植酸盐的形式存在,铁含量较低,约 1.5～3 mg/100 g,此外还含有一些微量元素。

5. 维生素

谷类是膳食中 B 族维生素的重要来源,如维生素 B_1、维生素 B_2、烟酸、泛酸、吡哆醇等,主要分布在糊粉层和谷胚中。因此,谷类加工越细,上述维生素损失就越多。玉米含烟酸较多,但主要为结合型,不易被人体吸收利用,故以玉米为主食的地区居民容易发生烟酸缺乏病(癞皮病)。

(三) 谷类的合理利用

1. 合理贮存

谷类在一定条件下可以贮存很长时间,而质量不会发生变化。但当环境条件发生改变,如水分含量高、环境湿度大、温度较高时,谷粒内酶的活性增大,呼吸作用加强,使谷粒发热,促进霉菌生长,导致蛋白质、脂肪分解产物积聚,酸度升高,最后霉烂变质,失去食用价值。故粮谷类食品应保存在避光、通风、阴凉和干燥环境中。

2. 合理加工

谷类加工有利于食用和消化吸收,但由于蛋白质、脂肪、矿物质和维生素主要存在于谷粒表层和谷胚中,故加工精度越高,营养素损失就越多,其中受影响最大的是维生素和矿物质。加工精度和营养素存留量的关系见表 4-1。因此,谷类在加工时,既要保持良好的感官性状和利于消化吸收,又要最大限度地保留各种营养素。

表 4-1　不同出粉率面粉营养素含量变化(每 100 g)

营养素	出粉率(%)					
	50	72	75	80	85	95～100
蛋白质(g)	10.0	11.0	11.2	11.4	11.6	12.0
铁(mg)	0.9	1.0	1.1	1.8	2.2	2.7
钙(mg)	15.0	18.0	22.0	27.0	50.0	—
维生素 B_1(mg)	0.1	0.1	0.2	0.3	0.3	0.4
维生素 B_2(mg)	0.1	0.1	0.2	0.3	0.3	0.4
烟酸(mg)	0.7	0.7	0.8	1.2	1.6	6.0
泛酸(mg)	0.4	0.6	0.8	0.9	1.1	1.5
维生素 C(mg)	0.1	0.2	0.2	0.2	0.3	0.5

1950 年我国规定加工精度为"九二米"和"八一粉",1953 年又将精度降低改为"九五米""八五粉",与精白米、面相较,保留了较多的维生素、纤维素和矿物质,在预防营养缺乏病方面有良好的效果。但近年来,人民生活水平不断提高,对精白米、面的需求日益增长,为保障人民的健康,应采取营养强化措施,改良加工方法,提倡用粗细粮混食等方法来克服精白米、面营养的缺陷。

3. 合理烹调

烹调过程可使一些营养素损失,如大米淘洗过程中,维生素 B_1 可损失 30%～60%,维生素 B_2 和烟酸可损失 20%～25%,矿物质损失 70%。淘洗次数愈多、浸泡时间愈长、水温愈高,损失愈多。米、面在蒸煮过程中,B 族维生素有不同程度的损失,烹调方法不当时,如加碱蒸煮、油炸等,则损失更为严重。

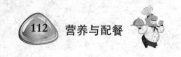

（四）常见谷类食物的营养价值

1. 稻谷

稻谷是世界上约一半以上人口的主要食用谷类，主要种植区域在印度、中国、日本、孟加拉和东南亚。就世界谷类产量而言，稻谷次于小麦和玉米居第三位。我国的稻谷种植总产量则居世界首位，约占世界稻谷总产量的1/3。

（1）稻谷的分类。稻谷可分为籼稻谷和粳稻谷。籼稻谷粒形细长而稍扁平，颖毛短而稀，一般无芒，即使有芒也很短，子粒强度小，耐压性能差，易折断，加工时容易产生碎米，米质胀性较大而黏性较小。粳稻谷籽粒短而阔、较厚、呈椭圆形或卵圆形，颖毛长而密，芒较长，子粒强度大、耐压性能好，加工时不易产生碎米，米质胀性较小，而黏性较大。籼稻谷和粳稻谷根据其生长期的长短和收获季节的不同，又可分为早稻谷和晚稻谷两类。

就同一类型稻谷而言，一般是早稻谷米粒腹白较大，硬质粒少，品质比晚稻谷差。早稻谷米质疏松、耐压性差，晚稻谷米质坚实、耐压性强。就米饭的食味而言，也是晚稻谷优于早稻谷。按国家标准（GB1350—1999）规定：稻谷分为早籼稻谷、晚籼稻谷、粳稻谷、籼糯稻谷、粳糯稻谷五类。

（2）稻谷的营养价值。稻谷中蛋白质含量一般为7%～12%，大多在10%以下，其中香大米含量较高，可达12.7%，红籼米较低，仅为7.0%。稻米蛋白质组成中，赖氨酸和苏氨酸较欠缺，分别为第一限制性氨基酸和第二限制性氨基酸，赖氨酸含量占总蛋白质的3.5%左右，略高于其他谷类。稻米蛋白质与其他谷类蛋白质相比较，其生物效价和蛋白质功效比值都较高（见表4-2）。值得注意的是，糙米皮层即糠层是稻米营养素最丰富的部分，从营养角度上看，糙米或低精度的大米显然优于高精度大米。

表4-2　几种蛋白质的生物效价和功效比值

蛋 白 源	生 物 效 价	功 效 比 值
大　米	77	1.4～2.6
小　麦	67	1.0
玉　米	60	1.2
大　豆	58	0.7～1.8
鸡　蛋	100	4.0
棉　子	59	1.3～2.1

稻谷碳水化合物的含量一般在77%左右，主要存在于胚乳中。按直链淀粉含量，稻米可分为糯性、低含量、中等含量、高含量几种类型。糯性稻米可用于制糖、甜食和色拉调味汁，低直链淀粉稻米可用作婴儿食品、早餐大米片和发酵米糕，中直链淀粉稻米可用于制作发酵大米饼，高直链淀粉是理想的米粉丝原料。

稻谷中脂类含量一般为2.6%～3.9%。脂类在稻米籽粒中的分布不均匀，谷胚中含量最高，其次是谷皮和糊粉层，胚乳中含量极少。米糠主要由糊粉层和谷胚组成，含丰富的脂类物质。大米中可能只含有0.3%～0.5%的脂类，随大米精度的提高而下降。实际上，脂类含量可用来测定大米的加工精度。糙米中的脂类物质主要分布在米粒外层和谷胚。糙米中80%的脂类在皮层中，其余20%分布在胚乳中。

稻米中B族维生素主要分布于谷皮和米胚中，大米外层维生素含量高，越靠近米粒中心含量越低。相对糙米而言，精米中维生素B_1的含量很低，长期食用高精度大米，会使人体内维生素B_1缺乏。

（3）营养价值评估。从矿物质元素的角度评估，糙米的营养价值优于精度加工的大米。在大米中，以植酸盐形式存在的磷就占总磷含量的40%，核酸中占46%，碳水化合物中占10%，无机磷占3%，磷脂中占1%。米糠中磷元素的分布是：以植酸盐形式占到90%，核酸中4%，无机磷2%，磷脂中占1%。钾盐和镁盐是两种重要的植酸盐。

2. 小麦

小麦是世界上种植最广泛的作物之一，除南极外，小麦种植遍布世界各大洲。从北极圈到南纬45°。除少数热带岛国外，从海平面到海拔4 570 m的高原都有小麦种植。小麦的种植面积约占谷类种植面积的31%，产量接近谷类总产量的30%，两者均居谷类作物之首。世界上有1/3以上人口以小麦为主要食用谷类。

小麦在我国的种植极为广泛，北自黑龙江漠河县，南到海南岛，西起新疆的塔什库尔干塔吉克自治县，东抵沿海各省都有小麦种植。其种植面积约占粮食作物总面积的26%，产量约占总产量的22%，两者均次于水稻居第二位。尽管我国从1983年以来小麦总产量已跃居世界首位，但目前仍是世界第二大小麦进口国。

（1）小麦的种类很多，一般根据其播种期、皮色或粒质进行分类。

一是按播种期分类，可分为冬小麦和春小麦。冬小麦耐寒性较强，一般是秋末冬初播种，第二年夏初成熟收获。春小麦耐寒性较弱，越冬困难，一般春季播种，当年秋季收获。春小麦皮层较厚，颜色深，多为褐色，硬质麦多，面筋含量高，品质较好，但出粉率较低，粉色较差；冬小麦一般皮层较薄，颜色浅，白皮麦多，硬质麦较少，但出粉率较高，粉色较好。

二是按麦粒皮色分类，可分为红皮麦、白皮麦、花麦三类。红皮小麦的皮层颜色为红褐色或深红色，白皮小麦的皮层呈乳白色或黄白色，红皮麦与白皮麦互混时为花麦。红皮麦皮层较厚，出粉率较低，粉色较差，但筋力较好；白皮麦皮与红皮麦皮性状相反。

三是按麦粒粒质分类，可分为硬质小麦与软质小麦两类。硬质麦皮色较深，籽粒不如软质麦饱满，但面筋含量较高，品质较好，适于制作面包；软质麦皮色较浅，籽粒饱满，但面筋含量较低，适于制作饼干和糕点。

（2）小麦的营养价值包括蛋白质、碳水化合物、脂类等方面。小麦蛋白质含量略高于稻米，一般在10%以上，由清蛋白、球蛋白、麦醇溶蛋白（又称麦胶蛋白、醇溶麦谷蛋白）和麦谷蛋白组成。麦谷蛋白包括可溶解于稀酸或稀碱的可溶性谷蛋白和不溶性谷蛋白（也称残余蛋白或胶状蛋白）。小麦制粉后，保留在面粉中的蛋白质主要是麦醇溶蛋白和麦谷蛋白。

小麦碳水化合物含量为74%～78%，其主要形式是淀粉。小麦淀粉对面制食品特别是对面条等的品质影响极大。

小麦谷胚脂类含量最高，麦麸次之，胚乳最少。由于小麦胚含有活力很强的脂肪酶，与脂类反应而使之酸败变味，为了避免小麦粉在储藏中因脂类分解产生的游离脂肪酸而影响品质，在制粉时应使谷胚与胚乳分离，不使其混入小麦粉中。

小麦含有较多的B族维生素，如维生素B_1、烟酸、泛酸、吡哆醇等，主要分布在糊粉层和谷

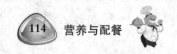

胚中,在谷胚中还含有较多维生素 E 等。所含的矿物质也较为丰富,主要有钙、镁、锌、锰、铜等。

3. 玉米

玉米生长适应性强、耐旱、种植范围很广,也是一种世界性的作物。种植面积及产量仅次于小麦居第二位。玉米也是我国主要谷类之一,在我国粮食总产量中所占的比例仅次于稻谷和小麦,居第三位。

玉米按粒色粒质分为黄玉米、白玉米、糯玉米和杂玉米。玉米蛋白质生物效价较低,为 60,主要原因是玉米蛋白质不仅赖氨酸含量低,色氨酸和苏氨酸含量也不高。在玉米粉中掺入一定量的食用豆饼粉,可提高玉米蛋白质的营养价值。脂肪组成中,亚油酸的比例高于稻米和小麦粉,达 54% 以上。玉米和其他谷物类营养成分比较见表 4-3。

表 4-3　玉米和其他谷类的主要营养成分与比较(每 100 g)

食物名称	蛋白质 /g	脂肪 /g	膳食纤维 /g	碳水化合物/g	维生素 B_1 /mg	维生素 B_2 /mg	钙 /mg	铁 /mg
玉米粉	8.1	3.3	5.6	75.2	0.26	0.09	22.0	3.2
小　麦	11.9	1.3	10.8	75.2	0.40	0.10	34.0	5.1
稻　米	7.4	0.8	0.7	77.9	0.11	0.05	13.0	2.3
小　米	9.0	3.1	1.6	75.1	0.33	0.10	41.0	5.1
荞　麦	9.3	2.3	6.5	73.0	0.28	0.16	47.0	6.2
黑　米	9.4	2.5	3.9	72.2	0.33	0.13	12.0	1.6

资料来源:中国疾病预防控制中心营养与健康所,杨月欣.2018 中国食物成分标准版[M].6 版.北京:北京大学出版社,2018.

玉米中所含烟酸多为结合型,不能被人体吸收利用。若在玉米食品中加入少量小苏打或食碱,能使结合型烟酸分解为游离型。嫩玉米中含有一定量的维生素 C。玉米加工时,可提取出玉米胚。玉米胚的脂肪含量丰富,出油率达 16%～19%。玉米油是优质食用油,人体吸收率在 97% 以上。它的不饱和脂肪酸含量占 85% 左右,其中亚油酸占 47.8%,亚麻酸占 0.5%。食用玉米油有助于降低人体血液中胆固醇的含量,因其中还含有丰富的维生素 E。

4. 大麦

我国大麦主要分布在长江流域及黄河、淮河中下游地区,主要产区是江苏、湖北、四川、河南、安徽等省。世界上大部分大麦用作啤酒工业及酒精工业的原料,此外作为动物饲料,只有少量大麦直接用于人类食品。

大麦中蛋白质含量为 10% 左右,赖氨酸含量远高于其他谷类作物籽粒中的含量,同大多数其他谷类一样,赖氨酸仍然是第一限制性氨基酸,苏氨酸是第二限制性氨基酸。大麦中脂类含量约占籽粒重量的 3.3%,约有 1/3 存在于胚芽中。由于胚芽仅占籽粒重量的 3% 左右,胚芽中脂类的含量约为 30%。

5. 燕麦

燕麦的营养价值很高,蛋白质和脂肪含量都高于一般谷类食品,是一种高能食物。燕麦蛋白质中含有人体需要的全部必需氨基酸,特别是赖氨酸含量高。脂肪中含有大量的亚油酸,消化吸收率也较高。

燕麦还有良好的降血脂和预防动脉硬化症的作用。有的实验指出,每天早饭如果能食用50 g莜麦食品,连续 3 个月,可有效地降低血清低密度脂蛋白胆固醇浓度,提高高密度脂蛋白胆固醇水平,而且对肝肾无任何不良反应,这对高脂血症合并肝肾疾病及糖尿病患者更为适用。燕麦常见的主要产品有燕麦片和燕麦粉等。目前以燕麦片煮食的燕麦粥已成为欧美各国主要的即食早餐食品。

6. 荞麦

荞麦又名三角麦,由于其独特的营养价值和药用价值,被认为是世界性新兴作物。目前栽培的荞麦有三种类型,即普通荞麦、鞑靼荞麦和有翅荞麦。

荞麦营养价值很高。荞麦面的蛋白质含量高于大米和玉米粉,脂肪含量低于玉米面而高于大米和小麦粉,维生素的含量也较丰富,此外尚有钙、磷、铁等矿物质。

二、豆类及其制品

豆类可分为大豆类和除此之外的其他豆类。大豆类按种皮的颜色可分为黄、青、黑、褐和双色大豆五种,其他豆类包括蚕豆、豌豆、绿豆、小豆等。豆制品是由大豆或绿豆等原料制作的半成品食物,如豆浆、豆腐、豆腐干等。

豆类作物对复杂气候条件适应性很强,遍布于人类所及的各个地区,不仅可以单独种植,还可以与谷类作物同作,其固氮作用在农业上具有维持土壤肥力的价值,并具有高蛋白特点,是具有粮食、蔬菜、饲料、肥料等多种用途的作物。

(一)营养成分及组成特点

1. 大豆类

大豆类蛋白质含量一般为 35% 左右,其中黑豆的含量最高,达 36%。蛋白质由球蛋白、清蛋白、谷蛋白及醇溶蛋白组成,其中球蛋白含量最高。蛋白质中含有人体需要的全部氨基酸,属完全蛋白,其中赖氨酸含量较多,但蛋氨酸较少,与谷类食物混合食用,可较好地发挥蛋白质的互补作用。

脂肪含量为 15%~20%,以不饱和脂肪酸居多,其中油酸占 32%~36%,亚油酸占51.7%~57.0%,亚麻酸占 2%~10%,此外尚有 1.64% 左右的磷脂。由于大豆富含不饱和脂肪酸,所以是高血压、动脉粥样硬化等疾病患者的理想食物。

碳水化合物的含量为 20%~30%,其组成比较复杂,多为纤维素和可溶性糖,几乎完全不含淀粉或含量极微,在体内较难消化,其中有些在大肠内成为细菌的营养素来源。细菌在肠道内生长繁殖过程中能产生过多的气体而引起肠胀气。

此外,大豆还含有丰富的维生素和矿物质,其中 B 族维生素和铁等的含量较高。干豆类几乎不含维生素 C,但经发芽做成豆芽后,其含量明显提高。

2. 其他豆类

其他豆类主要指扁豆、绿豆、豌豆、芸豆等。这些豆的蛋白质含量为 20%~25%,脂肪含量 1% 左右,碳水化合物在 55% 以上,维生素和矿物质的含量也很丰富(见表 4-4)。

表 4-4 其他豆类营养成分(每 100 g)

名称	蛋白质/g	脂肪/g	膳食纤维/g	碳水化合物/g	胡萝卜素/μg	维生素B₁/μg	维生素B₂/mg	烟酸/mg	维生素E/mg	钙/mg	铁/mg	锌/mg	磷/mg	硒/μg
扁豆	25.3	0.4	6.5	61.9	30	0.3	0.5	2.6	1.9	137.0	19.2	1.9	218.0	32.0
绿豆	21.6	0.8	6.4	62.0	130	0.3	0.1	2.0	11.0	81.0	6.5	2.2	337.0	4.3
小豆	20.2	0.6	7.7	63.4	80	0.3	0.1	2.0	14.4	74.0	7.4	2.2	305.0	3.8
豌豆	20.3	1.1	10.4	65.8	250	0.5	0.2	2.4	8.5	97.0	4.9	2.4	259.0	1.7
芸豆	21.4	1.3	8.3	62.5	180	0.2	0.1	2.0	2.7	176.0	5.4	2.1	218.0	4.6

资料来源:同表 4-3。

3. 豆制品

豆制品包括豆浆、豆腐脑、豆腐、豆腐干、豆腐卷、豆腐皮、豆腐丝等。豆制品在加工过程中一般要经过浸泡、细磨、加热等处理,使其中所含的抗胰蛋白酶破坏,大部分纤维素被去除,因此消化吸收率明显提高。豆制品的营养素种类在加工前后变化不大,但因水分增多,营养素含量相对较少(见表 4-5)。豆芽一般是以大豆和绿豆为原料制作的,在发芽前几乎不含维生素C,但在发芽过程中,其所含的淀粉水解为葡萄糖,可进一步合成维生素C。

表 4-5 不同豆制品的营养素成分(每 100 g)

名 称	水分	蛋白质/g	脂肪/g	膳食纤维/g	碳水化合物/g	胡萝卜素/μg	维生素B₁/μg	维生素B₂/mg	烟酸/mg	维生素E/mg	维生素C/mg	钙/mg	铁/mg	钠/mg
豆腐	82.8	8.1	3.7	0.4	3.9	0	0.04	0.03	0.2	2.7	0	164	1.9	7.2
豆浆	96.4	1.8	0.7	1.1		15.0	0.02	0.02	0.1	0.8	0	10	0.5	3.0
豆腐干	65.2	16.2	3.8	0.8	10.0	0	0.03	0.07	0.3	0	0	308	4.9	76.5
豆腐卷	61.6	17.9	11.6	1.0	6.2	30.0	0.02	0.04	0.4	27.6	0	156	6.1	0
豆腐皮	16.5	44.6	17.4	0.2	18.6	0	0.31	0.11	1.5	20.6	0	116	30.8	9.4
豆腐丝	58.4	21.5	10.5	1.1	5.1	5.0	0.04	0.12	0.5	9.8	0	204	9.1	20.6
腐竹	7.9	44.6	21.7	1.0	21.3	0				27.8	0	77	16.5	26.5
腐乳(白)	68.3	10.9	8.2	0.9	3.9	22.0	0.03	0.04	1	8.4	0	61	3.8	2 460
腐乳(红)	61.2	12	8.1	0.6	7.6	15.0	0.02	0.21	0.5	7.2	0	87	11.5	3 091

资料来源:同表 4-3。

(二)豆类及其制品的合理利用

不同加工和烹调方法,对大豆蛋白质的消化率有明显的影响。整粒熟大豆的蛋白质消化率仅为 65.3%,但加工成豆浆可达 84.9%,豆腐可提高到 92%~96%。

含有抗胰蛋白酶的因子,能抑制胰蛋白酶的消化作用,使大豆难以分解为人体可吸收利用的各种氨基酸。经过加热煮熟后,这种因子即被破坏,消化率随之提高,所以大豆及其制品须经充分加热煮熟后再食用。

豆类中膳食纤维含量较高,特别是豆皮。因此国外有人将豆皮经过处理后磨成粉,作为高纤维用于烘焙食品。据报道,食用含纤维的豆类食品可以明显降低血清胆固醇,对冠心病、糖尿病及肠癌也有一定的预防及治疗作用。提取的豆类纤维加到缺少纤维的食品中,不仅改善食品的松软性,还有保健作用。

三、蔬菜类

蔬菜按其结构及可食部分不同,可分为叶菜类、根茎类、瓜茄类和鲜豆类,所含的营养成分因其种类不同,差异较大。蔬菜是维生素和矿物质的主要来源。此外还含有较多的纤维素、果胶和有机酸,能刺激胃肠蠕动和消化液的分泌,因此它们还能促进食欲和帮助消化。蔬菜在体内的最终代谢产物呈碱性,故称"碱性食品",维持体内酸碱平衡。

(一)蔬菜的主要营养成分及组成特点

1. 叶菜类

叶菜类主要包括白菜、菠菜、油菜、韭菜、苋菜等,是胡萝卜素、维生素 B_2、维生素 C 和矿物质及膳食纤维的良好来源。绿叶蔬菜和橙色蔬菜营养素含量较为丰富,特别是胡萝卜素的含量较高,维生素 B_2 含量虽不很丰富,但在我国居民膳食中仍将叶菜类作为维生素 B_2 的主要来源(见表 4-6)。

表 4-6 叶菜类维生素和矿物质含量比较(每 100 g)

食物名称	胡萝卜素/μg	维生素 B_2/mg	维生素 C/mg	钙/mg	镁/mg	铁/mg	锌/mg	硒/μg
白菜	250	0.07	47	69	12	0.50	0.21	0.33
菠菜	2 920	0.11	32	66	58	2.90	0.85	0.97
韭菜	1 410	0.09	24	42	25	1.60	0.43	1.38
金针菜	1 840	0.21	10	301	85	8.10	3.99	4.22
苜蓿	2 640	0.73	118	713	61	9.70	2.01	8.53
油菜	620	0.11	36	108	22	1.20	0.33	0.79

资料来源:同表 4-3。

2. 根茎类

根茎类主要包括萝卜、荸荠、藕、山药、芋艿、葱、蒜、竹笋等。根茎类蛋白质含量为 1% ~ 2%,脂肪含量不足 0.5%,碳水化合物含量相差较大,低者 5% 左右,高者可达 20% 以上。膳食纤维的含量较叶菜类低,约为 1%。维生素和矿物质含量见表 4-7。胡萝卜中含胡萝卜素最多,每 100 g 中可达 4 130 μg。大蒜、芋艿、洋葱、马铃薯等含硒量最高。

表 4-7 根茎类维生素和矿物质含量比较(每 100 g)

食物名称	胡萝卜素/μg	维生素 C/mg	钙/mg	镁/mg	铁/mg	锌/mg	硒/μg
白萝卜	20	21	36	16	0.5	0.3	0.6
胡萝卜	4 130	13	32	14	1.0	0.2	0.6

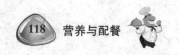

(续表)

食物名称	胡萝卜素 /μg	维生素C /mg	钙 /mg	镁 /mg	铁 /mg	锌 /mg	硒 /μg
藕	20	44	39	19	1.4	0.2	0.4
山药	20	5	16	20	0.3	0.3	0.6
大蒜	30	7	39	21	1.2	0.9	3.1
洋葱	3	8	24	15	0.6	0.2	0.9

资料来源：同表 4-3。

3. 瓜茄类

瓜茄类主要包括冬瓜、南瓜、丝瓜、黄瓜、茄子、番茄、辣椒等。瓜茄类因水分含量高，营养素含量相对较低。蛋白质含量为 0.4%～1.3%，脂肪微量，碳水化合物 0.5%～3.0%。膳食纤维含量、胡萝卜素含量以南瓜、番茄和辣椒中最高，维生素 C 含量以辣椒、苦瓜中较高（见表 4-8），番茄是维生素 C 的良好来源。辣椒中还含有丰富的硒、铁和锌，是一种营养价值较高的植物。

表 4-8　瓜茄类维生素和矿物质含量与比较（每 100 g）

食物名称	胡萝卜素 /μg	维生素C /mg	钙 /mg	镁 /mg	铁 /mg	锌 /mg
冬瓜	80	18	19	8	0.2	0.1
黄瓜	90	9	24	15	0.5	0.2
苦瓜	100	56	14	18	0.7	0.4
南瓜	890	8	16	8	0.4	0.1
番茄	550	19	10	9	0.4	0.1
辣椒	1 390	144	37	16	1.4	0.3

资料来源：同表 4-3。

4. 鲜豆类

鲜豆类包括毛豆、豇豆、四季豆、扁豆、豌豆等，与其他蔬菜相比，营养素含量相对较高。蛋白质含量为 2%～14%，平均 4% 左右，其中毛豆和上海出产的发芽豆可达 12% 以上；脂肪含量不高，除毛豆外，均在 0.5% 以下；碳水化合物为 4% 左右，膳食纤维为 1%～3%。此外，还含有丰富的钾、钙、铁、锌、硒等。铁的含量以发芽豆、刀豆、蚕豆、毛豆较高，每 100 g 中含量在 3 mg 以上。蚕豆、豌豆和芸豆中锌含量较高，每 100 g 中含量均超过 1 mg，玉豆、龙豆、毛豆、豆角和蚕豆中硒含量较高，每 100 g 中的含量在 2 μg 以上。

5. 菌藻类

菌藻类食物包括食用菌和藻类食物。食用菌是指供人类食用的真菌，有 500 多个品种，常见的有蘑菇、香菇、银耳、木耳等。藻类是无胚、自养、以孢子进行繁殖的低等植物，供人类食用的有海带、紫菜、发菜等。

菌藻类食物富含蛋白质、膳食纤维、碳水化合物、维生素和微量元素。蛋白质含量以发菜、香菇和蘑菇最为丰富,在20%以上。蛋白质氨基酸组成比较均衡,必需氨基酸含量占蛋白质总量的60%以上。脂肪含量低,约为1.0%。碳水化合物含量为20%～35%,银耳和发菜中的含量较高,达35%左右。胡萝卜素含量差别较大,在紫菜和蘑菇中含量丰富,其他菌藻中较低(见表4-9)。维生素 B_1 和维生素 B_2 含量也比较高。微量元素含量丰富,尤其是铁、锌和硒,是其他食物的数倍甚至十余倍。

表4-9 菌藻类维生素和矿物质含量与比较(每100 g)

食物名称	蛋白质/g	膳食纤维/g	碳水化合物/g	胡萝卜素/μg	钙/mg	铁/mg	锌/mg	硒/μg
蘑菇	21.0	21.0	31.7	1 640	127	—	6.3	39.2
黑木耳	12.1	29.9	35.7	100	247	97.4	3.2	3.7
香菇	20.0	31.6	30.1	20	83	10.5	8.6	6.4
海带	1.8	6.1	17.3	240	348	4.7	0.7	5.8
紫菜	26.7	21.6	22.5	1 370	264	54.9	2.5	7.2

资料来源:同表4-3。

(二) 蔬菜类食物的合理利用

蔬菜所含的维生素和矿物质易溶于水,所以宜先洗后切,以减少蔬菜与水和空气的接触面积,避免损失。洗好的蔬菜放置时间不宜过长,以避免维生素氧化破坏,尤其要避免将切碎的蔬菜长时间地浸泡在水中。烹调时要尽可能做到急火快炒。有实验表明,蔬菜煮3分钟,其中维生素C损失5%,10分钟达30%。为了减少损失,烹调时加少量淀粉,可有效保护维生素C不被破坏。

菌藻类食物除了提供丰富的营养素外,还具有明显的保健作用。研究发现,蘑菇、香菇和银耳中含有多糖物质,具有提高人体免疫功能和抗肿瘤作用。香菇中所含的香菇嘌呤,可抑制体内胆固醇形成和吸收,促进胆固醇分解和排泄,有降血脂作用。黑木耳能抗血小板聚集和降低血凝,减少血液凝块,防止血栓形成,有助于防治动脉粥样硬化。海带因含有大量的碘,临床上常用来治疗缺碘性甲状腺肿。

此外,在食用菌藻类食物时,还应注意卫生。例如,银耳易被酵米面黄杆菌污染,食后可发生食物中毒;食用海带时,应注意用水洗泡,因海带中含砷较高,可达35～50 mg/kg,大大超过国家食品卫生标准(0.5 mg/kg)。

四、水果类

水果类可分为鲜果、干果、坚果和野果。水果与蔬菜一样,主要提供维生素和矿物质。水果也属碱性食品。

(一) 水果的主要营养成分

1. 鲜果及干果类

鲜果种类很多,主要有苹果、橘子、桃、梨、杏、葡萄、香蕉和菠萝等。新鲜水果的水分含量较高,营养素含量相对较低。蛋白质、脂肪含量均不超过1%,碳水化合物含量差异较大,低者

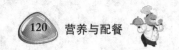

为 6%，高者可达 28%。矿物质含量除个别水果外，相差不大。维生素 B_1 和维生素 B_2 含量也不高，胡萝卜素和维生素 C 含量因品种不同而异，其中含胡萝卜素最高的水果为柑、橘、杏和鲜枣，含维生素 C 丰富的水果为鲜枣、草莓、橙、柑、柿等（见表 4-10）。水果中的碳水化合物主要以双糖或单糖形式存在，所以食之甘甜。

干果是新鲜水果经过加工晒干制成，如葡萄干、杏干、蜜枣等。由于加工影响，维生素损失较多，尤其是维生素 C。但干果便于储运，别具风味，有一定的食用价值。

表 4-10　鲜果类维生素和矿物质含量与比较（每 100 g）

食物名称	碳水化合物/g	胡萝卜素/μg	维生素C/mg	钾/mg	钙/mg	镁/mg	铁/mg	锌/mg
菠萝	9.5	200	18	113	12	8	0.6	0.1
柑橘	11.5	890	28	154	35	11	0.2	0.1
鸭梨	10.0	10	4	77	4	5	0.9	1.1
苹果	12.3	20	4	119	4	4	0.6	0.2
葡萄	9.9	50	25	104	5	8	0.4	0.2
香蕉	20.8	60	8	256	7	43	0.4	0.2

资料来源：同表 4-3。

2. 坚果

坚果是以种仁为食用部分，因外覆木质或革质硬壳，故称坚果。坚果可以分为油脂类坚果和淀粉类坚果：前者富含油脂，包括核桃、榛子、杏仁、松子、香榧、腰果、花生、葵花子、西瓜子、南瓜子等；后者淀粉含量高而脂肪很少，包括栗子、银杏、莲子、芡实等。坚果是一类营养价值较高的食品，其共同特点是低水分含量和高能量，富含各种矿物质和 B 族维生素。从营养素含量而言，富含脂肪的坚果优于淀粉类坚果，然而因为坚果类所含能量较高，虽为营养佳品，亦不可过量食用，以免肥胖。

（1）蛋白质。富含油脂的坚果蛋白质含量多在 12%~22% 之间，其中有些蛋白质含量更高，如西瓜子和南瓜子蛋白质含量达 30% 以上。淀粉类干果中以栗子的蛋白质含量最低，为 4%~5%，芡实为 8% 左右，而银杏和莲子都在 12% 以上，与其他含油坚果相当。

坚果类的蛋白质氨基酸组成各有特点（见表 4-11），如澳洲坚果不含色氨酸，花生、榛子和杏仁缺乏含硫氨基酸，核桃缺乏蛋氨酸和赖氨酸。巴西坚果则富含蛋氨酸，葵花子含硫氨基酸丰富，但赖氨酸稍低，芝麻赖氨酸不足。栗子虽然蛋白质含量低，但蛋白质质量较高。总的来说，坚果类是植物性蛋白质的重要补充来源，但其生物效价较低，需要与其他食品营养互补后方能发挥最佳的营养作用。

表 4-11　几种坚果类食品氨基酸组成与鸡蛋氨基酸评分模式的比较

氨基酸 ＼ 坚果	杏仁	巴旦杏	核桃	榛子	花生仁	芝麻	鸡蛋
异亮氨酸	3.9	3.0	4.1	3.4	3.3	3.7	4.9
亮氨酸	7.0	5.8	7.8	7.0	6.5	6.9	8.1

（续表）

氨基酸＼坚果	杏 仁	巴旦杏	核 桃	榛 子	花生仁	芝 麻	鸡 蛋
赖氨酸	3.0	1.5	3.3	3.4	3.5	3.2	6.6
蛋氨酸	0.4	1.8	2.7	1.1	1.1	3.0	2.8
胱氨酸	1.1	—	—		1.4	3.0	1.9
苯丙氨酸	5.6	6.3	7.5	7.4	4.9	4.3	4.8
酪氨酸	2.5	—	—		3.5	3.7	3.8
苏氨酸	2.8	2.3	3.2	2.1	2.5	3.8	4.5
色氨酸	0.9	—	—		0.9	2.0	1.7
缬氨酸	4.8	5.2	4.3	4.1	3.9	5.1	5.4

资料来源：葛可佑. 中国营养师培训教材[M]. 北京：人民卫生出版社，2005.

（2）脂肪。脂肪是富含油脂坚果类食品中极其重要的成分。这些坚果的脂肪含量通常达40％以上，其中澳洲坚果更高达 70％以上，故绝大多数坚果类食品所含能量很高，可达 2 092～2 929 kJ/100 g(500～700 kcal/100 g)。

坚果类当中的脂肪多为不饱和脂肪酸，富含必需脂肪酸，是优质的植物性脂肪。葵花子、核桃和西瓜子的脂肪中特别富含亚油酸，不饱和程度很高。一些坚果脂肪中单不饱和脂肪酸的比例较大。例如，榛子、澳洲坚果、杏仁和美洲山核桃中的脂肪酸当中，57％～83％为单饱和脂肪酸；花生、松子和南瓜子所含脂肪酸中，有 40％左右来自单不饱和脂肪酸；巴西坚果、腰果和榛子中约有 1/4 的脂肪酸为单不饱和脂肪酸。

温带所产坚果的不饱和脂肪酸含量普遍高于热带所产坚果，通常达 80％以上。然而腰果在热带坚果中不饱和脂肪酸含量最高，达 88％。澳洲坚果不仅脂肪含量最高，而且所含脂肪酸种类达 10 种以上，因而具有独特的风味。

（3）碳水化合物。富含油脂的坚果中可消化碳水化合物含量较少，多在 15％以上。如花生为 5.2％，榛子为 4.9％。富含淀粉的坚果则是碳水化合物的好来源，如银杏淀粉含量为72.6％，干栗子为 77.2％，莲子为 64.2％。它们可在膳食中与粮食类主食一同烹调成美味的食品。

坚果类的膳食纤维含量也较高，如花生膳食纤维含量达 6.3％，榛子为 9.6％，中国杏仁更高达 19.2％。此外，坚果类还含有低聚糖和多糖类物质。栗子、芡实等虽然富含淀粉，膳食纤维含量在 2.0％～3.0％之间，但由于其淀粉结构与大米、面粉不同，其血糖生成指数也远比精制米面低，如栗子粉的血糖生成指数为 65。

（4）维生素。坚果类是维生素 E 和 B 族维生素的良好来源，包括维生素 B_1、维生素 B_2、烟酸和叶酸。富含油脂的坚果含有大量的维生素 E，淀粉坚果含量低一些，然而它们同样含有较为丰富的水溶性维生素，杏仁中的维生素 B_2、B_1 含量特别突出。很多坚果品种含少量胡萝卜素，如榛子、核桃、花生、葵花子、松子的胡萝卜素含量为 0.03～0.07 mg/100 g，鲜板栗和开心果达 0.1 mg/100 g 以上。一些坚果中含有相当数量的维生素 C，如栗子和杏仁为 25 mg/100 g左右，可作为膳食中维生素 C 的补充来源。

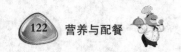

（5）矿物质。坚果富含钾、镁、磷、钙、铁、锌、铜等营养成分。坚果中钾、镁、锌、铜等元素含量特别高。在未经炒制之前，其中钠含量普遍较低。一些坚果含有较丰富的钙，如美国杏仁和榛子都是钙的较好来源。一般富含淀粉的坚果矿物质含量略低，而富含油脂的坚果矿物质含量更为丰富。

（二）野果

野果在我国蕴藏十分丰富，这类资源亟待开发利用。野果含有丰富的维生素 C、有机酸和生物类黄酮，下面简单介绍几种重要野果。

（1）沙棘又名醋柳，果实含脂肪 6.8%，种子含脂肪 12%，含有较多的维生素 C（每 100 g 含 1 000～2 000 mg）、胡萝卜素和维生素 E 等。

（2）金樱子又名野蔷薇果，盛产于山区，每 100 g 含维生素 C 1 500～3 700 mg。

（3）猕猴桃，每 100 g 含维生素 C 700～1 300 mg，最高可达 2 000 mg，并含有生物类黄酮和其他未知的还原物质。

（4）刺梨，盛产于西南诸省，每 100 g 含维生素 C 2 585 mg，比柑橘高 50～100 倍。

（5）番石榴，每 100 g 含维生素 C 358 mg，并含有胡萝卜素（0.05 mg/100 g）和维生素 B_2（0.44 mg/100 g）。

（三）水果的合理利用

水果除含有丰富的维生素和矿物质外，还含有大量的非营养素的生物活性物质，可以防病治病，也可致病。食用时应予注意。如梨有清热降火、润肺去燥等功能，对于肺结核、急性或慢性气管炎和上呼吸道感染患者出现的咽干、喉疼、痰多而稠等有辅助疗效，但产妇、胃寒及脾虚泄泻者不宜食用。又如红枣，可增强机体抵抗力，对体虚乏力、贫血者适用，但龋齿疼痛、下腹胀满、大便秘结者不宜食用。

杏仁中含有杏仁苷，柿子中含有柿胶酚，如食用不当，可引起溶血性贫血、消化性贫血、消化不良、柿结石等疾病。

鲜果类水分含量高，易于腐烂，宜冷藏。坚果水分含量低而较耐储藏，但含油坚果的脂肪含不饱和脂肪酸的比例较高，易受氧化而酸败变质，故而应当保存于干燥阴凉处，并尽量隔绝空气。

第二节　动物性食物的营养价值

动物性食物包括畜禽肉、禽蛋类、水产类和奶类。动物性食物是人体优质蛋白、脂类、脂溶性维生素、B 族维生素和矿物质的主要来源。

一、畜禽肉

畜禽肉是指畜类和禽类的肉，前者指猪、牛、羊、兔、马、骡、驴、犬、鹿、骆驼等牲畜的肌肉、内脏及其制品，后者包括鸡、鸭、鹅、火鸡、鹌鹑、鸵鸟、鸽等的肌肉及其制品。畜禽肉的营养价值较高，饱腹作用强，可加工烹制成各种美味佳肴，是一种食用价值很高的食物。

（一）畜禽肉的主要营养成分及组成特点

1. 水分

肌肉中的水分含量约为 75％，以结合水、不易流动的水和自由水的形式存在。结合水约占肌肉总水分的 5％，于蛋白质分子表面借助极性基团与水分子的静电引力紧密结合，形成水分子层；不易流动的水约占肌肉总水分的 80％，以不易流动水状态存在于肌原丝、肌原纤维及肌膜之间；自由水约占肌肉总水分的 15％，存在于细胞外间隙，能自由流动。

2. 蛋白质

畜禽肉的蛋白质为完全蛋白质，含有人体必需的各种氨基酸，并且必需氨基酸的构成比例接近人体需要，因此易被人体充分利用，营养价值高，属于优质蛋白质。

畜禽肉中的蛋白质含量为 10％～20％，因动物的种类、年龄、肥瘦程度以及部位而异。在畜肉中，猪肉的蛋白质含量在 13.2％左右；牛肉高达 20％；羊肉介于猪肉和牛肉之间；兔肉、马肉、鹿肉和骆驼肉的蛋白质含量也达 20％左右。在禽肉中，鸡肉的蛋白质含量较高，约 20％；鸭肉约 16％；鹅肉约 18％；鹌鹑的蛋白质含量也高达 20％。

动物不同部位的肉，因肥瘦程度不同，其蛋白质含量差异较大。例如，猪通脊肉蛋白质含量约为 21％，后臀尖约为 15％，肋条肉约为 10％，奶脯仅为 8％；牛通脊肉的蛋白质含量为 22％左右，后腿肉约为 20％，腹肋肉约为 18％，前腿肉约为 16％；羊前腿肉的蛋白质含量约为 20％，后腿肉约为 18％，通脊和胸腹肉约为 17％；鸡胸肉的蛋白质含量约为 20％，鸡翅约为 17％。

畜禽的皮肤和筋腱主要由结缔组织构成。结缔组织的蛋白质含量为 35％～40％，其中绝大部分为胶原蛋白和弹性蛋白。例如，猪皮含蛋白质 28％～30％，其中 85％是胶原蛋白。由于胶原蛋白和弹性蛋白缺乏色氨酸和蛋氨酸等人体必需氨基酸，为不完全蛋白质，因此以猪皮和筋腱为主要原料的食品（如膨化猪皮、猪皮冻、蹄筋等）的营养价值较低，需要和其他食品配合，补充必需的氨基酸。

3. 脂肪

畜肉脂肪组成以饱和脂肪酸为主，主要由硬脂酸、棕榈酸和油酸等组成，熔点较高。禽肉脂肪含有较多的亚油酸，熔点低，易于消化吸收。

脂肪含量因动物的品种、年龄、肥瘦程度、部位等不同而有较大差异，低者为 2％，高者可达 89％以上。在畜肉中，猪肉的脂肪含量最高，羊肉次之，牛肉最低。例如：猪瘦肉中的脂肪含量为 6.2％，羊瘦肉为 3.9％，而牛瘦肉仅为 2.3％。

必需脂肪酸的含量与组成是衡量食物油脂营养价值的重要方面。动物脂肪所含有的必需脂肪酸明显低于植物油脂，因此其营养价值低于植物油脂。在动物脂肪中，禽类脂肪所含必需脂肪酸的量高于家畜脂肪；家畜脂肪中，猪脂肪的必需脂肪酸含量又高于牛、羊等反刍动物的脂肪。总的来说，禽类脂肪的营养价值高于畜类脂肪。

4. 碳水化合物

畜肉的碳水化合物含量为 1％～3％，平均 1.5％，主要以糖原的形式存在于肌肉和肝脏中。动物在宰前过度疲劳，糖原含量下降，宰后放置时间过长，也可因酶的作用，使糖原含量降低，乳酸相应增高，pH 下降。

5. 矿物质

畜肉的矿物质含量一般为 0.8％～1.2％，瘦肉中的含量高于肥肉，内脏高于瘦肉。

铁的含量为 5 mg/100 g 左右,以猪肝最丰富。畜禽肉中的铁主要以血红素形式存在,消化吸收率很高。在内脏中还含有丰富的锌和硒。牛肾和猪肾的硒含量是其他一般食品的数十倍。此外,畜禽肉还含有较多的磷、硫、钾、钠、铜等。钙的含量虽然不高,但吸收利用率很高。

禽类的肝脏中富含多种矿物质,且平均水平高于禽肉。肝脏和血液中铁的含量十分丰富,高达 10～30 mg/100 g 以上,可称铁的最佳膳食来源。禽类的心脏和胗也是含矿物质非常丰富的食物。

6. 维生素

畜禽肉可提供多种维生素,主要以 B 族维生素和维生素 A 为主。内脏含量比肌肉中多,其中肝脏的含量最为丰富,特别富含维生素 A 和维生素 B_2,维生素 A 的含量以牛肝和羊肝为最高,维生素 B_2 含量则以猪肝中最丰富(见表 4 - 12)。

表 4 - 12   畜禽肉主要营养素含量与比较(每 100 g)

食物名称	蛋白质 /g	脂肪 /g	维生素 A /μg	维生素 B_2 /mg	钙 /mg	铁 /mg	锌 /mg	硒 /μg
牛肉(肥瘦)	19.9	4.2	7	0.14	23	3.3	4.73	6.43
羊肉(肥瘦)	19.0	14.1	22	0.14	6	2.3	3.22	32.20
猪肉(瘦)	20.3	6.2	44	0.10	6	3.0	2.99	9.50
鸡肉	19.3	9.4	48	0.09	9	1.4	1.09	11.75
鸭肉	15.5	19.7	52	0.22	6	2.2	1.33	12.25
鹅肉	17.9	19.9	42	0.23	4	3.8	1.36	17.68
猪肝	19.3	3.5	4 972	2.08	6	22.6	5.78	19.21
猪肾	15.4	3.2	41	1.14	12	6.1	2.56	111.77

资料来源:同表 4 - 3。

7. 浸出物

畜肉的浸出物是指除蛋白质、盐类、维生素外能溶于水的物质,包括含氮浸出物和无氮浸出物。

(1) 含氮浸出物。含氮浸出物为非蛋白质的含氮物质,占肌肉化学成分的 1.65%,占总含氮物质的 11%,多以游离状态存在,是肉品呈味的主要成分。这类物质可分为以下几大类。核苷酸类:主要有三磷酸腺苷(ATP)、二磷酸腺苷(ADP)、一磷酸腺苷(AMP)、肌苷酸(IMP)等。胍基化合物:包括胍、甲基胍、肌酸、肌酐,以肌酸含量相对较多。除以上各种含氮化合物以外,还有嘌呤、游离氨基酸、肉毒碱、尿素、胺等。

(2) 无氮浸出物。无氮浸出物为不含氮的可浸出的有机化合物,包括糖类和有机酸,占肌肉化学成分的 1.2%。糖类在肌肉中含量很少,主要有糖原、葡萄糖、葡萄糖-6-磷酸酯、果糖和核糖。肌肉中的有机酸主要是糖酵解生成的乳酸,另外还有羟基乙酸、丁二酸及微量的糖酵解中间产物。

(二)畜禽肉的合理利用

畜禽肉蛋白质营养价值较高,含有较多的赖氨酸,宜与谷类食物搭配食用,以发挥蛋白质的互补作用。为了充分发挥畜禽肉营养作用,还应注意将畜禽肉分散到每餐膳食中,防止集中食用。

　　畜肉的脂肪和胆固醇含量较高,脂肪主要由饱和脂肪酸组成,食用过多易引起肥胖和高脂血症等疾病,因此膳食中的比例不宜过多。但是禽肉的脂肪含不饱和脂肪酸较多,因此老年人及心血管疾病患者宜选用禽肉。其内脏含有较多的维生素、铁、锌、硒、钙,特别是肝脏,维生素B₂和维生素 A 的含量丰富,因此宜经常食用。

二、蛋类及蛋制品

　　蛋类包括鸡蛋、鸭蛋、鹅蛋、鹌鹑蛋、鸽蛋、鸵鸟蛋及其加工制成的咸蛋、松花蛋等。蛋类的营养素不仅含量丰富,而且质量也很好,是一类营养价值较高的食品。

(一)蛋的结构

　　蛋类的结构基本相似,主要由蛋壳、蛋清和蛋黄三部分组成。蛋壳位于蛋的最外层,在蛋壳最外面有一层水溶性胶状黏蛋白,可防止微生物进入蛋内和蛋内水分及二氧化碳过度向外蒸发。当蛋生下来时,这层膜即附着在蛋壳的表面,外观无光泽,呈霜状,根据此特征,可鉴别蛋的新鲜程度。如蛋外表面呈霜状,无光泽而清洁,表明蛋是新鲜的;如无霜状物,且油光发亮不清洁,说明蛋已不新鲜。由于这层膜是水溶性的,在储存时要防潮,不能水洗或雨淋,否则蛋会很快变质腐败。蛋清位于蛋壳与蛋黄之间,主要是卵白蛋白,遇热、碱、醇类会发生凝固;遇氯化物或某些化学物质,浓厚的蛋白则水解为水样的稀薄物。根据这种性质,蛋可加工成松花蛋和咸蛋。蛋黄呈球形,由两根系带固定在蛋的中心。随着保管时间的延长和外界温度升高,系带逐渐变细,最后消失,蛋黄随系带变化,逐渐上浮贴壳。由此也可鉴别新鲜程度。

　　蛋壳重量约占整个鸡蛋的 11%~13%,一般蛋黄约占可食部分的 1/3 左右。新鲜鸡蛋清pH 为 7.6~8.0,蛋黄 pH 为 6.0~6.6。鲜蛋打开后三层蛋清层次分明,蛋黄系带清晰完整。随着储藏时间的延长,pH 渐渐上升,浓蛋清部分渐渐变稀,蛋黄系带消失,蛋黄从中央移开,蛋黄膜弹性减弱甚至破裂。

(二)蛋类的主要营养成分及组成特点

　　蛋的微量营养成分受到品种、饲料、季节等多方面因素的影响,但蛋中大量营养素含量总体上基本稳定,各种蛋的营养成分有共同之处。

1. 蛋白质

　　蛋类蛋白质含量一般在 10% 以上。全鸡蛋蛋白质的含量为 12% 左右,蛋清中略低,蛋黄中较高,加工成咸蛋或松花蛋后,变化不大(见表 4-13)。

表 4-13　畜蛋的主要营养素含量与比较(每 100 g)

食物名称	蛋白质/g	脂肪/g	维生素A/μg	维生素B₂/g	钙/mg	铁/mg	锌/mg	磷/mg
鸡蛋(白皮)	12.7	9.0	310	0.3	48	2.0	1.0	176
鸭蛋	12.6	13.0	261	0.4	62	2.9	1.7	226
咸鸭蛋	12.7	12.7	134	0.3	118	3.6	1.7	231

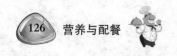

（续表）

食物名称	蛋白质 /g	脂肪 /g	维生素 A /μg	维生素 B₂ /g	钙 /mg	铁 /mg	锌 /mg	磷 /mg
鹅蛋	11.1	15.6	192	0.3	34	4.1	1.4	130
松花蛋（鸡）	14.8	10.6	310	0.1	26	3.9	2.7	263

资料来源：同表 4-3。

蛋清当中所含的蛋白质超过 40 种，其中主要蛋白质包括卵清蛋白、卵伴清蛋白等，其含量共占蛋清总蛋白的 80％左右。

蛋黄中的主要蛋白质是与脂类相结合的脂蛋白和磷蛋白，其中低密度脂蛋白占 65％，卵黄球蛋白占 10％，卵黄高磷蛋白占 4％，而高密度脂蛋白占 16％。

蛋黄中的蛋白质均具有良好的乳化性质，故而成为色拉酱的主要原料。蛋黄中的蛋白质也具有受热形成凝胶的性质，因此在煮蛋、煎蛋时成为凝固状态。蛋黄凝固点高于蛋清，凝固速度较慢，因此在烹调时蛋黄似乎较难凝固。蛋黄经过冷冻后，蛋白质发生胶凝作用，解冻后黏度增加，在食品加工中所起的功能性质随之劣变。

蛋类生物价最高达 94，是其他食物蛋白质的 1.4 倍左右。蛋白质中赖氨酸和蛋氨酸含量较高，与谷类和豆类食物混合食用，可弥补其赖氨酸或蛋氨酸的不足。蛋中蛋白质中还富含半胱氨酸，加热过度使半胱氨酸部分分解产生硫化氢，与蛋黄中的铁结合可形成黑色的硫化铁。煮蛋中蛋黄表面的青黑色和鹌鹑蛋罐头的黑色物质来源于此。

鲜鸡蛋蛋白的加热凝固温度为 62～640℃，蛋黄为 68～720℃。降低含水量、添加蔗糖均使鸡蛋蛋白质凝固，温度提高，pH 下降；添加钠盐或钙盐则可降低鸡蛋蛋白质的凝固温度。生蛋清中因含有抗蛋白酶活性的卵巨球蛋白、卵类黏蛋白和卵抑制剂，使其消化吸收率仅为 50％左右。烹调后可使各种抗营养因素完全失活，消化率达 96％。因此鸡蛋烹调时应使其蛋清完全凝固。

2．脂类

蛋清中含脂肪极少，98％的脂肪存在于蛋黄当中。蛋黄中的脂肪几乎全部以与蛋白质结合的良好乳化形式存在，因而消化吸收率高。

鸡蛋黄中脂肪含量约 28％～33％，其中中性脂肪含量约占 62％～65％，磷脂占 30％～33％，固醇占 4％～5％。蛋黄中性脂肪的脂肪酸中，以单不饱和脂肪酸油酸最为丰富，约占 50％，亚油酸约占 10％，其余主要是硬脂酸、棕榈酸等。

蛋黄是磷脂的极好来源，所含卵磷脂具有降低血胆固醇的效果，并能促进脂溶性维生素的吸收。鸡蛋黄中的磷脂主要为卵磷脂和脑磷脂，此外尚有神经鞘磷脂。

胆固醇含量极高，主要集中在蛋黄，其中鹅蛋黄含量最高，每 100 g 达 1 696 mg，是猪肝的 7 倍、肥猪肉的 17 倍，加工成咸蛋或松花蛋后，其胆固醇含量无明显变化。

3．碳水化合物

鸡蛋当中碳水化合物含量极低，大约为 1％，分为两种状态存在，一部分与蛋白质相结合而存在，含量为 0.5％左右；另一部分游离存在，含量约 0.4％。后者中 98％为葡萄糖，其余为微量的果糖、甘露糖、阿拉伯糖、木糖和核糖。这些微量的葡萄糖是蛋粉制作中发生美拉德反应的原因之一，因此生产上在干燥工艺之前采用葡萄糖氧化酶除去蛋中的葡萄糖，使其在加工储藏过程中不发生褐变。

4. 矿物质

蛋中的矿物质主要存在于蛋黄部分,蛋清部分含量较低。蛋黄中含矿物质 1.0%～1.5%,其中磷最为丰富,为 240 mg/100 g,钙为 112 mg/100 g。蛋黄是多种微量元素的良好来源,包括铁、硫、镁、钾、钠等。蛋中所含铁元素数量较高,但以非血红素铁形式存在,卵黄高磷蛋白对铁的吸收具有干扰作用,故而生物利用率仅为 3% 左右。

5. 维生素和其他微量活性物质

蛋中维生素含量十分丰富,且品种较为完全,包括所有的 B 族维生素、维生素 A、维生素 D、维生素 E、维生素 K 和微量的维生素 C。其中绝大部分的维生素 A、维生素 D、维生素 E 和大部分维生素 B_1 都存在于蛋黄当中。鸭蛋和鹅蛋的维生素含量总体而言高于鸡蛋。在 0℃ 保藏鸡蛋一个月对维生素 A、维生素 D、维生素 B_1 无影响,但维生素 B_2、烟酸和叶酸分别有 14%、17% 和 16% 的损失。

煎鸡蛋和烤蛋中的维生素 B_1、维生素 B_2 损失率分别为 15% 和 20%,而叶酸损失率最大,可达 65%。煮鸡蛋几乎不引起维生素的损失。散养禽类摄入含类胡萝卜素的青饲料较多,因而蛋黄颜色较深;集中饲养的鸡饲料当中含有丰富的维生素 A,但因为缺乏青叶类饲料故蛋黄颜色较浅,但其维生素 A 含量通常高于散养鸡蛋。为了提高鸡蛋的感官性状,目前也使用一些合成类胡萝卜素,加入饲料中令蛋黄着色。用不同红黄色调的类胡萝卜素进行配比,可以得到最令人满意的蛋黄色泽。饲料中维生素 A 和钙含量过高时抑制蛋黄着色。

蛋黄是胆碱和甜菜碱的良好来源,甜菜碱具有降低血脂和预防动脉硬化的功效。

鸡蛋壳、蛋清和蛋黄中唾液酸(sialicacid)含量分别为 0.002 8%、0.01%、0.095%,而蛋白膜和蛋黄膜的含量分别为 0.02% 和 0.153%,该成分具有一定免疫活性,对轮状病毒有抑制作用。

(三) 蛋类的合理利用

在生鸡蛋蛋清中,含有抗生物素蛋白和抗胰蛋白酶。抗生物素蛋白能与生物素在肠道内结合,影响生物素的吸收,食用者会出现食欲不振、全身无力、毛发脱落、皮肤发黄、肌肉疼痛等生物素缺乏的症状;抗胰蛋白酶能抑制胰蛋白酶的活力,妨碍蛋白质消化吸收,故不可生食蛋清。烹调加热可破坏这两种物质,消除它们的不良影响。但是不宜过度加热,否则会使蛋白质过分凝固,形成硬块,影响消化吸收。

蛋黄中的胆固醇含量很高,大量食用能引起高脂血症,是动脉粥样硬化、冠心病等疾病的危险因素,但蛋黄中还含有大量的卵磷脂,对心血管疾病有防治作用。

因此,吃鸡蛋要适量。据研究,每人每日吃 1～2 个鸡蛋,对血清胆固醇水平无明显影响,可发挥禽蛋其他营养成分的作用。

三、水产类

水产动物种类繁多,全世界仅鱼类就有 2.5 万～3.0 万种,海产鱼类超过 1.6 万种。水产食用资源与人类饮食关系密切。从巨大的鲸鱼到游动的小虾,许多都具有丰富的营养价值。这些丰富的海洋资源作为高生物价的蛋白、脂肪和脂溶性维生素来源,在人类的营养领域具有重要作用。

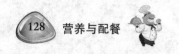

（一）鱼类

按照鱼类生活的环境，可以把鱼分为海水鱼（如鲱鱼、鳕鱼、狭鳕鱼等）和淡水鱼（如鲤鱼、鲑鱼）；根据鱼生活的海水深度，海水鱼又可以分为深水鱼和浅水鱼。

按体形，可以把鱼简单地分为圆形（如鳕鱼、狭鳕鱼）或扁形（如普鲷、大菱鲆、太平洋鲽鱼）两种。

1. 鱼类主要营养成分及组成特点

（1）蛋白质。鱼类蛋白质含量约为 15%～20%，平均 18% 左右，分布于肌浆和肌基质。肌浆主要含肌凝蛋白、肌溶蛋白、可溶性肌纤维蛋白、肌结合蛋白和球蛋白；肌基质主要包括结缔组织和软骨组织，含有胶原蛋白和弹性蛋白质。

除了蛋白质外，鱼还含有较多的其他含氮化合物，主要有游离氨基酸、肽、胺类、胍、季铵类化合物、嘌呤类和脲等。

（2）脂类。鱼类的脂肪含量约为 1%～10%，平均 5% 左右，呈不均匀分布，主要存在于皮下和脏器周围，肌肉组织中含量甚少。不同鱼种脂肪含量有较大差异，如鳕鱼的脂肪含量在 1% 以下，而河鳗脂肪含量高达 10.8%。

鱼类脂肪多由不饱和脂肪酸组成，一般占 60% 以上，熔点较低，通常呈液态，消化率为 95% 左右。其不饱和脂肪酸的碳链较长，碳原子数多在 14～22 之间，不饱和双键有 1～6 个，多为 $\omega-3$ 系列。

鱼类中的 $\omega-3$ 不饱和脂肪酸存在于鱼油中，主要是二十碳五烯酸（EPA）和二十二碳六烯酸（DHA）。EPA 与 DHA 不仅可以降低低密度脂蛋白、升高高密度脂蛋白，还具有抗癌作用。EPA 和 DHA 在鱼体内的合成很少，主要是由海水中的浮游生物和海藻类合成的，经过食物链进入鱼体内，并以甘油三酯的形式贮存，二者低温下呈液体状态，因此冷水鱼中含量较高。

（3）碳水化合物。鱼类的碳水化合物的含量较低，约为 1.5%。有些鱼不含碳水化合物，如鲳鱼、鲢鱼、银鱼等。碳水化合物的主要存在形式是糖原。鱼类肌肉中的糖原含量与其致死方式有关，捕即杀者糖原含量最高；挣扎疲劳后死去的鱼类，体内糖原消耗严重，含量降低。

（4）矿物质。鱼类矿物质含量为 1%～2%，锌的含量极为丰富，此外，钙、钠、氯、钾、镁等含量也较多，其中钙的含量多于禽肉，但钙的吸收率较低。海产鱼类富含碘，有的海产鱼含碘 500～1 000 $\mu g/kg$，而淡水鱼含碘仅为 50～400 $\mu g/kg$。

（5）维生素。鱼油和鱼肝油是维生素 A 和维生素 D 的重要来源，也是维生素 E（生育酚）的一般来源。多脂的海鱼肉也含有一定数量的维生素 A 和维生素 D。维生素 B_1、维生素 B_2、烟酸等的含量也较高，而维生素 C 含量则很低。一些生鱼制品中含有硫胺素酶和催化硫胺素降解的蛋白质，因此大量食用生鱼可能造成维生素 B_1 的缺乏。

2. 鱼类的合理利用

（1）防止腐败变质。鱼类因水分和蛋白质含量高，结缔组织少，较畜禽肉更易腐败变质，特别是青皮红肉鱼，如鲐鱼、金枪鱼组氨酸含量高，所含的不饱和双键极易氧化破坏，能产生脂质过氧化物，对人体有害。因此打捞的鱼类须及时保存或加工处理，防止腐败变质。保存处理一般采用低温或食盐来抑制组织蛋白酶的作用和微生物的生长繁殖。

（2）防止食物中毒。有些鱼含有毒性极强的毒素，如河豚鱼，其虽肉质细嫩，味道鲜美，但其卵巢、肝脏和血液中含有河豚毒素，若不会加工处理，食用后可引起急性中毒而死亡。故无经验的人,千万不要"拼死吃河豚"。

(二)软体动物类

软体动物按其形态不同,可以分为双壳类软体动物和无壳类软体动物两大类。双壳类软体动物包括蛤类、牡蛎、贻贝、扇贝等,无壳类软体动物包括章鱼、乌贼等。

软体动物类含有丰富的蛋白质和微量元素,某些软体动物还含有较多的维生素 A 和维生素 E,但脂肪和碳水化合物含量普遍较低(见表4-14)。蛋白质中含有全部的氨基酸,其中酪氨酸和色氨酸的含量比牛肉和鱼肉都高。在贝类肉质中还含有丰富的牛磺酸,贝类中牛磺酸的含量普遍高于鱼类,其中尤以海螺、毛蚶和杂色蛤中为最高,每100 g 新鲜可食部分中含有500~900 mg。

表4-14 软体动物类的主要营养素含量与比较(每100 g)

食物名称	蛋白质/g	脂肪/g	碳水化合物/g	维生素 A/μg	维生素 E/mg	钙/mg	镁/mg	锌/mg
草鱼	16.6	5.2	0	11	2.0	38	31	0.9
黄鳝	18.0	1.4	1.2	50	1.3	42	18	2.0
鲢鱼	17.8	3.6	0	20	1.2	53	23	1.2
鲈鱼	18.6	3.4	0	19	0.8	138	37	2.9
鲑鱼	17.2	7.8	0	45	0.8	13	36	1.1
鲫鱼	17.1	2.7	3.8	17	0.7	79	41	1.9

资料来源:同表4-3。

四、乳类及其制品

乳类是指动物的乳汁,经常食用的是牛奶和羊奶。乳类经浓缩、发酵等工艺可制成奶制品,如奶粉、酸奶、炼乳等。

(一)乳类及其制品的营养成分及组成特点

乳类及其制品几乎含有人体需要的所有营养素,除维生素 C 含量较低外,其他营养素含量都比较丰富。

1. 乳类

乳类的水分含量为86%~90%,因此它的营养素含量相对其他食物较低。

(1)蛋白质。牛乳中的蛋白质含量比较恒定,约在3.0%,含氮物的5%为非蛋白氮。传统上将牛乳蛋白质划分为酪蛋白和乳清蛋白两类。酪蛋白约占牛乳蛋白质的80%,乳清蛋白约占总蛋白质的20%。牛乳蛋白质为优质蛋白质,生物价为85,容易被消化吸收。羊奶的蛋白质含量为1.5%,低于牛乳,但消化率较高,可达94%以上。牦牛奶和水牛奶的蛋白质含量明显高于普通牛奶,在4%以上。

关于酪蛋白和乳清蛋白,具体介绍如下。

凡200℃下于 pH4.6沉淀的牛乳蛋白被称为酪蛋白,在制作酸奶和乳酪时沉淀的蛋白质主要是酪蛋白。

乳清中的蛋白质属于乳清蛋白,其中主要包括β-乳球蛋白和α-乳清蛋白,此外还有少量血清蛋白、免疫球蛋白等。

(2)脂类。牛乳含脂肪2.8%～4.0%。乳中磷脂含量约为20～50 mg/100 mL,胆固醇含量约为13 mg/100 mL。水牛奶脂肪含量在各种奶类当中最高,为9.5%～12.5%。乳脂肪的香气成分包括各种挥发性烷酸、烯酸、酮酸、羟酸、内酯、烷醛、烷醇、酮类等。

(3)碳水化合物。乳类碳水化合物含量为3.4%～7.4%,人乳中含量最高,羊乳居中,牛乳最少。碳水化合物的主要形式为乳糖。

由于乳糖可促进钙等矿物质的吸收,也为婴儿肠道内双歧杆菌的生长所必需,对于幼小动物的生长发育具有特殊的意义。但对于部分不经常饮奶的成年人来说,体内乳糖酶活性过低,大量食用乳制品可能引起乳糖不耐受的发生。

(4)矿物质。牛乳中的矿物质主要包括钠、钾、钙、镁、氯、磷、硫、铜、铁等,大部分与有机酸结合形成盐类,少部分与蛋白质结合或吸附在脂肪球膜上。其中成碱性元素略多,因而牛乳为弱成碱性食品。乳中的矿物质含量差异具体为:初乳中含量最高,常乳中含量略有下降。发酵乳中钙含量高并具有较高的生物利用率,为膳食中最好的天然钙来源。

(5)维生素。牛乳中含有几乎所有种类的维生素,包括维生素A、维生素D、维生素E、维生素K、各种B族维生素和微量的维生素C。

脂溶性维生素存在于牛奶的脂肪部分中,而水溶性维生素存在于水相即乳清中。乳清所呈现的淡黄绿色便是维生素B_2的颜色。脱脂奶的脂溶性维生素含量显著下降。

由于羊的饲料中青草比例较大,故而羊奶中的维生素A含量高于牛奶。羊奶中多数B族维生素含量比较丰富,但其中叶酸及维生素B_{12}含量低,如果作为婴幼儿的主食,容易造成生长迟缓及贫血,所以不适合1岁以下婴幼儿作为主食。

(6)其他成分与生理活性物质。主要包括酶类、有机酸。

其一,酶类。牛奶蛋白质部分由血液蛋白转化而来,其中含有大量酶类,主要为氧化还原酶、转移酶和水解酶。其中各种水解酶帮助消化营养物质,对幼小动物的消化吸收具有意义。

其二,有机酸。牛乳pH为6.6左右,牛乳中核酸含量较低,痛风患者可以食用。牛乳中大部分核苷酸以乳清酸的形式存在,含量约为60 mg/L,具有降低血液胆固醇浓度和抑制肝脏中胆固醇合成的作用。

其三,生理活性物质。其中较为重要的有乳铁蛋白、免疫球蛋白、生物活性肽、共轭亚油酸、激素和生长因子等。

2. 乳制品

乳制品主要包括炼乳、奶粉、酸奶等。因加工工艺不同,乳制品营养成分有很大差异。

(1)炼乳。炼乳为浓缩奶的一种,分为淡炼乳和甜炼乳。新鲜奶经低温真空条件下浓缩,除去约2/3的水分,再经灭菌而成,称淡炼乳。淡炼乳在胃酸作用下,可形成凝块,便于消化吸收,适合婴儿和对鲜奶过敏者食用。

甜炼乳是在鲜奶中加入约15%的蔗糖后按上述工艺制成。其中糖含量可达45%左右,利用其渗透压的作用抑制微生物的繁殖。因糖分过高,须经大量水冲淡,营养成分相对减少,不宜供婴儿食用。

(2)奶粉。奶粉是经脱水干燥制成的粉。根据食用目的,可制成全脂奶粉、脱脂奶粉、调制奶粉等。

全脂奶粉是将鲜奶浓缩除去 70%～80% 水分后，经喷雾干燥或热滚筒法脱水制成。喷雾干燥法所制奶粉粉粒小，溶解度高，无异味，营养成分损失少，营养价值较高。热滚筒法生产的奶粉颗粒较大不均，溶解度小，营养素损失较多。一般全脂奶粉的营养成分约为鲜奶的 8 倍。

脱脂奶粉是将鲜奶脱去脂肪，再经上述方法制成的奶粉。此种奶粉含脂肪仅为 1.3%，脱脂过程使脂溶性维生素损失较多，其他营养成分变化不大。脱脂奶粉一般供腹泻婴儿及需要少油膳食的患者食用。

调制奶粉又称"母乳化奶粉"，是以牛奶为基础，参照人乳组成的模式和特点调整和改善的，使其更适合婴儿的生理需要。调制奶粉主要是减少了牛乳粉中酪蛋白、甘油三酯、钙、磷和钠的含量，添加了乳清蛋白、亚油酸和乳糖，并强化了维生素 A、维生素 D、维生素 B_1、维生素 B_2、维生素 C、叶酸和微量元素铁、铜、锌、锰等。

（3）酸奶。酸奶是在消毒鲜奶中接种乳酸杆菌并使其在控制条件下生长繁殖而制成。牛奶经乳酸菌发酵后游离的氨基酸和肽增加，因此更易消化吸收。乳糖减少，使乳糖酶活性低的成人易于接受。维生素 A、维生素 B_1、维生素 B_2 等的含量与鲜奶含量相似，但叶酸含量却增加了 1 倍，胆碱也明显增加。此外，酸奶的酸度增加，有利于维生素的保护。

（4）干酪。干酪也称奶酪，为一种营养价值很高的发酵乳制品，是在原料乳中加入适当量的乳酸菌发酵剂或凝乳酶，使蛋白质发生凝固，并加盐、压榨排除乳清之后的产品。

干酪中的蛋白质大部分为酪蛋白，经凝乳酶或酸作用而形成凝块。奶酪制作过程中大部分乳糖会流失，余下少量的乳糖有促进乳酸发酵的作用，对抑制杂菌的繁殖有意义。

（5）乳饮料。包括乳饮料、乳酸饮料、乳酸菌饮料等，严格来说不属于乳制品范畴，其主要原料为水和牛乳。蛋白质含量≥1.0 的含乳饮料，其中配料为水、糖或甜味剂、果汁、有机酸、香精等。乳酸饮料中不含活乳酸菌，但添加有乳酸使其具有一定酸味；乳酸菌饮料中应含有活乳酸菌，为发酵乳加水和其他成分配制而成。乳饮料的营养价值低于液态乳类产品，但因其风味多样、味甜可口，受到儿童和青年的喜爱。

（二）乳类及其制品的合理利用

鲜奶水分含量高，营养素种类齐全，十分有利于微生物生长繁殖，因此须经严格消毒灭菌后方可食用。常用巴氏消毒法进行灭菌处理。巴氏消毒常用两种方法，即低温长时消毒法和高温短时消毒法，前者将牛乳在 63℃ 下加热 30 分钟，后者在 90℃ 下加热 1 秒。正确地进行巴氏消毒对奶的组成和性质均无明显影响，但对热不稳定维生素如维生素 C 约可损失 20%～25%。

此外，奶应避光保存，以保护其中的维生素。研究发现，鲜牛奶经日光照射 1 分钟后，B 族维生素很快消失，维生素 C 也所剩无几。即使在微弱的阳光下，经 6 小时照射后，B 族维生素也仅剩一半，而在避光器皿中保存的牛奶不仅维生素没有消失，还能保持牛奶特有的鲜味。乳类及其制品主要营养素含量与比较见表 4-15。

表 4-15　乳类及其制品主要营养素含量与比较（每 100 g）

食物名称	蛋白质/g	脂肪/g	碳水化合物/g	维生素 B_1/mg	维生素 B_2/mg	钙/mg	铁/mg	锌/mg
牛乳	3.0	3.2	3.4	0.03	0.14	104	0.3	0.42
羊乳	1.5	3.5	5.4	0.04	0.12	82	0.5	0.29

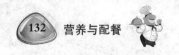

（续表）

食物名称	蛋白质/g	脂肪/g	碳水化合物/g	维生素 B_1/mg	维生素 B_2/mg	钙/mg	铁/mg	锌/mg
酸乳	2.5	2.7	9.3	0.03	0.15	118	0.4	0.53
全脂奶粉	20.1	21.2	51.7	0.11	0.73	676	1.2	3.14

资料来源：同表 4 - 3。

第三节　调味品和其他食品的营养价值

调味品、食用油脂、茶、酒、糖果和巧克力等其他食品，不仅满足食物烹调加工以及人们饮食习惯的需要，而且也是补充人体营养素的一个重要途径，其中有些食品还具有重要的保健功能。

一、调味品

调味品是指以粮食、蔬菜等为原料，经发酵、腌渍、水解、混合等工艺制成的各种用于烹调调味和食品加工的产品以及各种食品的添加剂。

（一）调味品分类

目前，我国调味品大致可分为如下 6 个大类。

1. 发酵调味品

发酵调味品是以谷类和豆类为原料，经经微生物的酿造工艺而生产的调味品，其中包括酱油类、食醋类、酱类、腐乳类、豆豉类、料酒类等多个门类，每一门类又包括天然酿造品和配制品。

2. 酱腌菜类

酱腌菜类指酱渍、糖渍、糖醋渍、糟渍、盐渍等各类制品。

3. 香辛料类

香辛料类是以天然香料植物为原料制成的产品，包括辣椒制品、胡椒制品、其他香辛料干制品及配制品等。大蒜、葱、洋葱、香菜等生鲜蔬菜也属此类调味品。

4. 复合调味品类

复合调味品类是指固态、半固态和液态复合调味料，可以按用途划分为开胃酱类、风味调料类、方便调料类、增鲜调料类等。

5. 其他调味品

包括盐、糖、调味油，以及水解植物蛋白、鲣鱼汁、海带浸出物、酵母浸膏、香菇浸出物等。

6. 各种食品添加剂

食品添加剂指为改善食品品质和色、香、味以及防腐和加工工艺的需要而加入食品中的化学合成或天然物质，包括味精、酶制剂、柠檬酸、甜味剂、酵母、香精香料、乳化增稠剂、品质改良剂、防腐剂、抗氧化剂、食用色素等。

（二）主要调味品的特点和营养价值

调味品除具有调味价值之外，大多也具有一定的营养价值和保健价值。其中有部分调味品因为使用量非常之少,其营养价值并不十分重要;但也有部分调味品构成了日常饮食的一部分,并对维持健康起着不可忽视的作用。同时,调味品的选择和食用习惯往往对健康也有着相当大的影响。

1. 酱油和酱类调味品

酱油和酱是以小麦、大豆及其制品为主要原料,接种曲霉菌种,经发酵酿制而成。酱油品种繁多,可以分为风味酱油、营养酱油、固体酱油三大类。风味酱油中的日式酱油加入了海带汁、鲣鱼汁,另一些中式风味酱油加入了鸡精、鱼露、香菇汁、香辛料等,不仅增加鲜味,也使营养价值有所提高。营养酱油起步较晚,主要包括减盐酱油和铁强化酱油两类。固体酱油是将酱油真空浓缩后再加入食盐和鲜味剂制成的产品。

酱类包括了以豆类和面粉、大米等为原料发酵制成的各种半固体咸味调味料。按照原料的不同,可分为以豆类为主制成的豆酱(大酱)、豆类和面粉混合制作的黄酱、以面粉为主的甜面酱、以蚕豆为主的蚕豆酱和豆瓣酱、大豆和大米制成的日本酱等。此外,在酱中加入其他成分可以制成各种花色酱,如加入肉末和辣椒的牛肉酱等。

(1) 蛋白质与氨基酸。酱油和酱的鲜味主要来自含氮化合物,含量高低是其品质的重要标志。优质酱油的总氮含量多在 1.3%～1.8% 之间;氨基酸态氮≥0.7%。其中谷氨酸含量最高,其次为天门冬氨酸,这两种氨基酸均具鲜味。

以大豆为原料制作的酱蛋白质含量比较高,可达 10%～12%;以小麦为原料的甜面酱蛋白质的含量在 8% 以下;若在制作过程中加入了芝麻等蛋白质含量高的原料,则蛋白质的含量可达到 20% 以上。其氨基酸态氮与酱油中的含量大致类似,黄酱在 0.6% 以上,甜面酱在 0.3% 以上。

(2) 碳水化合物和甜味物质。酱油中含有少量还原糖以及少量糊精,它们也是构成酱油浓稠度的重要成分。甜味成分包括葡萄糖、麦芽糖、半乳糖以及甜味氨基酸,如甘氨酸、丙氨酸、苏氨酸、丝氨酸、脯氨酸等。糖的含量在不同品种之间差异较大,为 3%～10%。黄酱中还原糖含量很低,以面粉为原料的甜面酱糖含量可高达近 20%,高于以大豆为原料的大酱。以大米为主料的日本酱的碳水化合物含量可达 19% 左右。

(3) 维生素和矿物质。酱油中含有一定数量的 B 族维生素,其中维生素 B_1 含量在 0.01 mg/100 g 左右,而维生素 B_2 含量较高,可达 0.05～0.20 mg/100 g,烟酸含量在 1.0 mg/100 g 以上。酱类中维生素 B_1 含量与原料含量相当,而维生素 B_2 含量在发酵之后显著提高,含量在 0.1～0.4 mg/100 g 之间,烟酸含量也较高,达 1.5～2.5 mg/100 g。

酱油和酱中的咸味来自氯化钠。酱油中所含的氯化钠在 12%～14% 之间,是膳食中钠的主要来源之一。减盐酱油氯化钠含量较低,含盐量约为 5%～9%。酱类的含盐量通常在 7%～15% 之间。

(4) 有机酸和芳香物质。酱油的香气成分主体为酯类物质,包括醋酸己酯、乳酸乙酯、乙酸丙酯、苯甲酸丙酯、琥珀酸乙酯等约 40 种酯类,酱类含有多种有机酸,包括柠檬酸、琥珀酸、乳酸、乙酸、焦谷氨酸等。

2. 醋类

醋是一种常用的调味品,按原料可以分为粮食醋和水果醋;按照生产工艺可以分为酿造醋、配制醋和调味醋;按颜色可以分为黑醋和白醋。目前大多数食醋都属于以酿造醋为基础调味制成的复合调味酿造醋。粮食醋的主要原料是大米、高粱、麦芽、豆类等加上麸皮。通过蒸

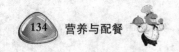

煮使淀粉糊化,在霉菌分泌的淀粉酶作用下转变为小分子糊精、麦芽糖和葡萄糖,再经酵母发酵,转变成酒精,经醋酸发酵产生有机酸。其中加入少量盐、糖、鲜味剂和各种香辛料,可以制成各种调味醋。

与酱油相比,醋中蛋白质、脂肪和碳水化合物的含量都不高,但含有较为丰富的钙和铁。

粮食醋的主要酸味来源是醋酸,但醋酸菌发酵还可产生多种有机酸,包括乳酸、丙酮酸、苹果酸、柠檬酸、琥珀酸、酮戊二酸等。

水果醋的主要原料是苹果、葡萄、柠檬、菠萝、柿子、香蕉、草莓等水果,其中的糖分经过乙醇发酵、醋酸发酵而产生各种有机酸类。

3. 味精和鸡精

鲜味是引起强烈食欲的可口滋味。食品中鲜味的主要来源是氨基酸、肽类、核苷酸和有机酸及其盐类,如肉类中的谷氨酸、肉汤和鱼汁里的 $5'$-肌苷酸、甲壳类和软体动物中的 $5'$-腺苷酸、香菇等菌类中的 $5'$-鸟苷酸、蕈类中的口蘑氨酸和鹅膏蕈氨酸、海贝类中的琥珀酸和竹笋中的天门冬氨酸等(见表 4-16)。

表 4-16　一些动植物食品中的 L-谷氨酸钠含量(mg/100 g)

鲜 味 剂	阈值%	鲜 味 剂	阈值%
L-谷氨酸	0.03	$5'$-肌苷酸	0.03
L-天门冬氨酸	0.16	$5'$-鸟苷酸	0.01
DL-氨基-α-己二酸	0.25	茶氨酸	0.02
L-高半胱氨酸	0.015	琥珀酸	0.06
口蘑氨酸	0.05	鹅膏蕈氨酸	0.02

资料来源:同表 4-3。

味精是最主要的鲜味调味品,它是咸味的助味剂,也有调和其他味道、掩盖不良味道的作用。味精即谷氨酸单钠结晶而成的晶体,是以粮食为原料,经谷氨酸细菌发酵生产出来的天然物质,作为蛋白质的氨基酸成分之一,存在于几乎所有食品当中。1987 年联合国食品添加剂委员会认定,味精是一种安全的物质,除了 2 岁以内婴幼儿食品之外,可以添加于各种食品当中,其阈值浓度为 0.03%,最适呈味浓度为 0.1%~0.5%。需要注意的是,核苷酸类物质容易被食品中的磷酸酯酶分解,最好在菜肴加热完成之后再加入这类含有鲜味核苷酸的调味品。

(三) 盐

咸味是食物中最基本的味道,而膳食中咸味的来源是食盐,也就是氯化钠。钠离子可以提供最纯正的咸味,而氯离子为助味剂。钾盐、铵盐、锂盐等也具有咸味,但咸味不正而且具有一定苦味。

食盐按照来源可以分为海盐、井盐、矿盐和池盐。按加工精度,可以分为粗盐(原盐)、洗涤盐和精盐(再制盐)。精盐的氯化钠含量达 90% 以上,色泽洁白,颗粒细小,坚硬干燥。精制食盐经过调味或调配,可以制成各种盐产品。

盐每日必用,使用数量基本恒定,是营养强化的绝佳载体之一。目前已经开发出来的营养型盐制品包括钙强化营养盐、锌强化营养盐、硒强化营养盐、维生素 A 盐等及复合元素强化盐,还有富含多种矿物质的竹盐等。

食盐不仅提供咸味,也是食品保存中最常应用的抑菌剂。每一类食品都具有被普遍认同的食盐浓度。在食品加工当中,单独食用的食物食盐浓度较低,与主食配合食用者则相对较高;低温或常温环境食用的食物食盐浓度较低,高温环境食用者则食盐浓度较高。此外,食盐浓度也需要与甜味剂、酸味剂、鲜味剂的浓度相协调。

一个需要注意的问题是,咸味和甜味可以相互抵消。在 1%~2% 的食盐溶液中添加 10% 的糖,几乎可以完全抵消咸味。因而在很多感觉到甜咸两味的食品当中,食盐的浓度要比感觉到的水平更高。另一方面,酸味则可以强化咸味,在 1%~2% 的食盐溶液中添加 0.01% 的醋酸就可以感觉到咸味更强,因此烹调中加入醋调味可以减少食盐的用量,从而有利于减少钠的摄入。

(四)糖和甜味剂

食品中天然含有的各种单糖和双糖都具有甜味,其中以果糖最高,蔗糖次之,乳糖甜度最低。日常使用的食糖主要成分为蔗糖,是食品中甜味的主要来源。食用蔗糖主要分为白糖、红糖两类,其中白糖又分为白砂糖和绵白糖两类。

白砂糖纯度最高,达 99% 以上;绵白糖纯度仅为 96% 左右,此外含有少量还原糖类,其吸湿性较强,容易结块。红糖含蔗糖 84%~87%,其中含水分 2%~7%,含较多的矿物质。其褐色来自羰氨反应和酶促褐变所产生的类黑素。

木糖醇、山梨醇、甘露醇等糖醇类物质为糖类加氢制成,为保健型甜味剂,不升高血糖,不引起龋齿,然而保持了糖类的基本物理性质,已经广泛应用于糖尿病病人、减肥者食用的甜食,以及口香糖、糖果等食品当中。

现代食品工业经常使用淀粉水解生产的淀粉糖产品代替蔗糖提供甜味,其中主要包括淀粉糖浆和果葡糖浆。淀粉糖浆也常称玉米糖浆,是淀粉不完全水解的产物,其中含有糊精、麦芽糖、葡萄糖。水解程度用葡萄糖当量(DE 值)来表示,所谓葡萄糖当量是指糖浆中的还原糖量占其干物质的百分含量。果葡糖浆是淀粉糖浆中一部分葡萄糖异构为果糖所得的产品,以不同果糖含量来表示其甜度。

此外,一些低聚糖也成为食用甜味剂的一部分,如帕拉金糖、低聚果糖、低聚麦芽糖等。

二、其他食品

(一)酒

酒有着悠久的历史渊源,我国和古埃及至少有 5 000 年的酿造饮用历史。酒和人类的社会、文化和生活密切交融,形成了独特的酒文化。在有些国家和地区,酒已成为生活必需品。酒类品种繁多,分类方法也不一致,一般按酿造方法、酒度、原料来源、总糖含量、香型、色泽、曲种等进行分类。

1. 酒的分类

(1)按酿造方法分类。按此法,酒可分为发酵酒、蒸馏酒和配制酒,此分类法得到了学术界大多数人的认同。

一是发酵酒(酿造酒)。此类酒酿造后,只经过简单澄清、过滤、贮藏以后即作为成品,如黄酒、葡萄酒、啤酒、果酒等。此类酒的特点是酒度低，一般在3%～18%之间，酒中除酒精以外，富含糖、氨基酸和多肽、有机酸、维生素、核酸和矿物质等营养物质。由于营养成分丰富，所以保质期短，不宜长期贮存。此类酒受到营养学界和政府营养和卫生部门的肯定，产量占世界酒类总量的70%以上。

二是蒸馏酒。此类酒是用各种原料的发酵液、发酵醪或酒醅等，经过蒸馏、冷凝工艺，提取其中酒精等易挥发性物质，再经过勾兑和陈酿等技术制成。中国白酒、威士忌、伏特加、白兰地、金酒、朗姆酒号称世界六大蒸馏酒系列。此类酒的共同特点是含酒精高，一般在30%(v/v)以上。此类酒蒸馏冷凝后的原酒，必须经过长期陈酿，短则2～3年，长的达8～15年以上，酒的芳香更强烈，致醉性强。

三是配制酒。此类酒品种多，制造技术也极为不同，它是以发酵酒（如黄酒、葡萄酒）、或蒸馏酒、或食用酒精为酒基，用混合蒸馏、浸泡、萃取等各种技术、工艺，混入香料、药材、动植物、花等组成，使之形成独特的风格。此类酒差异很大，但共同特点是：经过风味物质、营养物质或药性物质等的强化。典型的调配酒是鸡尾酒，酒精浓度通常介于发酵酒和蒸馏酒之间，一般在18%～38%(v/v)。

（2）按酒度分类。酒饮料中酒精含量称作"酒度"。酒度常用测定方法是蒸馏酒在标准温度20℃，用盖-吕萨克比重计(GL，又称酒精比重表)直接读出酒度%(v/v)。其他酒则先蒸出酒精，用比重瓶在20℃下称出比重，再查盖-吕萨克比重换算表，得到GL%(v/v)或%(m/m)的酒度。按酒度，酒可分低度酒、中度酒和高度酒。

低度酒：乙醇含量在20%(v/v)以下的酒类，发酵酒均在此类。

中度酒：乙醇含量在20%～40%(v/v)的酒类，多数配制酒均在此范围。

高度酒：乙醇含量在40%(v/v)以上的酒类，各种蒸馏酒均属此类。

（3）按原料分类。按原料酒可分为白酒、黄酒和果酒。

白酒。粮食白酒，以粮食（如高粱、玉米、稻米等）为原料制造的白酒；薯干白酒，以薯干或鲜薯为原料制造的白酒；代粮白酒，以非粮食原料，如麸皮、米糠、高粱糠及野生淀粉质原料等酿造的白酒。

黄酒。稻米黄酒，以稻米为原料的黄酒；玉米黄酒，以玉米为原料的黄酒；小米（黍米）黄酒，以黍、粟等为原料的黄酒。

果酒。果酒也可根据原料水果不同，分成葡萄酒、梨酒、苹果酒、山楂酒等。

（4）按总糖含量分类。这是葡萄酒、黄酒、果酒等发酵酒的一种分类方法。通常总糖含量以葡萄糖计，可分为干型、半干型、半甜型、甜型、浓甜型（如蜜酒）。

（5）按香型分类。酒香和酒色通常也是酒亚类和等级的区分依据。中国白酒评比是以香型分类，有四种基本香型。

一是茅香型（又称酱香型）。以茅台酒为代表，酱香突出，香味幽雅细腻，酒体醇厚，回味悠长，空杯留香。茅台酒酿造工艺采用整粒高粱为原料，高温大曲、石壁泥底窖发酵，清蒸回沙工艺，一次循环长达10个月，陈酿期3年以上。

二是泸香型（又称浓香型）。以泸州老窖和五粮液为代表，是我国曲酒中产量最大的一类香型。其特点是窖香浓郁、绵甜甘洌、香味协调、尾净余长。以粉碎高粱为主要原料，以中温大曲为糖化发酵剂，采用混蒸续糟法，以肥泥老窖为发酵容器，发酵周期长达2～3月，酒陈酿1～3年。

三是汾香型（又称清香型）。以汾酒为代表，清香纯正，五味协调，醇甜柔和，余味爽净。以高粱为主要原料,以低温曲为糖化发酵剂,采用清蒸清烧二遍清工艺,以陶缸为发酵容器,发酵周期 21~28 天,陈酿期 1 年。

四是米香型。以桂林三花酒为代表,蜜香清雅、入口绵柔、爽冽、回味怡畅。主体香是乳酸乙酯、乙酸乙酯、β-苯乙醇;以稻米为原料,以小曲为糖化发酵剂,以水泥池为发酵容器,半固态发酵,液态蒸馏;发酵周期 1 周左右,陈酿期 6 个月以上。

五是其他香型。除上述四种基本香型外,近几年被认定独特香型有:① 药香型,以董酒为代表,香味幽雅,药香协调舒畅;② 凤香型,以西凤酒为代表,具有清、浓等多类香味,均不露头,五味俱全、协调;③ 兼香型,以白云边酒为代表,浓、酱香兼有之而且协调;④ 豉香型,以五冰烧为代表,玉洁冰清,豉香独特,醇厚中润,余味爽净;⑤ 特香型,以江西四特酒为代表,三香(浓、清、酱香)兼有,香味幽雅舒畅,分层协调;⑥ 芝麻香型,以景芝特曲白干为代表,轻微酱香和浓香。

(6) 按色泽分类。不同的酒其名称也不同。

一是啤酒。通常划分为三类:① 浅色啤酒,啤酒色泽从几乎无色至深黄色;② 深色啤酒,啤酒色泽从深黄到棕色;③ 黑啤酒,啤酒色泽从咖啡色至深黑色。

二是葡萄酒。可分类为三种:① 白葡萄酒,色泽近似无色或微黄绿色、麦秆黄色、金黄色;② 红葡萄酒,又有紫红、深红、宝石红、棕红色;③ 桃红葡萄酒,桃红、玫瑰红、浅红色。

(7) 按曲种分类。中国的白酒和黄酒通常按酒曲分类。

白酒按曲种分类为:① 大曲酒;② 小曲酒;③ 麸曲酒;④ 混曲酒,以大曲、小曲、麸曲等混合曲为糖化发酵剂;⑤ 其他糖化剂,近代有些白酒常以生物酶制剂,淀粉酶、糖化酶等为糖化剂,以酿酒活性干酵母(或生香酵母)为发酵剂,经糖化、发酵酿制。

黄酒以曲种分为:① 麦曲黄酒,以传统典型小麦麦曲为糖化发酵剂生产的黄酒,包括自然发酵麦曲和纯种麦曲;② 红曲酒,曲霉、红曲霉培养在米饭粒上发酵制成的米曲,酒的色泽也带有暗红色。

2. 酒的能量和营养成分

(1) 酒的能量。酒都含有不同数量的乙醇、糖和微量肽类或氨基酸,这些都是酒的能量来源。每克乙醇可提供 29.2 kJ(7 kcal)的能量,远高于同质量的碳水化合物和蛋白质的能量值。酒提供能量主要取决于酒所含乙醇的量。

蒸馏酒的能量主要来自乙醇,能量密度通常都在 962 kJ(230 kcal)/100 mL 以上,高的可达 1 673 kJ(400 kcal)/100 mL。发酵酒的能量也相当高,这类酒的能量一方面来自乙醇,另一方面主要来自碳水化合物及其他成分。啤酒和汽水、水果汁、脱脂奶一样,都属于"糖性饮料"。每升啤酒可提供 1 680 kJ(400 kcal)左右的能量,相当于 200 g 面包,或 500 g 土豆,或 45 g 植物油,或 60 g 奶油。因此,历史上埃及人称啤酒为"液体面包"。而每升甜葡萄酒和黄酒提供的能量是啤酒的 1.5 倍以上。

(2) 酒中的营养成分。糖是发酵酒类的主要营养成分,也是这类酒能量的主要来源。酒中的糖不仅具有营养作用,也影响和决定酒的口味。如葡萄酒中糖可增加甘甜、醇厚的味感,如果糖度高而酸度低,则呈现甜得发腻。

酒中的糖的种类很多,主要有葡萄糖、麦芽糖、麦芽三糖、麦芽四糖、糊精等,另外还含有阿拉伯糖、木糖、棉子糖、蜜二糖、半乳糖等。

酒中的蛋白质主要以其降解产物如氨基酸和短肽的形式存在。由于酒的配料和酿造方法

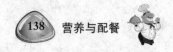

不同，含量相差较大。黄酒、葡萄酒、啤酒等发酵酒类中，氨基酸和短肽的含量较多，而在葡萄酒等果酒中含量则较少，蒸馏酒类几乎不含氨基酸。

矿物质的含量与酿酒的原料、水质和工艺有着密切的关系。葡萄酒、黄酒和啤酒中矿物元素含量最多，其中钾的含量较为丰富，一般含量为 $0.3\sim0.8\,g/L$；其他矿物元素，如钠、镁、钙、锌等都有不同程度存在。

在啤酒和葡萄酒中还含有各种维生素，据国内外食物成分数据资料，啤酒和葡萄酒内含有多种 B 族维生素，如维生素 B_1、维生素 B_2、维生素 B_6、维生素 B_{12}、烟酸、泛酸、叶酸、生物素及维生素 C 等。

（3）酒中的其他成分。酒类除了上述常见营养成分外，还有很多其他非营养化学成分，虽然含量较少，但这些成分一方面直接或间接赋予酒的色泽、香型、风味、口感等各种品质特性，也影响和决定着酒的营养作用、保健作用或其他生理作用。

一是有机酸。无论是发酵酒、蒸馏酒都含有很多种类的有机酸，它们是在酿酒过程中糖类和氨基酸分解而产生的。许多有机酸可以和乙醇一同蒸馏出来，是赋予蒸馏酒特殊香型和口味的主要物质之一。酒中的有机酸分为挥发和不挥发有机酸。不挥发酸是指发酵酒类中不随水蒸气挥发的有机酸。如天然存在于葡萄汁的酒石酸、苹果酸和小量柠檬酸，发酵过程中产生的琥珀酸、乳酸等。挥发酸指能随水蒸气而挥发的脂肪酸，如乙酸、甲酸、丁酸、丙酸等，不包括用水蒸气蒸馏的乳酸、琥珀酸和山梨酸。挥发酸对各类酒的香味和滋味有很大的影响。

二是酒中的酯类。酯类是酒类重要香气成分，作为口味的构成物质也起到重要作用，在酒中含量较少。主要的酯类有乙酸乙酯、乳酸乙酯、琥珀酸乙酯、酒石酸乙酯、酸性酒石酸乙酯等。乙酸乙酯为最主要的酯，含量在 200 mg/L 以下时有很好的香味，超过此限，会产生酸败味。

三是酒中的醇。乙醇是酒类的主要成分，是形成酒类特有口感的物质基础。烈性白酒中的含量为 $50\%\sim60\%(v/v)$，在黄酒中为 $10\%\sim20\%(v/v)$，在啤酒中为 $3\%\sim6\%(v/v)$。乙醇是小分子化合物，少部分乙醇可以直接在胃中吸收，饮后很快进入血液循环，80% 以上在小肠内吸收。乙醇除了产生能量外，对人体还有多方面的影响。适量饮酒有一定的精神兴奋作用，可以产生愉悦感，多项研究表明对心血管健康有一定的保护作用；但过量饮酒，特别是长期过量饮酒对健康有多方面的危害。

四是酒中的酚类化合物。酒中含有一定量的酚类，并且多数是多酚化合物。许多多酚物质具有很强的抗氧化性，如黄酮类，具有预防心血管疾病的功能。酒中的酚类含量很不一致，葡萄酒的酚类物质最为丰富。我国白酒含有 13 种以上酚类化合物，用橡木桶储存和陈酿的白兰地也含有酚类。葡萄酒中的酚类通常被分成色素物质（包括黄酮类）和单宁两部分。

3. 酒类的嫌忌成分和毒副作用

（1）甲醇。蒸馏酒的甲醇主要来自酿酒原料的果胶物质，果胶物质受糖化和发酵微生物的作用发生分解，最终产生甲醇，而甲醇几乎可以完全被蒸馏到成品酒中。甲醇具有明显的麻醉作用，故甲醇在体内蓄积呈现出来的中毒症状，比乙醇大得多。严重中毒时，脑部血管扩张或痉挛，直至局部瘫痪，深度麻痹，体温下降，衰竭死亡。

（2）醛。酒中也可能含有甲醛，白酒中含量较高，但很少有人对此进行化验。如含有甲醛，则对人体是有害的。甲醛和甲酸都是甲醇氧化后的产物，都含有毒性。

（3）杂醇油。杂醇油是较高级的醇类化合物，包括异戊醇、正丁醇、异丁醇、丙醇、异丙醇等。在酒精发酵过程中,除由糖类产生外,氨基酸分解也能产生杂醇油。杂醇油的毒性比乙醇大,其中丙醇的毒性相当于乙醇的 8.5 倍,异丁醇为乙醇的 8 倍。杂醇油能抑制神经中枢,饮后有头痛、头晕症状,故对人是有害的。

(二)茶叶

茶叶品类的划分多样,以茶叶加工过程中发酵程度的不同分为发酵茶、半发酵茶和不发酵茶;以茶叶的色泽不同而分红、绿、青、黄、白和黑茶;以茶叶商品形式而分为条茶、碎茶、包装茶、速溶茶和液体茶;也有以采制工艺和茶叶品质特点为主,结合其他条件划分为绿茶、红茶、乌龙茶、白茶、花茶、黑茶和再加工茶共七大类。

1. 茶叶中的营养与非营养成分

(1)营养成分。茶叶中的营养成分包括蛋白质、脂质、碳水化合物、多种维生素和矿物质。蛋白质含量一般为 20%~30%,但能溶于水而被利用的只有 1%~2%;所含的多种游离氨基酸约 2%~4%,则易溶于水而被吸收利用。脂肪含量 2%~3%,包括磷脂、硫脂、糖脂和各种脂肪酸,其中亚油酸和亚麻酸含量较多,部分可为人体所利用。碳水化合物含量 20%~25%,多数是不溶于水的多糖,能溶于水可为机体所利用的糖类仅占 4%~5%,维生素含量丰富。

(2)非营养成分。茶叶中的非营养成分主要包括多酚类、色素、茶氨酸、生物碱、芳香物质和皂苷等。

2. 茶叶的保健作用

我国饮茶至少有 3 000 多年的历史,早就有饮茶健身的记载。李时珍《本草纲目》载"茶苦而寒,阴之阳,沉也降也,最能降火,火为百病,火降则上清矣"。现代科学研究发现,茶有抗老延年、抗突变、抑癌、降血压、消炎、杀菌等功效。

(1)预防肿瘤。动物模型和流行病学调查研究证明,茶有防癌和抗癌作用。意大利南部的一项调查研究表明,茶对人类口腔癌、咽癌有预防效果。我国研究证实,常饮绿茶者食管癌发生率减少 50%,患胃癌危险性降低 20%~30%,胰腺癌和直肠癌发生的危险性降低 40%,结肠癌减少 20%,肺癌发生率、危险性降低近 40%,而且随饮茶量的增多癌症发生率下降。

(2)预防心血管疾病。体外试验证明,绿茶提取物具有良好的抗血凝、促纤维蛋白原溶解和显著抑制血小板聚集的作用,从而可能帮助抑制主动脉及冠状动脉内壁粥样硬化斑块的形成,达到防治心血管疾病的目的。动物试验结果表明,在高脂饲料条件下,饮用乌龙茶的动物形成动脉粥样硬化斑块较轻。临床研究还表明,乌龙茶有防止红细胞聚集、降低血液黏度、降低红细胞沉积等作用,并能降低毛细血管脆性,改善血液流动,防止血栓形成,具有活血化瘀的良好作用。流行病学调查也证明,饮绿茶者血胆固醇低密度脂蛋白明显低于不饮茶者,提示饮茶对心血管病有一定预防作用。

(3)其他作用。茶叶所含的咖啡因能促进人体血液循环、兴奋中枢神经及强心利尿。所含的茶多糖有降血糖、降血脂、提高机体免疫力功能、抗辐射、抗凝血及抗血栓等功能。所含的芳香族化合物能溶解脂肪,去腻消食;所含单宁酸可抑制细菌生长及肠内毒素的吸收,可用于防治腹泻等。

3. 茶叶的合理利用

因茶叶含有咖啡因,故容易失眠的人睡前不宜饮浓茶。咖啡因能促进胃酸分泌,增加胃酸浓度,故患溃疡病的人饮茶会使病情加重。营养不良的人也不宜多饮茶,因茶叶中含茶碱和鞣酸,可影响人体对铁和蛋白质等的吸收,对缺铁性贫血患者尤其不宜。茶叶苦寒,宜喝热茶,喝冷茶会伤脾胃。体形肥胖者宜多饮绿茶,体质瘦弱者宜多饮红茶和花茶。夏季饮绿茶,可清热去火降暑;秋冬季节最好饮红茶,以免引起胃寒腹胀。青壮年时期,应该饮绿茶为佳;进入老年,因脾肾功能趋于衰退,故以饮红茶和花茶为宜。

泡茶多有讲究,茶的用量各有不同。如冲泡一般红、绿、花茶,与水的比例大致掌握在1∶50~1∶60,即每杯放 3 g 左右的干茶加入沸水 150~200 mL。如饮用普洱茶,每杯放 5~10 g。用茶量最多的是乌龙茶,每次投入量几乎为茶壶容积的 1/2,甚至更多。另外,用茶量多少与消费者的饮用习惯、年龄、饮茶历史有关。中老年人往往饮茶年限长,喜喝较浓的茶,故用量较多;年轻人初学饮茶,多喜爱较淡的茶,故用量宜少。

泡茶水温要看泡饮茶品种而定。高级绿茶特别是各种芽叶细嫩的名茶,一般以 80℃ 左右为宜,茶叶愈嫩、愈绿,冲泡水温越要低,这样泡出的茶汤一定嫩绿明亮,滋味鲜爽,茶叶中维生素 C 也较少破坏。在高温下茶汤容易变黄,滋味变苦(茶中咖啡因容易浸出)。泡饮乌龙茶、普洱茶和沱茶,每次用茶量较多,且茶叶较粗老,必须用 100℃ 沸滚开水冲泡。为了保持和提高水温,还要在冲泡前用开水烫热茶具,冲泡后在壶外淋开水。少数民族饮用砖茶,则要求水温更高,需将砖茶敲碎,放在锅中熬煮。一般来说泡茶水温愈高溶解度愈大,茶汤就愈浓。一般 60℃ 温水只相当于 100℃ 沸水浸出量的 45%~65%。

(三) 糖果和巧克力制品

糖果是以砂糖和液体糖浆为主体,经过熬煮,配以部分食品添加剂,再经调和、冷却、成型等工艺操作,构成具有不同物态、质构和香味的、精美而耐保藏的甜味固体食品。巧克力是一种以可可脂、可可粉和结晶蔗糖为主料,添加乳固体或香味料,具有独特的色、香、味和质感精美而耐保藏,并具有很高热值的甜味固体食品。

(1) 糖果的主要成分如下。

一是甜味剂。甜味剂是糖基糖果中的主要成分。常用的甜味剂有各种糖类、糖浆等,属于天然甜味剂,亦称营养甜味剂。

二是转化糖。转化糖与蔗糖有关,在糖果中应用广泛。蔗糖可被酸或酶水解为两种单糖——葡萄糖和果糖。

三是玉米糖浆。玉米糖浆是含有葡萄糖、麦芽糖、果糖和糊精的黏性液体,也称为淀粉糖浆,它们是用酸或酸-酶水解玉米淀粉而制成的。

四是糖的代用品。蔗糖能导致龋齿并且具有较高的能量,因而在一些糖果中需要使用蔗糖代用品,包括填充甜味剂和高强度甜味剂两种。填充甜味剂是糖的醇类衍生物,由蔗糖化学还原成醇而制成。糖醇不被口腔中的细菌发酵,因此不会导致龋齿。常用的糖醇有山梨糖醇、木糖醇和甘露糖醇。

五是糖果中的其他成分。为了使糖果具有人们所期望的色泽、香气、滋味、形态和质构,还需向糖果中添加其他配料。如为了增加糖果的韧性和弹性而添加明胶和树胶,为增加稠度而添加淀粉及改性淀粉,为增加润滑性和搅打性而添加蛋清和油脂,等等。

根据加工工艺,还要用到乳化剂、发泡剂、着色剂、香精香料、防腐剂、抗氧化剂、缓冲剂、保湿剂、强化剂等。

(2) 巧克力的主要成分。巧克力是一种营养成分比较全面和能量比较高的食品,它特别适合于儿童的生长发育,也能作为成年人的营养素和能量的补充。

此外,巧克力中还含有可可碱和咖啡因,可可碱占巧克力总成分的 1.2% 左右,远远超过咖啡因(0.2%)。

思考题

(1) 人体所需要的植物性食物的分类有哪些？分别列举 2~3 种介绍。

(2) 人体所需要的动物性食物有哪些分类？分别列举 2~3 种介绍。

(3) 调味品作为食品,有哪些功能？

(4) 巧克力主要成分是什么？

(5) 酒、茶叶等均作为食品,列举 1~2 种简单介绍其营养物质。

(6) 人们常说洋鸡蛋和土鸡蛋的营养是不同的,请查阅相关资料分析其区别。

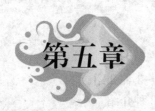

第五章 营养强化食品与保健食品

知识目标

（1）了解强化食品与保健食品的基本概念和种类。
（2）知道保健食品的常用功效成分。
（3）明确食品营养强化和保健食品的意义。

能力目标

（1）能够正确利用强化食品和保健食品的功效。
（2）能够区分保健食品、药品、一般食品的差异特征并有效利用。

第一节 食品营养强化概述

一、食品营养强化

食品强化是指向食品中添加营养素，以增强其营养价值的措施。被强化的食品称为载体，一般选用普遍使用、食用量大、适于加工保存的食品。世界各国均以粮食、饮料、调味品、乳制品及儿童食品等为主要载体。在中国，食品强化优先选择的载体主要是谷类及其制品、奶制品、饮料、豆制品、调味品和儿童食品。

进行食品强化时所添加的营养素称为食物营养强化剂。按照我国《食品卫生法》规定："食品强化剂是指为增强营养成分而加入食品中的天然的或者人工合成的属于营养素范围的食品添加剂。"主要有必需氨基酸、维生素、矿物质、微量元素，有时也用有营养特点的天然食品及其制品进行强化，如大豆粉、骨粉、果汁等。在使用强化剂时要充分考虑强化剂的毒性、生化利用率、加入食物后的稳定性、对食物产生的各种影响及人体安全摄入量。

二、食品营养强化的作用和意义

（一）弥补天然食物的营养缺陷

除母乳以外，自然界中没有一种天然食品能满足人体的各种营养素需要。例如，新鲜果蔬含有丰富的维生素C，但其蛋白质和能源物质欠缺。至于那些含有丰富优质蛋白质的乳、肉、禽、蛋等食物，其维生素含量则多不能满足人体需要，尤其缺乏维生素C。对于居住地区不同的人，由于气候地理条件不同，食物可能缺碘，或者缺硒。因此，有针对性地进行食品强化、增补天然食物缺少的营养素，可大大提高食品的营养价值，改善人们的营养和健康水平。

（二）补充食品在加工、储存及运输过程中营养素的损失

多数食品在消费之前需要储存、运输、加工、烹调，才能到达消费者手中。在这一系列过程中，机械的、化学的、生物的因素均会引起食品部分营养素的损失，有时甚至造成某种或某些营养素的大量损失。例如在碾米和小麦磨粉时有多种维生素的损失，而且加工精度愈高，损失愈大，有的维生素损失高达 70% 以上。又如在水果、蔬菜的加工过程中，很多水溶性和热敏性维生素均损失 50% 以上。因此，满足人体的营养需要，在上述食品中适当增补一些营养素具有重要意义的。

（三）简化膳食处理，方便摄食

由于天然的单一食物不可能含有人体所需全部营养素，人们为了获得全面的营养就必须同时进食多种食物。例如，婴儿的膳食处理很繁杂。即使母乳喂养的婴儿，在 6 个月以后，也必须按不同月龄增加辅助食品，如肝泥、蛋黄、肉末、米粥或面片、菜泥、菜汤和果泥等，用于补充其维生素等不足。原料的购买及制作均较麻烦，且易被忽视，从而影响婴儿的生长发育和身体健康。若在乳制品中强化多种维生素和矿物元素等供给婴儿食用，可以很方便地满足婴儿的营养需要。

（四）适应不同人群的营养需要

对于不同年龄、性别、工作性质，以及处于不同生理、病理状况的人来说，他们所需营养是不同的，对食品进行不同的营养强化可分别满足需要。例如，婴儿是人一生中生长发育最快的时期，需要有充足的营养素供给。婴儿以母乳喂养最好，一旦母乳喂养有问题，则需要有适当的"代乳食品"。通过强化维生素，添加乳清蛋白、不饱和脂肪酸等营养成分，使其组成成分在数量上和质量上更适合婴儿的喂养。

（五）预防营养不良

营养强化在改善人群的营养状况中发挥着巨大的作用。从预防医学的角度看，食品营养强化对预防和减少营养缺乏病，特别是某些地方性营养缺乏病具有重要的意义。例如对缺碘地区的人采取食盐加碘可大大降低甲状腺肿的发病率（下降率可达 40%～95%），用维生素 B 防治食米地区的维生素 B 缺乏病，用维生素 C 防治维生素 C 缺乏病等。与营养补充剂或保健食品比较，营养强化食品对于改善营养缺乏不仅效果良好，而且价格低廉，适于大面积推广。在发达国家，营养强化已经具有很长的历史，并取得了很大的成功，积累了很多的先进经验。目前，越来越多的发展中国家也开始重视并采取多种措施，大力推行食品的营养强化。

三、食品营养强化的基本原则

营养强化食品功能和优点是多方面的，但在强化过程中必须从营养、卫生及经济效益等方面进行考虑。进行食品营养强化时，应该遵循以下几方面基本原则。

（一）有明确的针对性

允许在食品中强化的营养素，必须根据我国历年营养调查的情况和某些地区已暴露出

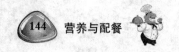

来的与营养缺乏有关的健康问题,或满足特殊人群对某些营养素供给量需要的原则来确定。

(二)符合营养学原理

所强化的食品应为食用对象的日常食品,强化剂必须以营养素供给量标准为依据,保证食用对象能从每日食物的消耗量中摄取一定的有效剂量,即以达到供给量 1/2～2/3 为依据,制定出上下限的强化剂量,特别是对一些脂溶性营养素,要注意保证人体长期食用而不会引起蓄积性副作用。食品原有成分中某种物质的含量已达到营养强化剂最低标准 1/2 者,不应再进行强化。

(三)符合国家的卫生标准

所使用的营养强化剂应符合国家卫生质量标准,包括物理形状、杂质限度、纯度及相应的检测方法。根据强化剂的特性,在强化食品的加工过程中,应采用科学的加工工艺条件,避免一些不利因素的危害。

(四)易被机体吸收利用

添加的营养强化剂应易被机体吸收利用,需要强化的食品应具有使人体对该强化剂充分吸收利用的条件。因此,需要正确食用强化食品,从营养学上来讲,并不是所有人都需要吃强化食品。对于健康的成年人来说,还是提倡平衡膳食,从天然食品的合理搭配中获得营养。

(五)尽量减少营养强化剂的损失

食品在强化过程中,强化剂不应转化成其他物质,或其性质不应受到影响。经强化的食品应能在一定时期内不变质,保持有效作用。强化食品需要定时定期对强化剂的指标进行评价测定,包括一些营养素指标的测定和营养效应的测试。一般当强化剂在食品中的保存率达到 50% 以上时认为比较理想。

(六)保持食品原有的色、香、味等感官性状

食品中添加营养强化剂后,应不影响该食品及该食品中其他成分的色、香、味等感官性状。因此,强化载体需要合理选择,不因强化而改变品质,注意载体食物和强化营养素之间的匹配,防止由于强化所造成的强化剂或者载体食物在质量上的改变。适合于食品强化的载体是那些人们食用量大、食用普遍而且易于加工保存的食品,世界各国均以粮食、乳制品、饮料和副食品为主要载体。

(七)经济合理、有利推广

食品营养强化的目的是提高人民的营养和健康水平。通常在食品营养强化过程中会增加一定的成本,为尽量降低营养强化食品的价格,在确定强化剂种类和工艺过程中,应适量降低成本和简化技术,以利于推广,增强利用效益。除此以外,对强化效果要进行科学合理的评价,才能为正确引导消费、积极宣传提供科学的依据。切不可夸大宣传,误导消费者。

第二节　营养强化剂种类及强化方法

一、食品营养强化剂

食品营养强化剂是进行食品强化时所添加的营养素。主要有必需氨基酸、维生素、矿物质、微量元素,有时也用有营养特点的天然食品及其制品进行强化,如大豆粉、骨粉、果汁等。在使用强化剂时要充分考虑强化剂的毒性、生化利用率、加入食物后的稳定性、对食物产生的各种影响及人体安全摄入量。

(一)维生素类强化剂

1. 维生素 A

维生素 A 普遍存在于鱼肝油中,其含量为 600 IU/g,而浓缩鱼肝油为 5 000～500 000 IU/g。因为鱼肝油有特殊的臭味,所以强化食品很少将其直接作配料。目前大多数由人工合成的维生素 A 棕榈酸酯和维生素 A 醋酸酯稳定性好。

2. 维生素 D

维生素 D 主要包括维生素 D_2 和维生素 D_3,维生素 D_2 是低等植物,如酵母及真菌内经紫外线照射转变的麦角固醇,维生素 D_3 是人体内 7 -脱氢胆固醇经日光或紫外线照射转变的。

3. 维生素 C

维生素 C 除人工合成的制剂外,也可用某些野果的抽提液,浓缩成直接烘干的粉末添加。如野蔷薇果干燥后每 100 g 制品中含维生素 C 1 200～1 500 mg。

4. 维生素 B_1

维生素 B_1 是用于治疗地区性脚气病的强化剂。常用硫胺素盐酸盐和硫胺素硝酸盐,前者易溶于水,故不适用于加工前需水洗、浸渍和水煮的强化食品;后者较稳定,但也溶于水。

5. 维生素 B_2

国内用液体培养法大规模生产核黄素,用于强化人造奶油、花生酱等。也可使用液状食品的强化剂核黄素磷酸钠。

6. 维生素 B_3

烟酸也称作维生素 B_3,又名尼克酸、抗癫皮病因子,性质较稳定。用于防治糙皮病等烟酸缺乏病。

(二)矿物质强化剂

中国现已批准钙、铁、锌、碘、硒、氟六种矿物质作为食品营养强化剂来使用,其他微量元素如镁、铜、锰、钾、钠、氯等可按照需要添加。

1. 钙

食物中的钙最易缺乏,钙的吸收利用受多种因素影响,如维生素 D 可促进钙的吸收,草酸使钙变成不溶性。常用的强化剂有碳酸钙、磷酸钙、乳酸钙、葡萄糖酸钙、柠檬酸钙等,也有用骨粉、蛋壳钙、活性钙离子(牡蛎等蚌类经水解处理制得)等。

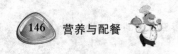
2. 铁

铁在国内外膳食中都存在缺乏或不足的问题,再加上影响铁吸收的原因很多,常出现缺铁性营养不良。由于铁盐本身有一定颜色,作为强化剂使用时,要尽量减少其对原有食物色、香、味的影响。常用的强化剂有柠檬酸铁铵、乳酸亚铁、硫酸亚铁等。加入适量的维生素 C 作为抗氧化剂,可以减少氧化,并有助于铁的吸收。

3. 锌

锌是机体生长发育、性成熟、智力发育、机体免疫等不可缺少的微量元素之一,对儿童尤为重要。在中国约有 40%的儿童处于临界性缺锌状况。一般用作锌的强化剂的有硫酸锌、氯化锌、乳酸锌、醋酸锌等。

4. 碘

碘是中国最早用于强化剂的无机盐,加碘盐是目前真正纳入政府行为强制推广的强化食品,在预防地方性甲状腺肿中取得了明显的效果。

5. 硒

硒多采用有机硒化合物,其中常用富硒酵母、硒化卡拉胶等作为强化剂。

6. 氟

氟可保持牙齿的洁白、健康。常用的强化剂有氟化钠、氟硅化钠等。

(三)氨基酸类强化剂

鉴于谷类食物仍是中国目前膳食蛋白质的主要来源,为解决其氨基酸的不足,使膳食蛋白质氨基酸平衡,提高蛋白质的利用率,谷类食物中主要强化赖氨酸和蛋氨酸。此外,其他几种必需氨基酸也可适量添加。

用牛奶制成的婴儿配方食品中几乎不含牛磺酸,但牛磺酸在人乳及其他哺乳动物乳汁中是主要的游离氨基酸,对人类脑神经细胞的增殖、分化及存活过程有明显的作用。因此,要适当补充,强化剂量为 300～500 mg/kg。

(四)蛋白质强化剂

1. 大豆蛋白

大豆蛋白的营养价值比任何其他植物蛋白质更接近动物蛋白,特别是赖氨酸含量高于一般的谷类作物。把大豆蛋白添加到小麦制品中,可提高其蛋白效价,如小麦粉中添加 10%的大豆蛋白,其蛋白效价可提高两倍以上;另外大豆蛋白还可改善谷类在加工中的功能特性,如增强吸水性和保水性,改进面团的揉制性能,延长食品的保鲜期,使焙烤食品有良好的色泽等。大豆蛋白常用于主食,特别是用于儿童食品中,可生产各种强化面包、饼干、挂面、快餐等。

2. 乳清粉及脱脂奶粉

乳清粉及脱脂奶粉大多是制造奶油和干酪的副产品,价格低廉,富含蛋白质、乳糖等,在国外普遍用作蛋白质强化剂,可用于调制奶粉的生产,增补谷类作物的蛋白质不足,还可添加到肉类制品中,可提高其营养价值又可增加胶着性和弹性。

3. 酵母

酵母是酵母菌经培养杀灭后所得的干燥菌体,酵母含蛋白质 40%～60%,并富含 B 族维生素和赖氨酸,因而适宜作谷类食品的蛋白质补充剂。

4. 鱼粉

把鲜鱼经过干燥、脱脂、去腥后加工成较为纯净的食用鱼粉,蛋白质含量达 80%,赖氨酸达 6.98%,相当于猪肉的 4 倍多。同时易于贮藏,运输方便,且价格便宜。

5. 其他

随蛋白资源的不断开发,单细胞蛋白、藻类蛋白、叶蛋白等都可作为新型的蛋白质强化剂。

二、强化方法

选择强化的方法,是以所加入食品强化剂的保存最合适最有利的方式为原则。强化食品因强化的目的、内容以及食品本身的性质等的不同,其强化方法也各异。

(一)原料或必需食品中添加

凡国家法令强制规定添加的强化食品,以及具有公共卫生意义的强化内容均属于这一类。有些国家将制成的强化米按一定比例混入一般米中出售。西方国家一般将需补充的营养素预先添加在面粉中,可保证制成的面包中含有这些强化剂。

(二)在加工过程中添加

由于食品加工无法避免光、热、氧气和金属的接触,这就使某些强化剂受到损失,如赖氨酸、维生素 C 等对光热比较敏感,面包在焙烤中赖氨酸的损失率为 9%～24%,一般维生素经高温加热后损失达一半以上,因此应予注意。

(三)在成品中混入

对调制奶粉、母乳化奶粉等婴幼儿食品,大多数强化剂均是用喷雾法混入成品的。混入的强化剂应做到均匀。

(四)物理化学强化方法

物理化学强化方法是将存在于食品中的某些物质转化成所需营养素的方法。如将牛奶经紫外线照射,维生素 D 骤然增加。此外,食物蛋白质经过初步水解后有利于机体的消化吸收。

(五)生物强化方法

生物强化方法是利用生物的作用将食品中原有成分转变成人体所需的营养成分。如大豆经发酵后,不但其中蛋白质受微生物作用分解,而且还产生一定量的 B 族维生素,尤其是产生植物性食物中所缺少的维生素 B_{12},因而大大提高其营养价值。

三、强化食品的种类及产品类别

强化公共系统的必需食品,如饮用水、鱼、肉、香肠及酱类等。按食用对象分类有普通食品,婴幼儿食品,孕妇、乳母食品,老人食品,以及军用食品、职业病食品、勘探采矿等特殊需要食品。从添加的营养强化剂的种类来分类,有维生素类、蛋白质氨基酸类、矿物质类及脂肪酸等强化食品,还有用若干富含营养素的天然食物作为强化剂的混合型强化食品等。目前,较多的是强化谷物食品和强化乳粉。

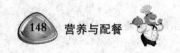
（一）强化谷物食品

谷类营养素的分布很不均匀,在碾磨过程中,特别是在精制时很多营养素易损失。从营养的角度看,糊粉层非常重要,但它却易在碾磨加工时受到损失。碾磨越精,损失越多。而谷物食品是人类的主要食物,且人们倾向于食用精白米和精白面粉,这使得某些营养素的摄取减少。因此,目前许多国家对面粉、面包、大米等都进行营养强化。

（二）强化副食品

强化副食品,主要包括强化食用油脂、强化人造奶油、强化调味料等。例如,强化食盐(碘强化食盐、铁强化食盐、低钠盐、核黄素营养盐)、强化酱油(铁强化酱油、锌强化酱油、高钙低盐酱油)、强化醋(钙铁锌复合强化醋、维生素复合强化醋)、维生素强化饮料、强化罐头、强化乳制品。

（三）强化婴幼儿食品

通常是将婴幼儿时期需要的营养素经过详细计算后,全部添加到一种主食品中制成强化婴儿食品。主要包括母乳化奶粉和育儿奶粉,最新分类为:乳基婴儿配方食品、豆基婴儿配方食品、较大婴儿和幼儿配方食品。

（四）强化军粮

强化军粮是出现得最早,也是要求很高的强化食品。为了适应严酷的战争环境,军粮既要营养全面,还要便于携带,易于烹煮,便于开启和食用。平时的军粮可以和一般民用的相仿,到了战时,则必须采用强化食品。为了携带方便,强化军粮大多以高能压缩食品为主,将几种不同的食品混合置于一个包装盒内(一般称为食盒),这些食品是按照有关的热能及营养素含量计算而定,并配成一餐的供应量。普通食盒内的主食大多由压缩饼干、压缩米糕、高油脂酥糖等组成;辅食大多包括压缩肉松、肉干、调味菜干粉及各种汤料等。此外,还有乳粉、炼乳、人造奶油、巧克力及罐头食品等,可与食盒搭配食用,它们也都根据各自的特点,增补适当的强化剂。至于强化剂的品种及用量还可根据军、兵种的不同而异。

（五）混合型强化食品

将各种不同营养特点的天然食物互相混合,取长补短,以提高食物营养价值的强化食品称为混合型营养强化食品。混合型营养强化食品的营养学意义在于发挥各种食物中营养素的互补作用,大多是在主食品中混入一定量的其他食品,以弥补主食品中营养素的不足。其中主要是补充蛋白质的不足,或增补主食品中的某种限制氨基酸,其他则有维生素、矿物质等。主要作为增补蛋白质、氨基酸用的天然食物有乳粉、鱼粉、大豆浓缩蛋白、大豆分离蛋白、各种豆类,以及可可、芝麻、花生、向日葵等榨油后富含蛋白质的副产品等。

（六）其他强化食品

食品营养强化已经有 100 多年的历史,强化食品的种类繁多,不胜枚举,而且还在不断增加。除了前面介绍的强化食品外,近来市场上出现了很多强化了水溶性维生素及钙、铁、锌等营养素的各种饮料、糖果及罐头类强化食品。此外还有适应各种特殊人群和不同职业营养需要的强化食品以及疗效食品等。

第三节 保健食品

一、保健食品概念

关于保健食品概念及名称的确定长期没有定论,世界各国依照该国对它的理解,有许多不同的认识。美国将其命名为"功能食品"(Functional Foods)。实际上,功能食品一词最早是由日本提出的。早在1962年,日本厚生省的文件中已给功能食品下了定义:"功能食品是具有与生物防御、生物节律调整、防止疾病、恢复健康等有关功能因子,经设计加工,对生物体有明显调整功能的食品。"

1990年11月,日本提出将"功能食品"改称"特殊保健用途食品"(Food Specified Health Use)。韩国曾称保健食品为"疗效食品"(Therapeutic Foods)。德国将这类食品称之为"改善食品"。欧洲各国普遍采用"健康食品"(Health Foods)一词或"功能食品"(Funcitional Foods)。此外,国际上还有营养食品(Nutritional Foods)以及美国科学家提出的"药用食品"(Phama Foods)的称谓。

《保健食品注册与备案管理办法》自2016年7月1日正式施行,严格定义:保健食品是指声称具有特定保健功能或者以补充维生素、矿物质为目的的食品,即适宜于特定人群食用,具有调节机体功能,不以治疗疾病为目的,并且对人体不产生任何急性、亚急性或者慢性危害的食品。所以,保健(功能)食品是食品的一个种类,具有一般食品的共性,在产品的宣传上,不能出现有效率、成功率等相关的词语。保健食品的保健作用在当今的社会中,也正在逐步为广大群众所接受。

保健品是中国大陆的一般称呼,在中国港澳台地区以及国外一般称之为膳食补充剂(Dietary Supplements)。2016年3月4日,国家食品药品监督管理总局网站下发《食品药品监管总局关于停止冬虫夏草用于保健食品试点工作的通知》(食药监食监三〔2016〕21号)。原国家食品药品监督管理局印发的《冬虫夏草用于保健食品试点工作方案》(国食药监保化〔2012〕225号)停止执行。2018年12月20日,国家市场监督管理总局《关于进一步加强保健食品生产经营企业电话营销行为管理的公告》发布,明确规定,保健食品企业不得宣传保健食品具有疾病预防或治疗功能。

保健食品
卫食健字(4位年份代码)第••••号
中华人民共和国卫生部批准

《2003年以前的国产保健食品
批准文号、保健食品标志》

保健食品
卫食健进字(4位年份代码)第••••号
中华人民共和国卫生部批准

《2003年以前的进口保健食品
批准文号、保健食品标志》

保健食品
国食健字G20••••
国家食品药品监督管理局批准

《2003年以后的国产保健食品
批准文号、保健食品标志》

保健食品
国食健字J20••••
国家食品药品监督管理局批准

《2003年以后的进口保健食品
批准文号、保健食品标志》

二、保健食品标志

保健食品标志为天蓝色图案,图标下半部分有"保健食品"字样,俗称"蓝帽子

图5-1 保健食品标志

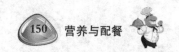

标志"(见图 5 - 1)。国家工商局和卫生部在发出的通知中规定,在影视、报刊、印刷品、店堂、户外广告等可视广告中,保健食品标志所占面积不得小于全部广告面积的 1/36。其中报刊、印刷品广告中的保健食品标志,直径不得小于 1 厘米。

保健食品标签和说明书必须符合国家有关标准和要求,并标明下列内容(保健功能和适宜人群):① 食用方法和服用量;② 贮藏方法;③ 功效成分的名称及含量;④ 保健食品批准文号;⑤ 保健食品标志;⑥ 有关标准或要求所规定的其他标签内容。

保健食品的名称应准确科学,不得使用人名、地名、代号及夸大容易误解的名称。

保健食品的标签、说明书和广告内容必须真实,符合其产品质量要求,不得有暗示可使疾病痊愈的宣传。

三、保健食品的特征

保健食品首先一定要是食品,也就是说,保健食品必须具备《中华人民共和国食品卫生法》明确规定的作为食品应该具备的特征,除此以外根据特定的功效还需要具有一些其他方面的基本特征。

1. 保健食品

保健食品必须具备食品的基本特征。《中华人民共和国食品卫生法》中关于食品具有的基本特征有明确规定,即"食品是指供人食用或饮用的成品和原料以及按照传统既是食品又是药品的物品,但是不包括以治疗为目的的物品"。保健食品应当含有一种或数种营养素并达到一定含量水平,但不能要求保健食品等同于普通食品,为人体提供各种营养素,更不能将保健食品视为正常膳食,作为各种营养素来源的主要途径。

2. 保健功能

保健食品除具有食品的一般特征外,还必须具有特定的保健功能,使之与普通食品相区别。所谓特定的保健功能,首先,这种特定的功能在管理上可以作为食品的功能来受理;其次,这种功能必须是明确的、具体的、有针对性的、经过科学验证的。

3. 针对性

保健食品是针对特定的人群而设计的,食用的范围不同于一般食品,如延缓衰老的保健食品只能适宜于高血脂的人群。我们不排除某些保健功能可能适宜的人群面较广,但没有适宜于任何人群的保健食品。

4. 调节机体功能

保健食品以调节机体功能为主要目的,而不是以治疗为目的,这点与药品不同。应该强调的是保健食品即便在某些疾病状态下可以使用,它也不能代替药物的治疗作用。

5. 保健食品的成分构成

保健食品主要是由功效成分和营养素或主要由营养素构成。至于营养素的种类和含量,目前没有统一规定,但要求至少含一种营养素,且产品中营养素的摄入量应相当于相应营养素每日推荐供给量的 10% 以上。

6. 属性

保健食品的产品属性既可以是传统的食品属性,如酒、饮料等,也可以是胶囊、片剂等新的食品属性。

四、保健食品与一般食品、药品的区别

（一）保健食品与一般食品的区别

国家标准 GB/T15901—1994 中，一般食品定义为：可供人类食用或饮用的物质，包括加工食品、半成品和未加工食品，不包括烟草或只作药品用的物质。GB16740—1997《保健食品通用标准》将保健食品定义为食品的一个种类，具有一般食品的共性，能调节人体的机能，适于特定人群食用，但不以治疗疾病为目的。两者在概念上有共性和区别之处。

1. 共性

保健食品与一般食品都能提供人体所必需的基本营养物质（食品第一功能），都具有特定的色、香、味、形（食品第二功能）。

2. 区别

保健食品含一定量功效成分（生理活性物质），能调节人体机能，具有特定功能（食品的第三功能）；而一般食品不强调特定功能。保健食品含有浓缩或添加纯度较高的某种生理活性物质，使其在人体内达到发挥作用的浓度，从而具备了食品特殊功效。

（二）与药品的区别

药品是治疗疾病的物质；保健食品的本质仍是食品，虽有调节人体某种机能的作用，但它不是人类赖以治疗疾病的物质。

第一，生产及配方组成不同。药品的生产能力和技术条件，都要经过国家有关部门严格审查，并通过药理、病理、病毒方面的严格检查及多年的临床观察，经有关部门鉴定批准后，方可投入市场。而保健品无须经过医院临床实验，可直接投入市场。

第二，生产过程的质量控制不同。作为药品的维生素类产品（药字号），必须在制药厂生产，生产过程中的质量控制要求很高，比如空气清洁度、无菌标准、原料质量等，要求所有的制药都要达到 GMP 标准（药品生产质量规范）；而作为食品的维生素类产品（食字号），则可以在食品厂生产，标准比药品生产低。

第三，疗效方面的区别。作为药品，一定经过大量临床验证，并通过国家药品食品监督管理局（SFDA）审查批准，有严格的适应证，治疗疾病有一定疗效；而作为食品的保健品，则没有治疗作用，仅仅检验污染物、细菌等卫生指标，合格即可上市。

第四，说明书和广告宣传方面的不同。作为药品，一定要有经过 SFDA 批准的详细的使用说明书，写有适应证、注意事项、不良反应，十分严谨；而作为食品的保健品，其说明书不会这样详细、严格。

所以消费者在选择产品时，为确保安全，最好选择 SFDA 批准的标有"OTC"（非处方药）字样的药品，购买时看看是否附有详细说明书。在服用属于药品（药字号）的保健品前必须仔细阅读说明书，要按推荐剂量服用，不要超剂量服用。

第四节 保健食品的分类和功能

保健食品大多从性质、功能和适用特定人群来进行分类。如欧共体国家把保健食品分为婴

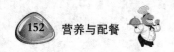

儿配方食品、低能量或减能量食品、低钠食品(包括无钠食品)、无谷胶食品、糖尿病人食品、断奶食品、婴儿食品、运动员食品和用于特殊临床目的规定食品9类。南斯拉夫除上述前5类外,还包括低蛋白或高蛋白食品、老年人食品、有矿物质或维生素的强化食品、低糖食品、低盐食品和人工甜味剂共11类。日本将保健食品分为特殊营养食品、特殊饮食用食品、病人用食品和指定保健用食品。德国以保健食品的性质分类,包括绿色食品、特点食品(食疗食品)及改良食品(纯净食品)。

一、不同国家地区保健食品分类

(一)不同国家保健食品分类

保健食品的分类方法依据各国的实际状况以及各国食品安全法则的不同而有所差异,以下扼要介绍部分地域特点明显的国家分类方法(见表5-1)。

表5-1　不同国家地区保健食品分类

国　家	保 健 食 品 分 类
欧　盟	婴儿配方食品、低能量或减能量食品、低钠食品(包括无钠食品)、无谷胶食品、糖尿病人食品、断奶食品、婴儿食品、运动员食品和用于特殊临床目的规定食品
南斯拉夫	婴儿配方食品、低能量或减能量食品、低钠食品(包括无钠食品)、无谷胶食品、糖尿病人食品、低蛋白或高蛋白食品、老年人食品、有矿物质或维生素的强化食品、低糖食品、低盐食品和人工甜味剂
德　国	绿色食品、特点食品(食疗食品)及改良食品(纯净食品)
日　本	特殊营养食品、特殊饮食用食品、病人用食品和指定保健用食品

(二)世界卫生组织保健品分类

世界卫生组织把保健品分为四类:第一类为营养型,只为增加营养所需,从日常饮食中可以摄取,但并没有确切的功效;第二类为强化型,其特点是补后明显见效,症状改善,但如果一段时间不吃它了,又回到原来的状态,不能根本地解决问题;第三类为功能型,它针对我们身体内的某个器官进行调节,但也有缺点,就是它功能单一,过度服用有依赖性;第四类为机能因子型,多数由天然生物中提取,并制成复方制品,具有高提纯度,拥有前三者的所有功能,对身体的各个器官都有保健作用(见表5-2)。

表5-2　世界卫生组织保健品分类

类　型	产品举例	对身体的作用及应具备条件
营养型	蜂王浆	增加营养,改善体质,可长期服用,没有明显疗效
强化型	高钙素、铁碘锌	对身体是缺什么补什么;但不能防止流失,要长期服用
机能型	无限极、鱼油、甲壳素	对身体的某个器官有调节作用
机能因子型	食用菌	复方搭配,对身体的各个器官有保健作用,符合世界粮农组织对保健食品的规定,即纯天然,全方位调理,无依赖,有疗效(3~15天有反应)

二、国内保健食品分类结构

(一)保健食品类别品种分析

2016年中国国家食品药品监督管理总局颁布《保健食品注册与备案管理办法》,关于保健食品的申报功能为27项有效保健功能(见表5-3)。

表5-3　关于保健食品的申报功能为27项有效保健功能

保 健 功 能	适 宜 人 群	不适宜人群
增强免疫力	免疫力低下者	
抗氧化	中老年人	少年儿童
辅助改善记忆	需要改善记忆者	
缓解体力疲劳	易疲劳者	少年儿童
减肥	单纯性肥胖人群	孕期及哺乳期妇女
改善生长发育	生长发育不良的少年儿童	
提高缺氧耐受力	处于缺氧环境者	
对辐射危害有辅助保护功能	接触辐射者	
辅助降血脂	血脂偏高者	少年儿童
辅助降血糖	血糖偏高者	少年儿童
改善睡眠	睡眠状况不佳者	少年儿童
改善营养性贫血	营养性贫血者	
对化学性肝损伤有辅助保护功能	有化学性肝损伤危险者	
促进泌乳	哺乳期妇女	
缓解视疲劳	视力易疲劳者	
促进排铅	接触铅污染环境者	
清咽	咽部不适者	
辅助降血压	血压偏高者	少年儿童
增加骨密度	中老年人	
营养素补充剂	需要补充者	
调节肠道菌群	肠道功能紊乱者	
促进消化	消化不良者	
通便	便秘者	
对胃黏膜有辅助保护功能	轻度胃黏膜损伤者	
祛痤疮	有痤疮者	儿童
祛黄褐斑	有黄褐斑者	儿童

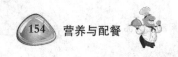
(续表)

保 健 功 能	适 宜 人 群	不适宜人群
改善皮肤水分	皮肤干燥者	
改善皮肤油分	皮肤油分缺乏者	

我国保健食品按食用对象不同分为两大类：一类以健康人群为对象，主要为了补充营养素，满足生命周期不同阶段的需求；另一类主要供给某些生理功能有问题的人食用，强调其在预防疾病和促进康复方面的调节功能。

《保健食品通用标准》规定，保健食品应有与功能相对应的功效成分及最低含量。功效成分是指能通过激活酶的活性或其他途径，调节人体机能的物质，主要包括以下几种。

（1）多糖类：如膳食纤维、香菇多糖等。

（2）功能性甜味料（剂）：如单糖、低聚糖、多元醇糖等。

（3）功能性油脂（脂肪酸）类：如多不饱和脂肪酸、磷脂、胆碱等。

（4）自由基清除剂类：如超氧化物歧化酶（SOD）、谷光甘酞过氧化酶等。

（5）维生素类：如维生素 A、维生素 C、维生素 E 等。

（6）肽与蛋白质类：如谷胱甘肽、免疫球蛋白等。

（7）活性菌类：如聚乳酸菌、双歧杆菌等。

（8）微量元素类：如硒、锌等。

（9）其他类：如二十八醇、植物甾醇、皂甙（苷）等。

除以上，营养素类也纳入保健食品的管理范畴，称为营养素补充剂（如维生素、矿物质为主要原料的产品），以补充人体营养素为目的。

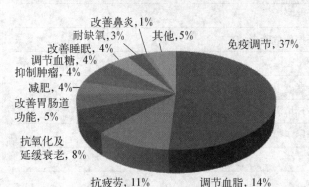

图 5-2　保健品按产品功能来划分市场分布

国家食品药品监督管理局发布的数据显示，截至 2018 年 12 月，我国保健品品种数量共 14 907 种，其中国产保健食品数量共 14 180 种，进口保健食品数量共 727 种。

按产品功能来划分，大致可分为增强免疫力类、缓解体力疲劳类、辅助降血脂类、营养素补充剂类、辅助降血糖类等。其中以增强免疫力类产品为主，大约占 37%。此外，补钙类、蛋白粉、补血类也占据着很大份额（见图 5-2）。

根据 2018 年的一份随机抽样调查数据，购买保健品的用户群体主要选择增强身体免疫力、补钙类保健产品，比例分别为 88% 和 36%，另外美容选择比例也达到 27%，改善睡眠和缓解压力分别为 25% 和 19%，其他选择也主要集中在调节身体机能上（见图 5-3）。

（二）保健品剂型与原料分析

保健食品的剂型主要以药品剂型（胶囊、片剂、口服液等）为主，约占 80%，此外还有一部

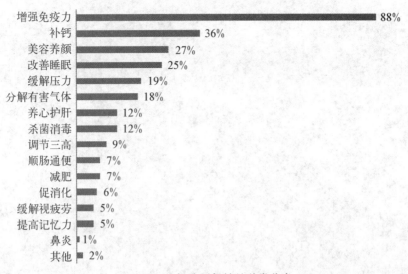

图 5-3 选择购买保健品种类分布

分传统食品型（保健饮品、保健酒等），约占 14%。

原料方面，中草药原料一直以来都是我国保健食品成分中不可或缺的力量。我国生产的保健食品中，大约有 90% 都采用了中草药为原料，而中草药保健食品由于其本身的中草药功效成分和味道、口感，对剂型的要求也相对严格。从而也刺激了片剂和胶囊剂型的快速发展。

从 2017—2019 年中国保健协会对保健

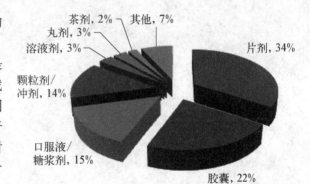

图 5-4 城市居民家庭购买保健品剂型分布

品种类的市场调查数汇表（见图 5-4）可以看出，未来的保健食品剂型也还将以传统剂型为主，新兴剂型为辅；片剂和胶囊将成为大多数企业选择的剂型。

思考题

（1）食品营养强化的作用是什么？

（2）食品营养强化剂有哪些分类？

（3）强化食品是不是含有添加剂的食物，是否安全？

（4）保健食品的含义是什么？

（5）保健食品和普通食品、药品有什么共同点和不同点？

（6）不同国家对于保健食品分类是不同的，请举例说明。

（7）国内保健食品层出不穷，保健品的认证标志是什么？国家对于不同保健品的认证标准是不一样的吗？请查阅相关资料进行分析。

（8）婴儿配方奶粉属于强化食品吗？请说明。

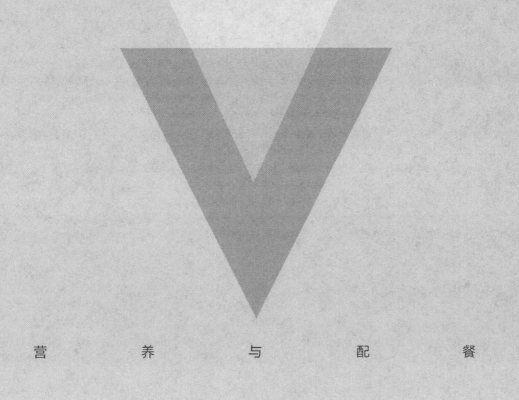

营　养　与　配　餐

下篇　配餐与食谱

第六章　膳食指南与合理营养

知识目标

(1) 了解一般人群膳食指南、平衡膳食宝塔等内容。

(2) 掌握合理营养的概念、基本内容。

(3) 熟悉膳食结构的类型和特征。

能力目标

(1) 学会用称重的方法进行膳食调查。

(2) 学会用24小时回顾法进行膳食调查。

民以食为天,合理营养、平衡膳食对我们的身体健康非常重要。合理营养是健康的物质基础,而平衡膳食又是合理营养的根本途径。近年来我国城乡居民的膳食状况明显改善,儿童青少年平均身高增加,营养不良患病率下降。但同时与之相关的慢性非传染性疾病,如肥胖、高血压、糖尿病、血脂异常等患病率增加,已成为威胁国民健康的突出问题。不均衡的膳食结构会增加超重、肥胖以及慢性疾病的风险。那么在日常生活中如何做到平衡膳食,保持合理营养?本章将结合《中国居民膳食指南(2016)》和中国居民平衡膳食宝塔(2016)等各项内容进行分析,以指导人们合理搭配膳食,营养健康饮食。

第一节　膳　食　指　南

据了解,我国于1989年首次发布了《中国居民膳食指南》,之后结合中国居民膳食和营养摄入情况,营养素需求和营养理论的知识更新,于1997年和2007年对《中国居民膳食指南》进行了两次修订,2016年再次修订,内容由一般人群膳食指南、特定人群膳食指南和中国居民平衡膳食实践三个部分组成。同时推出了中国居民平衡膳食宝塔(2016)、中国居民平衡膳食餐盘和儿童平衡膳食算盘等三个可视化图形,指导居民在日常生活中进行具体实践。为方便应用,还特别推出了《中国居民膳食指南(2016)》科普版,帮助人们做出有益健康的饮食选择和行为改变。

一、一般人群膳食指南

新版《中国居民膳食指南(2016)》可以总结为"633",即指南有6条核心信息,3大部分和3个特点。针对2岁以上的所有健康人群提出6条核心推荐:食物多样,谷类为主;吃动平衡,健康体重;多吃蔬果、奶类、大豆;适量吃鱼、禽、蛋、瘦肉;少盐少油,控糖限酒;杜绝浪费,兴新

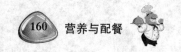

食尚。三大部分：第一部分是针对一般人群的指南，第二部分是针对特定人群的指南，第三部分是平衡膳食实践的指南。还有 3 个特点：一是图文并茂，营养要从小抓起、从娃娃抓起，所以新指南选择了中国的"计算机"——算盘，来作为营养从小孩抓起的宣传图形；二是通俗易懂；三是贴近人们生活。以下结合《中国居民膳食指南(2016)》分析六大要点。

（一）食物多样，谷类为主

人体所需营养素极其多样，没有一种食物能包含齐全，必须从不同食物中摄取。且食物种类越多，获得的营养素种类与数量越符合人体的需要。平衡膳食必须由多种食物组成，才能满足人体各种营养需求，达到合理营养、促进健康的目的。

谷类食物是中国传统膳食的主体，是人体能量的主要来源。谷类包括米、面、杂粮，主要提供碳水化合物、蛋白质、膳食纤维及 B 族维生素，避免高能量、高脂肪和低碳水化合物膳食的弊端。需要指出的是稻米、小麦不要研磨得太精，以免所含维生素、矿物质和膳食纤维流失。人们应保持每天适量的谷类食物摄入。另外要注意粗细搭配，经常吃一些粗粮、杂粮和全谷类食物。

新版指南关键推荐：每天的膳食应包括谷薯类、蔬菜水果类、畜禽鱼蛋奶类、大豆坚果类等食物。平均每天摄入 12 种以上食物，每周 25 种以上。每天摄入谷薯类食物 250～400 g，其中全谷物和杂豆类 50～150 g，薯类 50～100 g。食物多样、谷类为主是平衡膳食模式的重要特征。

（二）吃动平衡，健康体重

食物提供人体能量，运动消耗能量。如果进食量过大而运动量不足，多余的能量就会在体内以脂肪的形式积存下来，增加体重，造成超重或肥胖；相反若食量不足，可由于能量不足引起体重过低或消瘦。食不过量意味着少吃几口，不要每顿饭都吃到十成饱。由于生活方式的改变，人们的身体活动减少，目前我国大多数成年人体力活动不足或缺乏体育锻炼，应改变久坐少动的不良生活方式，养成天天运动的习惯，坚持每天多做一些消耗能量的活动。

体重维持恒定→能量平衡→食物提供能量(A)＝基础代谢耗能(B)＋食物特殊动力耗能(C)＋各种活动耗能(D)

当 A＜B＋C＋D　　　体重下降；

当 A＞B＋C＋D　　　体重上升；

要达到 A＝B＋C＋D　体重恒定。

新版指南关键推荐：各年龄段人群都应天天运动，保持健康体重。食不过量，控制总能量摄入，保持能量平衡。坚持日常身体活动，每周至少进行 5 天中等强度身体活动，累计 150 分钟以上；主动身体活动最好每天 6 000 步。减少久坐时间，每小时起来动一动。

（三）多吃蔬果、奶类、大豆

蔬菜水果能量低，是维生素、矿物质、膳食纤维和植物化学物质的重要来源。薯类含有丰富的淀粉、膳食纤维以及多种维生素和矿物质。富含蔬菜、水果和薯类的膳食对保持身体健康，保持肠道正常功能，提高免疫力，降低患肥胖、糖尿病、高血压等慢性疾病风险具有重要作用。

奶类营养成分齐全,组成比例适宜,容易消化吸收。奶类除含丰富的优质蛋白质和维生素外,含钙量较高,且利用率也很高,是膳食钙质的极好来源。各年龄人群适当多饮奶有利于骨健康。有高血脂和超重肥胖倾向者应选择低脂、脱脂奶。

大豆含丰富的优质蛋白质、必需脂肪酸、多种维生素和膳食纤维,且含有磷脂、低聚糖,以及异黄酮、植物固醇等多种植物化学物质。

新版指南关键推荐:蔬菜水果是平衡膳食的重要组成部分,奶类富含钙,大豆富含优质蛋白质。餐餐有蔬菜,保证每天摄入 300~500 g 蔬菜,深色蔬菜应占 1/2。天天吃水果,保证每天摄入 200~350 g 新鲜水果,果汁不能代替鲜果。吃各种各样的奶制品,相当于每天摄入液态奶 300 g。经常吃豆制品,适量吃坚果。

(四)适量吃鱼、禽、蛋、瘦肉

鱼、禽、蛋和瘦肉均属于动物性食物,是人类优质蛋白、脂类、脂溶性维生素、B 族维生素和矿物质的良好来源,是平衡膳食的重要组成部分。

鱼类脂肪含量一般较低,且含有较多的多不饱和脂肪酸;禽类脂肪含量也较低,且不饱和脂肪酸含量较高;蛋类富含优质蛋白质,各种营养成分比较齐全,是很经济的优质蛋白质来源;瘦肉铁含量高且利用率好。

目前我国部分城市居民食用动物性食物较多,建议应适当多吃鱼、禽肉,减少猪肉摄入。相当一部分城市和多数农村居民平均吃动物性食物的量还不够,还应适当增加。动物性食物一般都含有一定量的饱和脂肪和胆固醇,摄入过多可能增加患心血管病的危险性。

新版指南关键推荐:鱼、禽、蛋和瘦肉摄入要适量。每周吃鱼 280~525 g,畜禽肉 280~525 g,蛋类 280~350 g,平均每天摄入总量 120~200 g。优先选择鱼和禽,吃鸡蛋不弃蛋黄,少吃肥肉、烟熏和腌制肉制品。

(五)少盐少油,控糖限酒

脂肪是人体能量的重要来源之一,并可提供必需脂肪酸,有利于脂溶性维生素的消化吸收,但是脂肪摄入过多是引起肥胖、高血脂、动脉粥样硬化等多种慢性疾病的危险因素之一。

膳食盐的摄入量过高与高血压的患病率密切相关。食用油和食盐摄入过多是我国城乡居民共同存在的营养问题。为此,建议我国居民应养成吃清淡少盐膳食的习惯,即膳食不要太油腻,不要太咸,不要摄食过多的动物性食物和油炸、烟熏、腌制食物。

新版指南关键推荐:培养清淡饮食习惯,少吃高盐和油炸食品。成人每天食盐不超过 6 g,每天烹调油 25~30 g。控制添加糖的摄入量,每天摄入不超过 50 g,最好控制在 25 g 以下。每日反式脂肪酸摄入量不超过 2 g。另外,儿童少年、孕妇、乳母不应饮酒。成人如饮酒,男性一天饮用酒的酒精量不超过 25 g,女性不超过 15 g。

(六)杜绝浪费,兴新食尚

我国每年浪费的食物多达 1.2 亿吨,相当于 2.76 亿亩农田种出的粮食都被丢进垃圾箱。占全国农作物播种面积的 11.6%。

所以杜绝浪费,我国一年可以省下 459 吨化肥和 316 亿吨农业用水,改善生态环境;杜绝浪费可以养活我国所有贫困人口,降低国内四类农产品(谷物、水果蔬菜、肉类、水产品)价格;

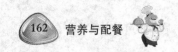
杜绝浪费可减少处理食品垃圾产生的雾霾,改善环境;杜绝浪费使勤俭节约的社会更好地可持续发展。日常生活中实现这一目标需要注意以下几点。

（1）食物不浪费,六个提醒。买需要的食物、小份的食物、点餐要适量、分餐不铺张、剩余要打包、吃好不过量。

（2）按需选购及备餐,合理存储。根据就餐人数和食量,按需购买;少买或尽快先吃不宜储藏的食物;根据食物特性选择适宜的储藏方法,避免食物不新鲜或变质。

（3）小份量合理备餐。一般来说,一盘纯肉热菜或者冷盘重量约为150 g,一盘素菜或者荤素搭配的菜肴约为300 g,所以,应根据就餐人数和食量合理安排。

新版指南关键推荐：珍惜食物,按需备餐,提倡分餐不浪费。选择新鲜卫生的食物和适宜的烹调方式。食物制备生熟分开、熟食二次加热要热透。学会阅读食品标签,合理选择食品。多回家吃饭,享受食物和亲情。传承优良文化,兴饮食文明新风。

新版指南还建议每天足量饮水,水是膳食的重要组成部分,是一切生命必需的物质,在生命活动中发挥着重要功能。进入体内的水和排出来的水基本相等,处于动态平衡。饮水不足或过多都会对人体健康带来危害。饮水应少量多次,要主动,不要感到口渴时再喝水,饮水最好选择白开水。足量饮水,成年人每天7～8杯(1 500～1 700 mL),提倡饮用白开水和茶水,不喝或少喝含糖饮料。尤其是儿童青少年,每天喝大量含糖的饮料代替喝水,是一种不健康的习惯,应当改正。

二、特定人群的膳食指南

特定人群膳食指南是根据各人群的生理特点及其对膳食营养需要而制定的。特定人群包括孕妇、乳母、婴幼儿、学龄前儿童、儿童青少年和老年人等。其中6岁以上各特定人群的膳食指南是在一般人群膳食指南10条的基础上增补形成的。

（一）中国孕妇、乳母膳食指南

1. 备孕妇女膳食指南
备孕是指育龄妇女有计划怀孕并对优孕进行必要的前期准备,是优孕与优生优育的重要前提。备孕妇女的营养状况直接关系着孕育和哺育新生命的质量,并对妇女及其下一代的健康产生长期影响。健康的身体状况、合理膳食、均衡营养是孕育新生命必需的物质基础。准备怀孕的妇女应接受健康体检及膳食和生活方式指导,使健康与营养状况尽可能达到最佳后再怀孕。目的是避免相关炎症及营养素缺乏对受孕成功和妊娠结局的不良影响。备孕妇女膳食指南在一般人群膳食指南基础上特别补充以下3条关键推荐。

（1）调整孕前体重到适宜水平。肥胖或低体重的育龄妇女是发生不良妊娠结局的高危人群,备孕妇女应该通过平衡膳食和适量运动来调整体重,使体重指数（BMI）达到18.5～23.9 kg/m 范围。

（2）常吃含铁丰富的食物,选用碘盐,孕前3个月开始补充叶酸。

（3）禁烟酒,保持健康生活方式。

2. 孕期妇女膳食指南
妊娠期是生命早期1 000天机遇窗口的起始阶段,营养作为最重要的环境因素,对母子双方的近期和远期健康都将产生至关重要的影响。孕期胎儿的生长发育、母体乳腺和子宫等生殖器官的发育,以及为分娩后乳汁分泌进行必要的营养储备,都需要额外的营养。因此,孕期妇女的膳食应是由多样化食物组成的营养均衡膳食,除保证孕妇和胎儿的营养外,还潜移默化地影响宝宝日后对辅食的接受和膳食模式的建立。孕期妇女膳食指南在一般人群指南的基础上补充以下5条内容。

(1) 补充叶酸,常吃含铁丰富的食物,选用碘盐。

(2) 孕吐严重者,可少量多餐,保证摄入含必要量碳水化合物的食物。

(3) 孕晚期适量增加奶、鱼、禽、蛋、瘦肉的摄入。

(4) 适量身体活动,维持适宜增重。

(5) 禁烟酒,愉快孕育新生命,积极准备母乳喂养。

3. 哺乳期妇女膳食指南

哺乳期是母体用乳汁哺育婴儿,使其获得最佳生长发育,并奠定一生健康基础的特殊生理阶段。哺乳期妇女(乳母)既要分泌乳汁、哺育婴儿,还需要逐步补偿妊娠、分娩时的营养素损耗并促进各器官、系统功能的恢复,因此比非哺乳期妇女需要更多的营养。哺乳期妇女的膳食仍是由多样化食物组成的营养均衡的膳食,除保证哺乳期的营养需要外,还通过乳汁的口感和气味,潜移默化地影响较大婴儿对辅食的接受和后续多样化膳食结构的建立。鉴于此,哺乳期妇女膳食指南在一般人群膳食指南基础上增加5条关键推荐。

(1) 增加富含优质蛋白质及维生素 A 的动物性食品和海产品,选用碘盐。

(2) 哺乳期食物多样不过量,重视整个哺乳期营养。

(3) 愉悦心情,充足睡眠,促进乳汁分泌。

(4) 坚持哺乳,适度运动,逐步恢复适宜体重。

(5) 忌烟酒,避免浓茶和咖啡。

(二) 中国婴幼儿喂养指南

1. 6 月龄内婴幼儿喂养指南

6 月龄内是一生中生长发育的第一个高峰期,对于能量和营养素的需要高于其他任何时期。但婴儿消化器官和排泄器官发育尚未成熟,功能不健全,对食物的消化吸收能力及代谢废物的排泄能力仍较低。母乳既可提供优质、全面、充足和结构适宜的营养素,满足婴儿生长发育的需要,又能完美地适应其尚未成熟的消化能力,并促进其器官发育和功能成熟。母乳喂养能满足婴儿 6 月龄内全部液体、能量和营养素的需要,母乳中的营养素和多种生物活性物质构成一个特殊的生物系统,为婴儿提供全方位呵护,助其在离开母体子宫的保护后,仍能顺利地适应大自然的生态环境,健康成长。

针对我国 6 月龄内婴儿的喂养需求和可能出现的问题,基于目前已有的充分证据,同时参考世界卫生组织(WHO)、联合国儿童基金会(UNICEF)和其他国际组织的相关建议,提出 6 月龄内婴儿喂养指南核心推荐如下六条。

(1) 产后尽早开奶,坚持新生儿第一口食物是母乳。

(2) 坚持 6 月龄内纯母乳喂养。

(3) 顺应喂养,建立良好生活规律。

(4) 生后数日开始补充维生素 D,不需补钙。

(5) 婴幼儿配方奶是不能纯母乳喂养的无奈选择。

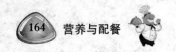

（6）监测体格指标，保持健康生长。

2. 7～24月龄婴幼儿喂养指南

7～24月龄婴幼儿指满6月龄（出生180天）后至2周岁（满24月龄内），对于这个时期的婴幼儿，母乳仍然是重要的营养来源，但单一的母乳喂养已经不能完全满足其对能量以及营养素的需求，必须引入其他营养丰富的食物。与此同时，婴幼儿胃肠道等消化器官的发育、感知觉以及认知行为能力的发展，也需要其有机会通过接触、感受和尝试，逐步体验和适应多样化的食物，从被动接受喂养转变到自主进食。这一年龄段顺应婴幼儿需求喂养，有助于健康饮食习惯的形成，并具有长期而深远的影响。

针对我国这个阶段月龄婴幼儿营养和喂养的需求，以及可能出现的问题，基于目前已有的证据，同时参考WHO等的相关建议，提出7～24月龄婴幼儿的喂养指南。

（1）继续母乳喂养，满6月龄起添加辅食。

（2）从富含铁的泥糊状食物开始，逐步添加达到食物多样。

（3）提倡顺应喂养，鼓励但不强迫进食。

（4）辅食不加调味品，尽量减少糖和盐的摄入。

（5）注重饮食卫生和进食安全。

（6）定期监测体格指标，追求健康成长。

（三）中国儿童少年膳食指南

1. 学龄前儿童膳食指南

本指南适用于2周岁以后至未满6周岁的学龄前儿童。经过7～24月龄期间膳食模式的过渡和转变，学龄前儿童摄入的食物种类和膳食结构已开始接近成人，是饮食行为和生活方式形成的关键时期。

基于学龄前儿童生理和营养特点，其膳食指南应在一般人群膳食指南基础上增加以下5条关键推荐。

（1）规律就餐，自主进食不挑食，培养良好饮食习惯。

（2）每天饮奶，足量饮水，正确选择零食。

（3）食物应合理烹调，易于消化，少调料、少油炸。

（4）参与食物选择和制作，增进对食物的认知和喜爱。

（5）经常户外运动，保障健康生长。

2. 学龄儿童膳食指南

学龄儿童是指从6岁到不满18岁的未成年人。学龄儿童正处于在校学习阶段，生长发育迅速，对能量和营养素的需要量相对高于成年人。充足的营养是学龄儿童智力和体格正常发育，乃至身体健康的物质保障。因此，更需要强调合理膳食、均衡营养，培养他们从小养成健康的饮食行为，经常进行多样性的身体活动，保持适宜的体重增长，以促进身心健康。

基于学龄儿童期是学习营养健康知识、养成健康生活方式、提高营养健康素养的关键时期，在一般人群膳食指南的基础上，推荐如下5条。

（1）认识食物，学会烹饪，提高营养科学素养。

（2）三餐合理，规律就餐，培养健康饮食行为。

（3）合理选择零食，足量饮水，不喝含糖饮料。

（4）不偏食节食，不暴饮暴食，保持适宜体重增长。

（5）保证每天至少活动 60 分钟，增加户外活动时间。

（四）中国老年人膳食指南

老年人和高龄老人分别指 65 岁和 80 岁以上的成年人。随着年龄的增加，老年人的器官功能出现渐进性的衰退，如牙齿脱落、消化液分泌减少、消化吸收能力下降、心脑功能衰退、视觉和听觉及味觉等感官反应迟钝、肌肉萎缩、瘦体组织数量减少等。这些改变均可明显影响老年人食物摄取、消化和吸收的能力，使得老年人营养缺乏和患贫血、骨质疏松、体重异常和肌肉衰减等慢性非传染性疾病的风险增加。因此老年人要实现成功老龄化，就需要有正确的营养指导。

《中国老年人膳食指南（2016）》根据老年人现时的生理特点、健康状况、营养需求等所提出的合理营养方法，在一般人群膳食指南的基础上，有以下 4 条关键推荐。

（1）少量多餐细软，预防营养缺乏。

（2）主动足量饮水，积极户外运动。

（3）延缓肌肉衰减，维持适宜体重。

（4）摄入充足食物，鼓励陪伴就餐。

（五）素食人群膳食指南

素食人群是指以不食肉、家禽、海鲜等动物性食品为饮食方式的人群。按照所戒食物种类不同，可分为全素、蛋素、奶素、蛋奶素人群等。

奶蛋素者（ovo-lacto vegetarian）：一般素食者会食用部分源于动物的食品，如蛋和奶类。

奶素者（lacto vegetarian）：这类素食者不食用肉类，食用奶类和其相关产品，如奶酪、奶油或酸奶。

蛋素者（ovo vegetarian）：这类素食者不食用肉类，食用蛋类或其相关产品。

纯素者（vegan）：不食用肉类，也不食用与动物有关的产品，如蛋、奶制品，甚至蜂蜜都排斥在外。也就是说，只靠植物类食品维持生命。

半素食者（semi vegetarian）：属于部分肉食者，可能基于道德或信仰或其他原因，不食用某些肉类，如牛、羊、猪等哺乳动物的红肉是最普遍的类型。仅食用部分禽类和海鲜。

素食人群膳食除了动物性食物外，其他食物种类与一般人群膳食类似，因此，除了动物性食物，一般人群膳食指南的建议均适用于素食人群。对于素食人群的关键推荐有以下 5 条。

（1）谷类为主，食物多样，适量增加全谷物。

（2）增加大豆及其制品的摄入，每天 50～80 g，选用发酵豆制品。

（3）常吃坚果、海藻和菌菇。

（4）蔬菜水果应充足。

（5）合理选择烹调油。

三、中国居民平衡膳食宝塔

中国居民平衡膳食宝塔是根据《中国居民膳食指南》，结合中国居民的膳食把平衡膳食

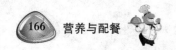

的原则转化成各类食物的重量,便于大家在日常生活中实际操作。平衡膳食宝塔提出了一个营养上比较理想的膳食模式。它所建议的食物量,特别是奶类和豆类食物的量可能与大多数人当前的实际膳食还有一定的距离,对某些贫困地区来讲可能距离还很远,但为了改善中国居民的膳食营养状况,这是不可缺的。应把它看作是一个奋斗目标,努力争取,逐步达到。

(一)平衡膳食宝塔说明

平衡膳食宝塔共分五层,包含我们每天应吃的主要食物种类(见图6-1)。宝塔各层位置和面积不同,这在一定程度上反映出各类食物在膳食中的地位和应占的比重。谷类食物位居底层,每人每天应该吃250～400 g;蔬菜和水果占据第二层,每天应吃300～500 g和200～350 g;鱼、禽、肉、蛋等动物性食物位于第三层,每天应该吃120～200 g(鱼虾类40～75 g,畜、禽肉40～75 g,蛋类40～50 g);奶类和豆类食物合占第四层,每天应吃奶类及奶制品300 g和豆类及豆制品50 g;第五层塔尖是油脂类,每天不超过25 g。

宝塔没有建议食糖的摄入量。因为我国居民现在平均食糖的量还不多,少吃些或适当多吃些可能对健康的影响不大。但多吃糖有增加龋齿的危险,尤其是儿童、青少年不宜吃太多的糖和含糖食品。食盐和饮酒的问题在《中国居民膳食指南(2016)》中已有说明。

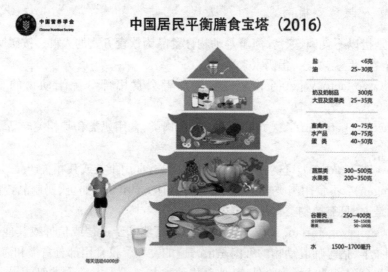

图6-1 中国居民平衡膳食宝塔(2016)

资料来源:中国营养学会官方网站(https://www.cnsoc.org)

(二)宝塔建议的各类食物的摄入量

一般是指食物的生重,各类食物的组成是根据全国营养调查中居民膳食的实际情况计算的,所以每一类食物的重量不是指某一种具体食物的重量。

1. 谷类

谷类食物主要指大米、面粉和杂粮中的玉米、小米、高粱等。它们是膳食中能量的主要来源,在农村也往往是膳食中蛋白质的主要来源。多种谷类掺着吃比单吃一种好,特别是以玉米或高粱为主要食物时,应当更重视搭配一些其他的谷类或豆类食物。加工的谷类食品如面包、烙饼、切面等应折合成相当的面粉量来计算。

2. 蔬菜和水果

蔬菜和水果经常放在一起,因为它们有许多共性。但蔬菜和水果终究是两类食物,各有优势,不能完全相互替代。尤其是儿童,不可只吃水果不吃蔬菜。蔬菜、水果的重量按市售鲜重计算。一般说来,红、绿、黄色较深的蔬菜和深黄水果含营养素比较丰富,所以应多选用深色蔬菜和水果。

3. 鱼肉蛋

鱼、肉、蛋归为一类,主要提供动物性蛋白质和一些重要的矿物质和维生素。但它们彼此间也有明显区别。

鱼、虾及其他水产品含脂肪很低,有条件可以多吃一些。这类食物的重量是按购买时的鲜重计算。肉类包含畜肉、禽肉及内脏,重量是按屠宰清洗后的重量来计算。这类食物尤其是猪肉含脂肪较高,所以生活富裕时也不应该吃过多肉类。蛋类含胆固醇相当高,一般每天不超过一个为好。

4. 奶类和豆类食物

奶类及奶制品当前主要包含鲜牛奶和奶粉。宝塔建议的 300 g 按蛋白质和钙的含量来折合约相当于鲜奶 200 g 或奶粉 28 g。中国居民膳食中普遍缺钙,奶类应是首选补钙食物,很难用其他类食物代替。有些人饮奶后有不同程度的肠胃道不适,可以试用酸奶或其他奶制品。豆类及豆制品包括许多品种,宝塔建议的 25 g 是个平均值,根据其提供的蛋白质可折合为大豆 20 g 或豆腐干 40 g 等。

四、中国居民平衡膳食餐盘

中国居民平衡膳食餐盘是按照平衡膳食原则,在不考虑烹饪用油盐的前提下,描述了一个人一餐中膳食的食物组成和大致比例。餐盘分为四部分,分别是谷薯类、动物性食品和富含蛋白质的大豆、蔬菜和水果,餐盘旁的一杯牛奶提示其重要性。此餐盘适用于 2 岁以上人群,是一餐中的食物基本构成描述(见图 6-2,图 6-3)。

一般情况下,按能量需求量 1 600 ～ 2 400 kcal 的水平,按照食物类别计算食物重量比例。结合餐盘图中色块显示,蔬菜和谷物面积最大,是膳食中的重要部分。按照重量计算,蔬菜为膳食总重量的 34% ～36%;谷薯类占膳食总重量的 26% ～28%;水果占膳食总重量的 20% ～25%;提供蛋白质的动物性食品和大豆最少,占膳食总重量的 13% ～17%;一杯牛奶为 300 g。按照这个重量比例计划膳食,将很容易达到营养需求。

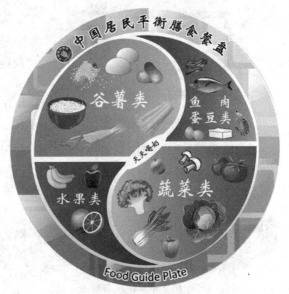

图 6-2　中国居民膳食餐盘结构图

资料来源:中国营养学会官方网站(https://www.cnsoc.org)

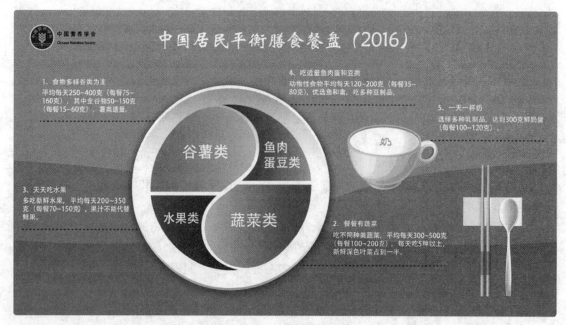

图 6-3 中国居民平衡膳食餐盘(2016)

资料来源：中国营养学会官方网站(https://www.cnsoc.org)

五、中国儿童平衡膳食算盘

中国儿童平衡膳食算盘是平衡膳食的可视化模板,简单勾画了儿童平衡膳食模式的合理组合搭配和食物摄入基本份数,是学龄儿童膳食指南推荐的总结和核心精神体现。算盘覆盖了六大类儿童必需的基本食物,包括谷薯类、蔬菜类、水果类、动物制品类、大豆坚果奶类和油盐类,以提供充足的营养素和能量(见图 6-4)。

此模型适用于所有儿童,其食物份量适用于中等体力活动水平下的 8~11 岁儿童。算盘分六层,用色彩来区分食物类别,用算珠个数来示意膳食中食物份量。计量的"份"可通过家庭常用的小碗、瓷勺、长玻璃杯等来作为标准量具估算一份食物的大小;还可结合自己的拳头、手掌心、手捧等来估算食物份量,更方便地对食物进行"量化"。

1. 橘色算珠

谷薯 5~6 份,一份生重谷物约 50~60 g,做熟后,一份米饭(110 g)约相当于用 3.3 寸碗(标准碗)盛好后的半碗,一份馒头(80 g)约为一个成人中号手的拳头大小;土豆、红薯含水量高,一份生土豆或红薯切块放标准碗约为大半碗。每天各种谷薯换着给孩子吃。

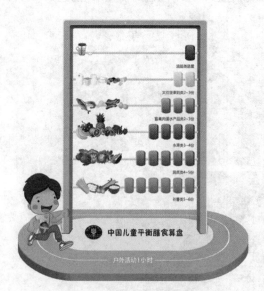

图 6-4 中国儿童平衡膳食算盘

资料来源：中国营养学会官方网站（http://www.cnsoc.org）

2. 绿色算珠

蔬菜 4～5 份,一份蔬菜为 100 g,像菠菜和芹菜,大约可以轻松抓起的量就是一份。100 g 新鲜青菜、菠菜洗净切过后,双手一捧的量约为 100 g。所有蔬菜的分量都按 100 g 生重的可食部分来计算。青菜、菠菜等叶菜类烫熟之后,只剩下半碗多。各种蔬菜,适合凉拌的凉拌,不适合凉拌的可清炒。

3. 蓝色算珠

水果 3～4 份,一份水果约为半个中等大小的苹果、梨。香蕉、枣等含糖量高的水果,一份重量较低。瓜类水果水分含量高,一份的重量大。孩子如在学校吃午餐,不妨给他带一份水果到学校,可以作为下午的加餐来吃,饭后半小时也可以再吃点含糖量低的水果。

4. 紫色算珠

动物性食品 2～3 份,一份肉为 50 g,相当于普通成年人的手掌心(不包括手指)的大小及厚度,包括猪肉、鸡肉、鸭肉、鱼肉类。考虑到鱼骨等不能吃的部分,带刺的鱼段(65 g)比鱼肉的量多一些,约占整个手掌;虾贝类脂肪较少,一份 85 g。肉类首选鱼虾、禽肉,各种肉类要换着吃,做汤或炒菜均可。

5. 黄色算珠

大豆、坚果和奶制品 2～3 份,一份大豆相当于一个成年女性单手能捧起的量,约等同于半小碗豆干丁或 2 杯(约 400 毫升)豆浆,豆干可以加入饭菜中,豆浆可以早上喝。一份奶制品约等同于一杯牛奶或两小盒(每盒 250 毫升)酸奶,牛奶早上或晚上睡前喝兼可,而酸奶用来拌水果沙拉不错。坚果的话,一份葵花子和花生仁,约为中等成年女性单手捧的量,可为孩子准备一个专门放坚果的小盒,防止坚果摄入过量。

6. 红色算珠

摄入油盐量每日 1 份,约为家用一瓷勺的量,同时盐摄入量每天要少于 6 g。

除此之外,算盘旁儿童背水壶跑步,提示要多喝白开水,不忘天天运动,积极锻炼身体。

第二节　合　理　膳　食

一、合理营养与合理膳食的概念

合理营养:合理掌握膳食中各种食物数量、重量和搭配比例以及卫生质量要求,并通过烹饪加工改进膳食,以适应人体消化功能与感官需要,使人体的营养生理需求与人体通过膳食摄入的各种营养物质之间建立起平衡关系。

合理膳食:又称平衡膳食或健康膳食,是指全面达到营养供给量的膳食,既保证摄食者能量和各种营养素全面达到营养生理需要量,又在各种营养素之间建立起一种生理上的平衡。

根据合理营养的指导安排日常合理膳食,合理安排一日三餐的时间及食量,进餐定时定量。早餐提供的能量应占全天总能量的 20%～30%,午餐应占 30%～40%,晚餐应占 30%～40%,可根据职业、劳动强度和生活习惯进行适当调整。一般情况下,早餐安排在 6:30～8:30,午餐在 11:30～13:30,晚餐在 18:00～20:00 进行为宜。要天天吃早餐并保证其营养充足,午餐要吃好,晚餐要适量。不暴饮暴食,不经常在外就餐,尽可能与家人共同进餐,并营造

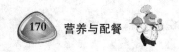

轻松愉快的就餐氛围。零食作为一日三餐之外的营养补充,可以合理选用,但来自零食的能量应计入全天能量摄入之中。

营养素间平衡关系:三大产热营养素比例平衡,VB_1、VB_2、VPP 与热能消耗平衡,必需氨基酸之间平衡,可消化糖类与膳食纤维间平衡,无机盐中钙磷间、成酸成碱性间平衡,动植物食品间平衡。

二、合理膳食的基本要求

随着营养科学的发展,合理膳食的内涵在不断地充实和发展。合理膳食不仅是一个理论的概念,而且是一个现实生活中应努力追求的膳食实践模式。日常实践中膳食的合理安排在膳食指南与膳食宝塔的指导参考下,需要遵循一些基本要求。

(一)满足机体所需的热能和营养

热能和营养不仅要维持机体新陈代谢、生长发育等基本生命活动的需要,还要满足机体有效地完成工作、生活的消耗需要。因此,要求食物所提供的各种营养素和热能必须满足上述需要,不能出现不足或过量,以防止引起人体营养缺乏或过多症。

(二)保证摄取食物营养的平衡

合理膳食,应包括谷类、动物类及豆类、蔬菜类和油脂等食物,并且这几种食物要有适当的比例。膳食中所含的各种营养素比例要适当。热能来源中蛋白质、脂肪、碳水化合物的产热量占总热量的比例分别为 10%～15%、20%～25%、55%～60%;优质蛋白(动物蛋白和大豆蛋白)占总蛋白量的 1/3 以上;各种营养素之间的关系,如维生素与尼克酸对热能消耗的平衡、必需氨基酸之间的平衡、饱和与不饱和脂肪酸之间的平衡等。

(三)建立科学的膳食制度

膳食制度是把每天的食物定质、定量、定时地分配给人们食用的一种制度。按我国居民的生活习惯,正常情况下,一日三餐,两餐相隔 5～6 小时为宜。备餐食物数量分配最好是早餐占全天总热能的 25%～30%,午餐占 40%,晚餐占 30%～35%。早餐食品可选体积小又富含热量的食物;午餐食品应含热能最高,可选富含蛋白质、脂肪食物;晚餐选热能稍低,且易消化的食物。

(四)合理的加工烹调

食物经烹调加工后具有良好的色、香、味,易于消化吸收,同时可杀灭有害的微生物,预防食源性疾病,在加工烹调中应尽量减少营养素的损失。

(五)食物必须对人体无毒无害

食物要保持清洁,防止食物中毒、农药残留、食物添加剂过量和食品污染等问题,保证食用的安全性。

第三节 膳 食 结 构

一、膳食结构的类型

膳食结构是指居民每日膳食中所消费的食物种类及其数量的相对构成。即膳食中各类食物的数量及其在膳食中所占的比重,既反映了人们的饮食习惯、生活水平高低,也反映出一个国家的经济发展水平和农业发展状况,是社会经济发展的重要特征。由于影响膳食结构的这些因素是在逐渐变化的,所以膳食结构不是一成不变的,通过适当的干预可以促使其向更利于健康的方向发展。

膳食结构类型的划分有许多种方法,但最重要的依据仍是动物性和植物性食物在膳食构成中的比例。当今世界不同国家地区的膳食结构分为以下 4 种类型。

(一)以动物性食物为主的膳食结构

以欧美等经济发达国家为典型代表,也称富裕型模式,主要以动物性食物为主,通常动物性食品年人均消耗达 270 kg,而粮食的直接消费量不过 60～70 kg。特点是高热量、高脂肪(胆固醇)、高蛋白质的"三高型"膳食结构。该膳食模式的优点:动物性食物比例大,优质蛋白质比例高,无机盐利用率大,脂溶性维生素和 B 族维生素含量高;缺点:脂肪、纯糖制品过多,热能过剩,粮谷类、果蔬类过少,缺乏 VC 及膳食纤维,是"富裕型"疾病主要成因。

(二)以植物性食物为主的膳食结构

以印度、巴基斯坦、印尼等发展中国家为代表,也称营养不足型的温饱模式,主要以植物性食物为主。一些经济不发达国家年人均消费谷类与薯类达 200 kg,肉蛋鱼不过 5 kg,奶类也不多。特点是植物性食物过多,谷物比例过大。该模式的优点:脂肪摄入少,以谷物中淀粉提供热量,可避免富裕型疾病发生;缺点:动物性食物比例小,优质蛋白质比例低,脂溶性维生素及无机盐摄入量和吸收率低,导致"贫困型"营养疾病的发生。

(三)动植食物平衡的膳食结构

以日本为典型代表,也称混合型营养模式,主要特点是既有以粮食为主的东方膳食传统特点,也吸取了欧美国家膳食长处,加之经济发达,人均年摄取粮食 110 kg,动物性食品 135 kg 左右。

该膳食模式的特点:以大米为主食,蔬菜、海产品、肉类为副食,加上大豆、蛋、乳及乳制品、瓜果,丰富多样地平衡摄取膳食。该膳食模式优点:融合东西方膳食结构优点,使热能、脂肪、蛋白质摄入量及其他营养素基本符合 RDA 标准,属于较合理膳食结构。

(四)地中海膳食结构

地中海饮食,泛指希腊、西班牙、法国和意大利南部等处于地中海沿岸的南欧各国居民所特有的,以蔬菜水果、鱼类、五谷杂粮、豆类和橄榄油为主的饮食风格。突出特点是尽管脂肪所占比例仍然很高,但饱和脂肪摄入量低,不饱和脂肪摄入量高(食用不含胆固醇的橄榄油);膳

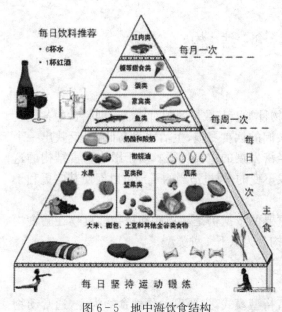

图6-5 地中海饮食结构

资料来源：中国食品科学技术学会科普中国百科科学词条

食含大量碳水化合物，蔬菜水果摄入量较高，且水果、豆类摄取较多，动物蛋白方面则是鱼类较多，肉禽较少。地中海模式中饮酒超过东方和西方模式，但以红葡萄酒为主。

研究发现，这些国家的心脑血管疾病及癌症的发病率、死亡率均低于其他西方国家。地中海饮食可以减少患心脏病的风险，还可以保护大脑免受血管损伤，降低发生中风和记忆力减退的风险。现也用"地中海式饮食"代指有利于健康的，简单、清淡以及富含营养的饮食。

地中海饮食不仅为我们提供了健康合理的饮食结构，它同时也包含了多姿多彩的饮食文化，这其中浓缩了地中海地区从餐桌到种植、收割、渔牧、储存、加工、烹饪直到进食的方方面面的技巧、知识和实践。联合国教科文组织（UNESCO）于2010年11月17日将地中海饮食列入了西班牙、希腊、意大利和摩洛哥联合拥有的非物质文化遗产，肯定了它不仅是这些国家重要的历史和文化产物，也是对世界文明的巨大贡献。

二、我国居民膳食结构状况

中国居民传统的膳食结构特点是高碳水化合物，低动物脂肪。我国南方居民多以大米为主食，北方以小麦为主，谷类食物的供能比例占70%以上。高膳食纤维谷类食物和蔬菜中所含的膳食纤维丰富，因此我国居民膳食纤维的摄入量也很高。这是我国传统膳食最具备优势之一。我国居民传统的膳食中动物性食物的摄入量很少，动物脂肪的供能比例一般在10%以下。当前中国城乡居民的膳食仍然以植物性食物为主，动物性食品为辅。但中国幅员辽阔，各地区、各民族以及城乡之间的膳食构成存在很大差别，富裕地区与贫困地区差别较大。

随着社会经济发展，我国居民膳食结构向"富裕型"结构方向转变。我国在1959年、1982年、1992年、2002年、2010年、2013年分别进行全国营养调查，调查发现以高谷物膳食类型为主的居民主要集中在住校的学生群体和大部分农村地区。高谷物类型的特点为总体营养水平低，以粮谷类食品为主，而动物性食品和蔬菜及水果食品摄入不足。从营养成分分析，高谷类膳食结构造成优质蛋白质的摄入量不足。同时据调查，有一部分居民特别是上班族和学生不吃早餐，有一部分是早、中、晚餐分配不合理。

通过以上的研究发现我国居民的膳食结构存在严重的合理性问题，同时饮食制度和饮食习惯也存在明显的缺陷，我国长期以来形成的膳食分配方式可以用民间俗语"早饭早、中饭饱、夜饭少"来表达，这是根据我国居民的工作及生活习惯来决定的。随着社会经济的发展，这种膳食方式在一些地区正在慢慢地改变，一些家庭已将晚餐作为一天的正餐。总的说来，我国现行的膳食分配中早餐的食物品种较少，以碳水化合物食物为主，其他的营养素供给不足。一些人群的中餐食物较为单调，不能与人体一天活动的能量及营养素需要相适应。

同时,我国膳食习惯是合食制,每人都可吃到多种食物,各取所需,看来较为合理。具体地分析一下,发现在食物分配上都存在着老、小和中青年成员间的差异。老年人的能量需要量减少,但其他各种营养素的需要量都与中青年近似,因此吃多了能量超过需要,而其他营养素少了。幼儿与青少年处在生长发育时期,一方面对营养素有着特殊的需要,另一方面又容易养成偏食习惯。

21世纪中国膳食营养目标:人均每日主要营养素的摄入量要达到世界平均水平。各类食物人均消费目标:每人每年谷类150 kg、薯类36 kg、豆类15 kg、肉禽类24 kg、水产类9 kg、蛋类12 kg、奶类9 kg、油9 kg、蔬菜120 kg、水果18 kg。

第四节 营养调查与监测

一、营养调查

营养调查是指对人群的营养状况进行调查,是研究人群营养状况的重要方法。包括膳食调查、临床检查、人体测量和营养水平实验室检查等。一个地区或国家的营养调查结果可为该地区或国家制订营养标准、食物生产加工和供应提供具体资料,针对存在问题提供有根据的改进意见,也为医疗预防机构提供营养过剩或营养缺乏病的诊断和治疗的依据。中国自1959年起的五次全民的抽样营养调查,得到了全国及各省居民营养素摄取量、食物结构、营养缺乏症、营养过剩等情况的科学资料。

二、调查方式

(一)膳食调查

通过对群体或个体每天进餐次数,摄入食物的种类和数量等调查,再根据食物成分表计算出每人每日摄入的能量和其他营养素,然后与推荐供给标准进行比较,评价出膳食质量能否满足人体健康所需,并了解膳食计划、食物分配和烹调加工过程中存在的问题,做出膳食指导。

成功的膳食调查可以了解人群的营养状况,有助于开展针对性的膳食干预及健康指导,提高人群的健康水平及生活质量。调查各种食品的摄取量,再根据食物成分表计算出每日每人各种营养素的摄入量,以便对膳食进行评价。常用的有询问法、记账法、称重法和化学分析法。

1. 询问法(回顾法)

询问膳食的组成和数量,每日进餐次数、时间、食物种数和数量,主食、副食、水果和点心都应包括在内。食物种类和数量要尽可能准确,若有疑问应加用称重法核实或再询问。将调查期间吃的同类食物相加,以调查天数相除,即得出平均每日各类食物的进食量,按食物成分表,计算出每日营养素摄取量,再按进食量系数折合男、女、老、幼每个人的摄入量。此法不太准确,但方便,可用于家庭或个人。根据回顾时间的长短,询问法又可分为24小时回顾、1周回顾或更长时间回顾。通常情况下,24小时回顾的资料较为可靠。

2. 记账法

调查购入食物的票据和账目,得到各种食物的消耗总量。再用进餐的总人数、日数除,得出平均每人每日各类食物的进食量,按食物成分表计算出营养素的摄取量。此种方法主要用

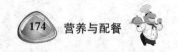

于集体单位,如幼儿园、部队、学校等。如果进食人员组成不同的单位,尚需要按进食量系数分别折算。此法所费人力较少,易行,能调查较长时间的膳食。例如调查上1年4个季度,每季度1个月的膳食。

3. 称重法

称量和记录各种食物的生重、烹调后的熟重,统计及记录每餐进食人员组成及其人数,由此得出此餐每人所进食的各种食物的生重。此法在集体单位进行尚较简单,若家庭中有从儿童到老人各种年龄的人时,尚须根据具体情况,将老人及儿童折合成成年人(标准人)后,再行计算。将一天各餐结果加在一起,得出1天各种生食进食量。若每天食谱类似,可称重3~4天。否则应称重1周的饮食,然后将称重期间同类食品相加,以调查天数和进餐人数相除,得出平均每日各种食物的进食量,从而计算各种营养素的摄取量。此法能准确得出被调查单位或个人的膳食情况。

4. 化学分析法

留取与被调查者进食的食物种类、数量完全相同的一日膳食,通过化学分析,了解其中所含热能和营养素量。此法主要用于科学研究或严格限制营养的病人。方法繁复,但结果十分准确。

根据上述任何一种方法得出每人每日营养素摄入量后,将它与供给量比较,并计算热能及蛋白质主要来自哪些食物、优质蛋白质(豆类、动物性食品)所占比例等,就可对膳食作出评价。膳食调查结果是为全面营养状况调查提供背景材料。

（二）临床检查

主要检查营养缺乏或过剩引起的症状、体征。营养缺乏的症状和体征比较复杂,轻度缺乏或不足时症状轻微,体征不典型,而且有的症状和体征并不特异,须与其他疾病比较鉴别。此项检查应由临床医师或营养工作者进行。

（三）人体测量

主要是检查体重、身高、胸围、头围、坐高、上臂围、下腿围、骨盆径等各项人体测量指标,并计算出各种人体测量系数,用来评价较长时期内营养状况好坏在这些指标上的反映。

（四）营养水平实验室检查

营养缺乏病在出现症状以前,往往先有生理和生物化学改变,用适当的生理、生化等实验室检查方法可以早期查出营养缺乏或过剩的情况。所用方法有:测血液中营养成分的浓度;测尿排出的营养成分或代谢产物;测血液或尿液中异常代谢产物;测头发中微量元素,如锌、铜、铁等;测与营养素摄入有关的血液成分或酶;进行负荷、饱和实验,如水溶性维生素B或C等的负荷、饱和实验、放射性核素实验和暗适应、应激等生理功能实验等。经专门人员测定,将结果与正常值比较,进行评价。

三、营养监测

（一）营养监测概述

营养监测指长期动态监测人群的营养状况,同时收集影响人群营养状况的有关社会经济等方面的资料,从政策上、社会措施上探讨改善营养状况和条件的途径。WHO、FHO、UNICEF 对于营养监测的定义为:对社会人群营养进行连续的监护,以作出改善居民营养的决定。营养监测的目的是收集、解释、传递有关营养的信息,其监测结果在一定时期内有利于人群营养促进的政策导向。其特征有:以人群,特别是以需要重点保护的人群为对象,研究营养政策或实施营养干预。营养监测通常是以一个国家或一个地区的全局作为研究对象。

(二) 营养监测的分类

1. 长期营养监测

对社会人群现状及制约因素,如自然条件、经济条件、文化科技条件等进行动态观察、分析和预测,用于制订社会人群营养发展的各项政策和规划。

2. 规划效果评价性监测

按照已有的政策和规划,监测人群营养指标的变化。

3. 及时报警和干预监测

本项监测的目的在于发现、预防和减轻重点人群的短期恶化。例如控制和缓解区域性、季节性和易发人群性某种营养失调的出现等。

(三) 营养监测的指标

1. 调查指标

世界卫生组织营养监测专题讨论会上推荐的指标为:新生儿体重、各年龄体重、不同身高组的体重、学龄前体重、各年龄组死亡率、母乳喂养、人工哺养、特殊营养缺乏病的新病例等。各年龄组分别为:36 个月、48 个月、6 岁、8 岁。

各年龄组体重、不同身高组体重和学龄前体重是比较敏感的指标,可和参考值对比,分析相当于参考值 80% 人数的比例,或低于下限、高于上限人数的比例。一般均值的 80% 相当于均值减少 2 SD,可作为下限;超过 2 SD(一般相当于均值的 120%)可作为上限。

各年龄组身高虽不敏感,即便营养条件恶劣时也不下降,但在判定发育速度上能反映长期影响或慢性影响。一般参考值的 90% 相当于均值减少 2 SD。

世界卫生组织曾推荐一些指标,可用于分析,如:降雨情况、食用作物和经济作物的种植面积与收成、农户食品贮存量、家庭食品储备量、每条渔船捕获量、满足营养需要的食品价格及其与经济收入对比、满足营养需要的食品价格或大宗食品价格与最低工资之比等。

2. 条件指标

营养监测常以恩格尔指数和收入弹性作为条件指标。

恩格尔指数,即足够营养所需的费用与家庭总支出比值,应用较广泛,有的国家规定 30% 为贫困线。

收入弹性(食品购买力增加的百分比与收入增长百分比的比值)可反映营养经济条件的改善速度,美国约为 0.1~0.4,发展中国家和地区有的达到 0.7~0.9。

人均收入增长率虽包括了非食品的开支,是个不定数,但也可相对说明富裕贫困程度,其中饮食开支的增长一般总是随总收入增长而变化。

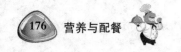
（四）营养监测与营养调查的区别

营养调查与社会营养监测是两个密切联系而又有区别的概念。前者主要是用自然科学手段调查研究在某一时间断面上以个体为基础的人群膳食摄取情况和人体营养水平，可以说是对人群营养状况的微观了解分析；后者则侧重社会因素、社会条件方面，调查研究人群较长时期的营养状况动态变化，从政策上、社会措施上探讨改善人们营养状况和条件的途径，因而它是宏观的营养信息分析和社会性营养措施的制订与推行的一项具体工作。二者应该相互配合，交叉渗透，明确社会营养的突出问题和应予重点保护的人群，收到预期的效果。它与传统概念中的营养调查不同之处在于以下几点。

（1）以生活在社会中的人群、特别是需要重点保护的人群为对象，进行社会因素分析并探讨可能采取的社会性措施。

（2）将营养状况信息向营养政策上反馈。分析营养状况与影响因素的关系后，直接研究制订或修订营养有关的政策和具体宏观措施。

（3）以一个国家或一个地区作为研究对象，全面分析，掌握全局和常年的动态。在工作深度上，向微观方面深入的程度必须有一定的宏观分析作基础。在传统的营养调查工作中，用称量法进行的膳食调查和实验室中进行的营养水平生化测定虽然是主要的内容，但在营养监测中并非必须进行。

（4）应比传统营养调查增加一个重要方面，即与营养有关的社会经济与农业畜牧业等方面的分析指标。

（5）具体进行方法上不强调每一数据均必须亲自测定，而提倡尽量搜集利用现成资料，如新生儿体重等。

（五）各国营养监测的概况

食物与营养是人类生存的基本条件，也是反映一个国家经济水平和人民生活质量的重要指标。发达国家往往有比较系统的营养政策，开展营养工作的各级组织有政府财政的支持。发展中国家相比较而言，在政府支持力度、组织健全程度方面则差很多。有很多发展中国家没有系统的营养政策，或者对营养问题的关注面还比较窄，关注点还比较低，没有把营养政策列入公共政策的盘子。

1. 美国

目前美国的营养政策包括以下几个方面：第一，由隶属于公共健康与社会福利部的 CDC 负责执行国民营养状况监测；第二，由 FDA 与环保局、农业部负责各类食品营养与质量监测；第三，主要由农业部牵头各种营养干预项目（主要指提供食物方面的）；第四，学校、社会组织及研究机构发起营养教育项目。目前美国的营养工作已经从特定人群的营养状况改善到全民的营养状况改善，由产品的监测到产品生产源头的监测，形成了营养政策与产业政策，营养目标与国民健康目标、医疗保健目标协调一致的政策框架。

2. 日本

日本全方位规划了提高国民素质的营养政策，具体包括：首先，加强营养状况的监测，取得最基本和可靠的数据，日本自 1959 年以后形成非常系统、连续的国民营养状况数据，是各国中数据可靠性最好、连续性最强的国家；其次，营养教育是日本改善营养状况的基本措施，目前日本有 20 万左右的营养师,他们肩负着全民营养教育的职责;第三,开展针对学生的营养干预项目,日本营养政策最突出的特点是通过职业教育和社会普及教育达到全民注重营养、养成健康生活习惯。总体来讲,日本政府对营养项目的投入远低于美国,但据世界卫生组织公布的数据,日本人均健康寿命高于美国,居世界第一。

3. 泰国

与美、日的经济发展阶段不同,泰国是发展中国家,它没有美国、日本那样比较系统的营养立法,但泰国的营养状况改良在发展中国家是一个比较成功的范例。它的主要政策是成立了食品营养委员会,制订并颁布了第一、第二、第三国家食品营养规划。并且从第一个国家营养规划开始即纳入了国家经济和社会发展五年规划,使食品与营养规划成为经济社会五年规划中的子规划。泰国在制订营养规划的过程中,注意了营养与扶贫、营养与农村基础设施建设、营养与医疗保健、营养与区域发展等方面的衔接,使营养成为促进经济和社会发展的重要手段,而没有成为经济负担。

4. 中国

(1) 公共营养的管理机构和人员队伍。国家卫生健康委员会(原卫生部)是国家营养工作的行政管理机构,对公共营养工作实施统一管理;中国疾病预防控制中心营养与食品安全所(原中国预防医学科学院营养与食品卫生研究所)是我国的营养学术研究、技术指导和管理机构;全国各省、市、县(区)疾病预防控制中心或卫生防疫站是开展公共营养工作的主要执行单位;国家统计局、农业部、教育部、国务院妇女儿童工作委员会等部门下设食物监测、食物消费及有关公共营养等的管理和指导部门。

(2) 公共营养的成就。1959 年的第一次全国营养调查开创了我国全国营养调查的先河,随后 1982 年、1992 年的营养调查和 2002 年、2010 年、2013 年的五次中国营养与健康调查都获得了我国居民营养状况的基本数据。

公共营养研究成果已达到了国际上本研究领域的同等水平。通过开展全国性的营养教育、营养干预工作,人群营养不良率、贫血患病率明显下降。随着《中国居民膳食指南》的颁布与普及,中国居民的营养知识水平明显提高。

思考题

(1) 一般人群的膳食指南包括哪些内容?
(2) 中国居民平衡膳食宝塔分为几层?
(3) 中国居民平衡膳食餐盘和中国儿童平衡膳食算盘分别有哪些内容?
(4) 简要分析合理膳食的基本内容。
(5) 膳食结构是指什么? 简述世界上的几种膳食结构。
(6) 营养调查中膳食调查的方法有哪些? 请说明。

第七章　营养配餐的准备

知识目标

(1) 了解不同地域、不同民族的饮食习俗。

(2) 熟悉有关卫生检查制度、套餐菜单知识、餐具的消毒方法。

(3) 掌握原料库存及市场价格知识。

(4) 掌握高档原料的质量检验和科学保管知识。

能力目标

(1) 学会对一般宴会成本的核算和营养成分计算方法。

(2) 了解对烹饪原料的质量检验内容、检验方法,掌握检验操作技能。

第一节　营养配餐的市场调查

市场调查就是了解市场,搞清楚市场需求和市场供应两方面的情况。营养配餐人员进行市场调查的目的和内容,就是要了解就餐人员的职业、餐饮习俗等,根据情况估算需要的能量和营养素;同时,还要了解当前市场食物原材料供应的品种与价格等情况。综合以上内容,才能做出正确的分析判断,从而设计出合理的营养配餐方案,使营养配餐服务收到令人满意的效果。因此,做好市场调查是高质量完成营养配餐准备工作的关键步骤。

一、营养配餐市场调查相关知识

(一)就餐对象的调查方法

1. 访谈调查

访谈调查,就是通过谈话,了解所需资料。该方法的优势在于灵活性强,收集的资料准确可靠,可直接听到被调查者的观点和意见,有利于交流。访谈调查包括个别访谈、电话访谈、召开座谈会等。个别访谈是指逐一对就餐者进行询问了解,可与订餐者直接接触,所获信息真实可靠;电话访谈可以及时、迅速地获得信息,保密程度较高,但因不能出示表格,因此要事先设计好调查表格,发问要言简意赅;召开座谈会,即组织就餐者代表就营养配餐问题进行座谈,因参加人员较多,可以比较全面地反映就餐对象的意见和要求。

2. 问卷调查

问卷调查方法,即将事先设计好的表格给被访者填写,反映的信息客观、真实,便于统计分析。其应用的主要手段：看，通过观察，确定就餐人数、年龄、性别、职业等基本情况；问，通过询问，了解就餐者的饮食习惯和要求；听，注意倾听被访者的谈话，以便全面地了解饮食需求；记，准确记录调查情况，为配餐提供详尽的基本资料。

（二）不同地域、国家的饮食习俗

1. 我国不同地区、民族饮食习惯

我国幅员辽阔，人口众多，饮食文化源远流长。不同地域人群的饮食习俗不同，构成了底蕴深厚的饮食文化。了解不同地域人群的饮食习俗，用以指导科学配餐，是营养配餐员必须具备的基本知识。

（1）华北地区。以面食为主，喜吃馒头、面条、烙饼、饺子、馅饼等。北京人早点喜食油饼、油条、豆汁、焦圈、烧饼、豆浆、豆腐脑等，炸酱面和打卤面等是著名的面食。北京小吃"驴打滚""艾窝窝"、马蹄烧饼等，花样多、口感好、百食不厌。天津人爱吃煎饼果子、贴饽饽熬小鱼，喜食海味、鱼虾。山西面食花样全国著名，"猫耳朵"深受欢迎，还有其他各色莜面制品及双色面条、刀削面等美食，山西人还善于制作各色花样的蒸馍。

华北地区的人口味较重，食盐摄入量较高，应予纠正。炒菜喜放葱、姜、蒜是有益健康的好习惯。天津人喜欢咸中微甜，山西人喜欢咸中微酸，并吃辣。内蒙古人口味与山西相近，喜酸辣味。内蒙古地区饮食结构中蔬菜摄入量相对较低，牧区肉食量过大，是造成脑血管意外和男性前列腺疾患发病率较高的重要原因。此外，饮酒过量也是营养配餐中值得注意的问题。

（2）东北地区。饮食习惯与华北地区相仿，喜欢吃面食。副食品以白菜、土豆、豆腐等为主，爱吃"白肉血肠""酸菜白肉""地三鲜"，喜欢吃炖菜，如"猪肉炖粉条""小鸡炖蘑菇"。东北地区有个好习惯，即早饭需要有饭有菜有汤，如同一顿正餐。东北人口味偏咸、酸，吃面喜欢加醋，食用油多用豆油。东北地区饮食习惯比较粗犷，加之地域寒冷，高度白酒的消费量很高，是导致酒精性肝硬化和脑血管意外发生的重要因素之一。此外，相当一部分东北人来自山东，延续了"口重"的习惯，因此高血压发病率较高，在营养配餐中应予以高度重视。由于东北地区冬季气候寒冷，大部分蔬菜品种相对缺乏，故配餐时要加大蔬菜的摄入量。

（3）华东地区（包括上海、江苏、浙江、安徽、山东等地）。上海、江苏、浙江、安徽人爱吃大米，面食只作为点心和调剂早餐食用。一般早餐习惯吃粥，午餐、晚餐吃米饭，副食多有汤、有菜，多数人喜欢吃鱼虾类食物和新鲜蔬菜，口味清淡、略甜，炒菜一般多放糖，多数地区不爱吃辣椒、生蒜、生葱。山东人的饮食习惯与华北地区类似，食盐平均摄入量高，因此高血压发病率较高，配餐时应掌握地域特点，予以适当调整。

（4）华中地区。湖北、湖南、江西盛产稻米，以大米为主食，早餐有时用面点做调剂，爱吃辣椒和生姜，但不吃生葱、生蒜，口味注重酸辣，喜吃泡菜、豆豉等发酵食品，以及腌、腊的各种动物性食物。河南省大部分地区饮食习惯与华北地区类似。华中地区蔬菜摄入量较高，基本符合平衡膳食的要求。

（5）两广地区。广东、广西两省及邻近地区居民，有许多生活习惯与华东地区相仿，但广东人饮食讲究新鲜，喜食各种禽、肉、鱼、虾、海鲜，喜欢煲汤，盐的食用量低是一大优点和特色，口味喜欢微辣、喜食甜品，重视早茶和宵夜。两广地区食盐摄入量相对而言在全国最低，同时习惯食用大量的新鲜蔬菜，因此该地区高血压和心血管疾病发病率比较低。

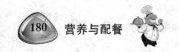

（6）西南地区（一般指四川、云南、贵州及重庆）。该地区以大米为主食,面食和小吃丰富多彩,喜欢麻辣味,爱用花椒,喜食新鲜蔬菜和泡菜。川菜注重调味,有百菜百味之美誉。贵州人口味也喜辣,爱吃腌菜。云南人口味喜酸辣微带甜味,爱吃米制品（如米线）和猪肉拌米饭。

西南地区某些经营性餐饮场所供应的菜肴普遍存在油脂偏重的弊端。西南地区傣族和彝族人民日常生活中蔬菜食用量远高于国内其他地区,所以高血压和脑血管意外发病率在全国最低。

（7）西北地区（主要指陕西、宁夏等省自治区）。这些地区的居民习惯一日两餐,以面食为主,不太讲究副食品,口味喜欢酸辣,每餐必有油泼辣子（红辣椒面用滚油烧成）。陕甘一带居民喜欢吃"锅魁",即锅盖大小,4～5 cm 厚的烙饼;陕西人喜欢吃羊肉泡馍、宽面条;西安、兰州人多爱吃哨子肉面、拉面,饺子为节日待客佳品。

西北地区居民饮食中蔬菜摄入量相对较低,加上有饮用高度白酒的习惯,因此高血压和脑卒中的发病率比较高。

（8）部分少数民族的饮食习俗。我国是多民族国家,有 56 个民族。少数民族中人口较多、居住密集的地区有内蒙古自治区、广西壮族自治区、宁夏回族自治区、新疆维吾尔自治区、西藏自治区。

回族,主要居住在宁夏回族自治区、新疆维吾尔自治区、北京市、河北省等区域。饮食习惯具有典型的伊斯兰清真风格,食用牛、羊、骆驼、鸡、鸭、鹅、鲤鱼、草鱼等,忌食猪、骡、驴、狗、蛇、鼋鱼等,不饮酒,不食死畜及禽畜类的血液等。回族人有饮茶的习惯,宁夏的回族人喜欢用盖碗饮茶。

蒙古族饮食主要以奶、肉为主,少食米面及蔬菜,羊肉的吃法多达几十种。奶及奶制品是蒙古族饮食的又一特色,主要有白油、黄油、奶皮子及奶豆腐、奶酪等,喜欢饮用奶茶,不喜欢吃甜的、酸和过辣的、带汤汁的及油炸的菜肴,不吃鱼虾等海味,不吃鸡鸭内脏和肥猪肉等,喜欢喝茶饮酒。

藏族主要分布在西藏,其余分布在青海、甘肃、四川、云南等地。藏族的主食是糌粑,也喜食烧饼、锅魁、面条,爱吃牛、羊肉,也吃猪肉,爱喝青稞酒、啤酒、甜酒,食用偶蹄目动物,不食鸡、鸭、鹅。

维吾尔族食牛、羊肉,忌食猪、驴、狗和骆驼肉,禁食鸽子。

朝鲜族以大米为主食,爱吃辣椒、咸菜、泡菜、大酱,吃狗肉,喝狗肉汤,也吃猪肉、牛肉,口味酸辣,不吃羊、鸭、鹅和油腻的食物,饭前饭后喜喝凉开水。

傣族主食以大米为主,肉类以猪肉为主,也爱吃牛肉、鸡、鸭、鱼虾等水产品,不吃羊肉,食肉类时喜油煎或油炸,很少炒食,口味喜酸辣味,喜喝普洱茶。

2. 不同国家的饮食习俗

（1）日本人的饮食习俗。日本人的膳食以米饭为主,喜欢清淡、不油腻、味鲜呈咸味的菜肴,偏爱中国的广东菜、北京菜、上海菜,对不很辣的川菜也喜欢,爱吃牛肉、鸡蛋、鸡肉、海鲜和鱼,尤其喜欢吃生鱼片,吃时配绿芥末;还喜欢吃豆腐、青菜和咸鱼,爱吃酱汤、酱菜、紫菜和酸梅等,爱吃纳豆（纳豆是我国传统发酵豆制品豆豉的前发酵阶段产品）。近年来,日本人将我国的豆豉装入胶囊,称为"食前粒",作为对膳食的营养补充。日本人爱喝清酒,不喜欢吃肥肉和动物内脏,吃凉菜时喜欢在菜装盘后再撒一些芝麻或紫菜末、生姜丝等,用以点缀和调味。

(2) 新加坡人的饮食习惯。新加坡人偏爱广东菜和西餐,爱吃的菜肴有炒鱼片、炒虾仁、油炸鱼、咖喱牛肉等,主食为米饭、包子等,爱吃桃子、荔枝、梨等鲜果,喜食点心。

(3) 印度人的饮食习俗。印度人的口味特点是淡而清滑,主食是印度烙饼和咖喱饭。喜欢吃的肉类是鸡、鸭、鱼、虾,蔬菜是番茄、洋葱、白菜、菠菜、茄子、菜花,尤其爱吃土豆。印度人喜食咖喱,常用的咖喱粉有20多种。印度人在烹调时所用的调料繁多,如咖喱鸡要用27种调料,炖菜用的调料也很多。印度人不吃牛肉,不喝酒,但有饮茶的习惯。在日常生活中,印度有少数人吃猪肉,忌食蘑菇、木耳等菌类。

(4) 泰国人的饮食习俗。泰国人的主食是大米,副食主要是鱼和各种新鲜蔬菜,早上喜欢吃西餐、烤面包、黄油、果酱、咖啡、牛奶、煎鸡蛋等;爱吃粤菜和川菜、辣椒等,鱼露和辣椒为常用的调味品,喜食民族风味的咖喱饭,有饭后吃水果的习惯。

(5) 英国人的饮食习俗。英国人口味清淡,喜食鲜嫩、焦香的食物,吃的东西少而精,不爱吃带黏汁和辣味的菜;爱吃烤面包,喜食浓汤、新鲜蔬菜、水果等,爱吃牛羊肉、鸡、鸭、野味,爱喝葡萄酒、啤酒和烈性酒,爱喝牛奶、红茶。现在英国人的饮食习惯正朝着有益于健康的方向改变,主要表现为减少糖和奶油的摄入,增加粮食和蔬菜,适量吃牛肉、鱼、禽肉,减少咖啡饮用,多喝果汁及低脂肪牛奶。由于宗教原因,大多数欧洲人星期五正餐经常吃鱼。欧洲人由于肉类摄入量高,对胆固醇怀有恐惧的心理,所以基本不食用动物内脏;一般来说,带皮、带刺、带骨、脂肪裸露的菜肴也不喜欢吃。

(6) 法国人的饮食习俗。法国烹饪用料讲究,花色品种繁多,特点是香浓味厚、鲜嫩味美,注重色、形和营养。烹饪原料非常广泛,如猪、牛、羊肉、鹅肝、蛋类、香肠、蜗牛、鱼虾、牡蛎等以及多种新鲜蔬菜。法国是著名的"奶酪之国",干、鲜奶酪世界闻名,是法国人不可缺少的食品,主食以法式面包为主。法国人酒的消费量惊人,居世界首位。法国的葡萄酒和矿泉水产量很高、质量上乘,香槟酒享誉世界。

(7) 意大利人的饮食习俗。意大利人喜欢吃通心粉、馄饨、葱卷等面食,菜肴特点是味浓、香、烂,以原味原汁闻名,烹调以炒、煎、炸、红烩、红焖等著称,爱吃牛、羊、猪肉和鸡、鸭、鱼、虾等,习惯吃六七成熟的菜。饭后吃水果,如葡萄、苹果、橄榄等。意大利人每餐通常有两道菜,饮酒略多。

(8) 德国人的饮食习俗。德国人的早餐比较简单,以面包、奶酪、牛奶为主;午饭是主餐,喜欢吃肉,如牛肉、猪肉、火鸡、鸡、鹅、鸭及野味,并搭配蔬菜(蔬菜以生食、煮食为主),重视晚餐。德国的肉肠种类非常多,是日常消费最多的肉制品。德国菜肴口味清淡,果醋被广泛食用,凉拌蔬菜口味偏酸,喜欢吃蛋糕等甜食和微辣的菜。德国人以嗜饮啤酒而著称于世,年人均啤酒消费量为世界之冠,每年10月举行闻名世界的慕尼黑啤酒节。

(9) 俄国的饮食习俗。俄国和东欧各国的饮食习惯接近,以面食为主,爱吃酸味的食品,酸黄瓜是大众化的菜肴,甜菜汤、黑面包、牛奶都要吃酸的,口味较重,喜欢焖、煮、烩,也吃烤、烧、炸的菜,土豆烧牛肉、罗宋汤是著名的"俄式菜",爱吃青菜、黄瓜、番茄、土豆、萝卜、洋葱、酸白菜、鱼、奶酪、水果,喜食冷火腿、灌肠、黄油、黑面包、黑红鱼子酱。"俄式大菜"享誉世界。俄国人喜欢吃中餐的糖醋鱼、辣子鸡、香酥鸡、烤羊肉等菜肴,爱喝酒,伏特加是闻名世界的高浓度白酒。

(10) 美国人的饮食习俗。美国人喜欢吃西餐,对粤菜也很偏爱,爱吃猪排、烤牛排,糖醋

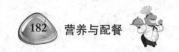
鱼、咕咾肉、烤鸡、炸仔鸡等,爱吃青豆、菜心、豆苗、刀豆、蘑菇等蔬菜,习惯把酱油、醋、盐、味精、胡椒粉、辣椒糊等放在餐桌上让用餐者自行调味。美式快餐是美国饮食的一大特色,如肯德基、麦当劳,汉堡包、炸鸡、热狗、炸薯条等被国际营养界称为垃圾食品(Junk food)。为此,美国农业部曾在 1992 年公布"食物指南金字塔",建议大家向东方膳食结构靠拢。

（三）库存报表与报价单知识

1. 库房盘存表

库房盘存表是定期对仓库中原料进行盘存时填制的表格(见表 7-1)。

表 7-1　库房盘存表

原料名称	单　位	单　价	实存量	账存量	盈余数	亏损数	盈亏原因

2. 报价单与进货表

报价单是销售单位提供的,说明产品价格、规格、产地等内容的报表(见表 7-2)。进货表是采购部门购进原材料时填制的,表明产品数量、价格、规格等(见表 7-3)。

表 7-2　报价单

原料名称	产　地	规　格	价　格

表 7-3　进货表

原料名称	单　位	数　量	单　价	库存量	产　地	规　格

二、营养配餐市场调查相关技能

（一）了解就餐对象基本情况

1. 确定调查内容

（1）就餐者的人数、性别、年龄。就餐者的人数、性别、年龄是准备原材料的主要依据,必须准确详实。如果估计不足,会造成准备的饭菜过少,餐食断档;估计过高,则导致剩菜剩饭过多,造成浪费。

（2）就餐者的工作性质、劳动强度及所处的外界环境条件。处于不同条件下就餐者的饮食需求不同。如脑力劳动者体力活动少,应注意补充足量的糖和蛋白质,控制能量供给,调整钙磷平衡,供给足量的膳食纤维,同时保证充足的维生素 A,以防眼睛疲劳。

（3）机体条件。机体条件不同,膳食需求也不相同。如,青少年处于生长发育的高峰时期,能量供给应随年龄、体重增加而调整,既要防止营养不良也要防止营养过剩,应多选择鱼、肉、蛋、奶、豆类作为优质蛋白质的来源,并搭配足量的蔬菜。老年人消化功能弱,活动量少,能量不可过高,应控制脂肪和盐的摄入,适量增加植物性蛋白质和粗粮。

2. 选择适宜的调查对象

应选择了解实际情况、有一定表达能力的人作为调查对象。

3. 确定调查方法

科学、合理地运用调查的手段,才能保证调查资料的真实可靠。

4. 总结调查结果

总结归纳调查信息,经分析后做出应用表格,为执行生产任务提供可靠的数据。

(二)了解食物原料库存与时价

掌握食物原料的库存量与时价,是营养配餐员进行科学配餐的前提。

1. 了解库存的方法

(1)查看有关库存表。通过分析有关库存情况表,可以了解食物原料库存量及可食用日期(见表7-4)。

表7-4 库存情况表

余料名称	单 价	库存量(kg)	购入期	可食用日期

(2)访问库房管理员。向库房管理员了解食物原料的库存量。

(3)进库房查看。营养配餐人员应定期查看库存食品的存放情况及其数量、质量。

2. 了解时价的方法

营养配餐人员应了解原材料市场情况,掌握市场价格,主要有以下几种方法。

(1)供货商提供报价单。查看供货商所供应原材料的价格、品种、日期、产品质量标准。

(2)实物检查。在确定使用某种产品前,要让供货商提供原材料样品和价格,对照采购标准进行检查。

(3)市场考察。通过市场考察,可以发现新的原材料和新产品的价格。考察市场时应注意,并非产品价格越低,成本越低,价格应与原料的品质、规格相符。

(三)了解新品蔬菜,开发新菜点

随着科技的进步和市场的国际化,食品原材料新品种越来越多,营养配餐人员应充分利用新品种蔬菜原料开发新菜点。

近几年面市的新菜有飞碟瓜、仙人掌、球茎茴香、迷你番茄、抱子甘蓝、紫甘蓝、五彩灯笼椒、芦荟、番杏、牛蒡、菊苣、龙豆、秋葵、香椿苗等,各种新品蔬菜丰富了营养配餐的品种。

1. 新品蔬菜调查途径

向农产品和蔬菜科研机构查询了解新菜、新品种的种植、开发动向;向农业科技示范园区、绿色蔬菜生产基地了解已种植的新菜种;在互联网上查询新菜品资料;到农贸市场上去查看,采购新菜品。利用新理念、新品蔬菜,开发新菜点,使营养配餐工作领域更加广阔,提供的菜肴

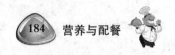

更加丰富多彩。

2．开发营养配餐新菜品应遵循原则

（1）以酸碱平衡为目的设计新菜肴。传统的菜品，主料和配料的比例，一般是 4∶1，或者是 3∶1，最高为 2∶1。由于主料都是动物性原料，均属酸性食品，因此照此比例配餐，酸碱肯定不平衡。解决菜肴酸碱平衡问题，必须搭配足量的"蔬菜"等碱性食品，经科学计算、恰当安排主料和配料的比例。以酸碱平衡为目的开发新菜品是营养配餐员的重要任务。

（2）以营养互补为方向设计新菜肴。传统菜品中如"木樨肉"那样，原料多样，互补性强的很少。宴会因为就餐者多、菜品多，有可能通过多款风味菜品的组合，实现营养互补。散点的客人，在点一款菜就够吃的情况下，很难实现营养互补。所以在设计新菜点时，要充分考虑这个问题，要以实现营养互补为目标。

（3）以食物的多样性为重点设计菜肴。食物多样性是现代营养学家在继承祖国营养保健宝贵文化遗产的基础上，针对家庭、餐馆、酒楼、宾馆、饭店菜肴的原料比较单一的现状提出来的。原料单一，必将导致营养不均衡，因此食物的多样性，是营养配餐员设计菜肴时需要考虑的重点。

（4）充分利用新品蔬菜资源。近年来，开发的新菜肴，新品种蔬菜越来越多，如瓜类，就已经达到 240 多个品种；菌类品种几乎翻了一番，给人以目不暇接的感觉。所以营养配餐员要充分利用新品蔬菜资源开发新菜肴。

（5）以食必适量，养、防结合为核心设计新菜肴。中国营养保健协会已经多次向各界发出公告，警惕以肥胖为核心的"代谢综合症"在我国爆发。现在肥胖、高血压、高脂血症、心脑血管病、糖尿病的高发和低龄化已经向我们敲响了警钟。科学、合理的饮食，可以改善人体健康，因此设计新菜肴要以食必适量，养、防结合为核心。

（6）综合定量。设计新菜品还要注意综合考虑以下因素，每人每天食盐摄入量最多为 6 g，至少要摄入 500 g 蔬菜，最多食用 45 g 油，肉类食品的摄入量为 75 g。

第二节　菜单成本核算

一、菜单成本核算概述

（一）营养套餐菜单知识

1．菜单

菜单是餐饮服务的基础，可展示菜点的品种、价格、规格，也能起到引导消费的作用。有点菜菜单、团体包餐菜单、冷餐会菜单、宴会菜单、套餐菜单、送餐菜单和特价菜单等。

2．套餐

套餐是按就餐对象的特点成套供应，并具有特定模式的规定菜点，所以套餐菜单并不标定每一个菜品的价格。套餐菜单可分为幼儿园菜单、敬老院菜单、企事业工作餐和学生营养餐菜单；按就餐时间可分为早餐、中餐、晚餐、午后加餐和晚间加餐菜单。

学生营养餐一般按四个标准供应，即 6～8 岁、9～11 岁、12～15 岁、16～18 岁。幼儿园、寄宿制学校和敬老院属于包伙制，每日供应 4～5 餐，要求较高，需精心设计食谱。

3. 菜单设计要求

设计套餐菜单,要明确就餐者的年龄、喜好、职业特点及相应的营养标准。应注意菜肴口味、色彩和品种搭配,保证蔬菜的摄入量,充分考虑平衡膳食的原则。要考虑烹调的可操作性、厨房的设备条件及原材料的市场供应情况。

套餐菜单菜点名称要清晰醒目,应标明营养素供给量数据、营养小知识或名菜名点小知识,有些风味菜肴,可在菜单上做简明扼要的描述。

菜单版面设计应具有一定的艺术性,可印上销售单位的地址、电话、服务方式、服务内容等,以加深订餐者的印象和便于联系。

某公司为学生设计的一周营养餐配送菜单(见表 7 - 5),以及午餐平均营养素供给量(见表 7 - 6)。

表 7 - 5　学生营养餐一周午餐菜单

星　期	一	二	三	四	五
主　食	米饭、花卷	米饭、金银卷	米饭、枣发糕	米饭、高粱馒头	米饭、小豆包
主荤菜	四喜丸子	红烧鸡块	五香酥鱼	红烩牛肉	腐乳鸡翅
半荤菜	鸡肉炒三丁	肉末冬瓜	蛋炒番茄	鸡粒青豆甜玉米	青椒猪肝
素　菜	熏干芹菜	面筋油菜	芝麻菠菜	醋熘大白菜	素什锦
汤	青菜蛋花汤	虾皮紫菜香菜汤	青菜豆腐汤	番茄土豆汤	五彩蛋花汤

表 7 - 6　一周午餐平均营养素供给量(kcal)

名称　　单　位	蛋白质(g)	脂肪(g)	碳水化合物(g)	能量(kcal)	优质蛋白质(g)
营养素供给量	38.2	29	125.1	1 001	18
营养素供给量	438.2	6.5	4.5	238	0.41

注: 按照国家标准的有关规定,"焦耳"(J)为国家法定能量计量单位,"卡"(kcal)是已经废止的能量计量单位(1 kcal= 4.18 kJ)。

吃饭挑食影响健康,为了身体健康,应该吃多种食物,天上飞的、地上跑的、草里蹦的、水里游的、土里长的都要吃。吃肉也不要挑,四条腿的猪、牛、羊,两条腿的鸡、鸭、鹅,没有腿的鱼都要吃,特别要多吃一条腿的香菇、蘑菇,因为它们能帮助人体提高免疫能力,促进身体健康。

4. 餐饮菜单定价

菜点价格由成本及毛利润两部分构成,成本包括主料成本、配料成本和调料成本,如果是外送盒饭,则成本应增加餐盒、叉勺、餐巾纸等费用。

(二)宴会菜单与营养搭配

1. 宴会菜单的设计与制订原则

(1)注意原材料品种的多样性,以满足营养和品味两方面的需要。

(2)考虑烹调方法的多样性,尽量减少重复,以满足不同口味、不同质地菜肴的需要。

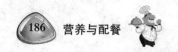

（3）顾及菜品口味的多样性，使宴会菜肴更加丰富多彩。

（4）照顾到应季原材料和反季原材料菜肴的安排。应季原材料的安排要突出季节特点、烘托宴会气氛；而反季节原材料菜肴的安排可以给人新鲜感、跳跃感，同样可以起到活跃宴会气氛的作用。

（5）注意照顾重要宾客，要针对重要宾客的习惯和特点设计安排菜点品种，使宾客满意。

（6）保证膳食的荤素平衡、酸碱平衡、钙磷平衡，同时要注意食盐的合理使用，以保持钠、钾的平衡。此外，三大产能营养素也需保持平衡。

2. 宴会定价种类

（1）营养配餐人员、厨师长和餐厅服务员按照宴会主人提出的宴会费用标准，设计宴会菜单。

（2）营养配餐员和餐厅服务员向宴会主人推荐品牌菜、特色菜，拟订一套使主人满意并能够接受的宴会标准，再按照标准安排、设计宴会菜单。

（3）宴会主人在定好价的菜谱上选择菜肴。选定后，餐厅服务员和营养配餐员可根据实际情况提出菜点调整建议，最终由宴会主人确定宴会的标准与菜肴。

（4）有的宴会主人只定出宴会费用标准，并要求保证主菜，其他菜肴则由营养配餐员和服务员，在费用标准之内合理安排。

（5）宴会主人全权委托营养配餐员和餐厅服务员开列菜单，这种情况则以菜肴确定费用。

3. 宴会档次的界定方法

（1）不同时期用不同的餐标界定宴会档次。20世纪80年代，人均40元以下的为一般宴会，40元至50元的为中档宴会，50元以上的为高档宴会。20世纪90年代，人均60元以下的为一般宴会，60元至100元的为中档宴会，100元以上的为高档宴会。现在，人均150～200元以下的为一般宴会，350～600元的为中档宴会，800元以上的为高档宴会。

（2）用菜品原料的名贵度来界定宴会的档次。以燕菜、鱼翅、鲍鱼或龙虾、皇帝蟹等海鲜为主菜的宴会属高档宴会，以散翅、杂鲍、鱼唇、鱼肚或大虾、海蟹、带子等为主菜的宴会属中档宴会，以鸡、鸭、鱼、肉、蛋和一般海产原料为主要原料的属一般宴会。

4. 高档宴会菜单定价知识

高档宴会的定价与一般宴会没有大的区别，经常有宴会主人提出特殊菜点的情况，这些菜点没有列在菜单和菜谱中，要单独核定价格，毛利率一般应偏高。

二、核算营养餐的成本

成本关系到就餐者及企业的利益，熟练地进行成本核算，是营养配餐人员应掌握的基本技能。

（一）核算一道菜点的成本

将所需主、配料的质量（即重量）分别与其单价相乘，得出各自价格后，相加之和即为菜点成本。

例1-1： 制作土豆烧牛肉。用料及价格为：牛肉125 g（60元/kg），土豆50 g（4.0元/kg），姜10 g（6.0元/kg），大葱10 g（8.0元/kg），酱油5 g（9.0元/kg），计算此菜成本。

解： 成本＝$0.125×60+0.05×4.0+0.01×6.0+0.01×8.0+0.005×9.0=7.885$（元）。

例 1-2：制作肉片烧茄子。用料及价格为：猪肉 50 g(40.00 元/kg)，茄子 120 g(4.00 元/g)，青椒 20 g(6.00 元/kg)，番茄 20 g(3.60 元/kg)，大蒜 5 g(8.00 元/kg)，油 30 g(6.00 元/kg)。计算此菜成本。

解：成本＝0.05×40.00＋0.12×4.0＋0.02×6.00＋0.02×3.60＋0.005×8.00＋0.03×6.0＝2.892(元)。

(二) 核算营养套餐的成本

主食及每道菜点成本的计算方法同上。将主食及各道菜点成本相加。即为营养套餐的成本。

例 1-3：营养套餐为米饭、馒头、红烧牛肉、肉片烧茄子、椒麻圆白菜、番茄蛋汤。价格为：米饭 0.20 元，馒头 0.20 元，红烧牛肉 5.40 元，肉片烧茄子 2.50 元，椒麻圆白菜 0.30 元，番茄蛋汤 0.10 元,计算此菜成本。

解：成本＝0.20＋0.20＋5.40＋2.50＋0.30＋0.10＝8.70(元)。

(三) 核算学生营养餐的成本

在对营养餐供餐部分进行有效质量监管,确保提供安全、卫生、物有所值的营养餐的基础上,核算成本需要一定依据,须从质量和数量上进行确定。

(1) 依据菜单开出带量食谱,列出各类食物的需要量。

(2) 依据报价单确定各类食物的单价。

(3) 根据各类食物需要量及其单价核算营养餐成本。

例如，12～15 岁学生一日午餐菜单为：米饭、金银馒头、炒三丁、肉片烧茄子、鸡蛋炒菠菜、小米粥。成本核算可按如下方法进行：

首先根据菜单列出食物原料需要量：大米 100 g,面粉 25 g,玉米面 25 g,小米 20 g,鸡腿肉 120 g,黄瓜 40 g,胡萝卜 20 g,肉片 40 g,茄子 120 g,鸡蛋 40 g,菠菜 150 g,番茄 20 g,大蒜 20 g,大葱 10 g,姜 10 g,盐 3 g,酱油 20 g,醋 20 g,色拉油 15 g。

然后确定食物原料单价为：大米 5.00 元/kg,面粉 3.00 元/kg,玉米面 4.00 元/kg,小米 5.00 元/kg,鸡腿肉 18.00 元/kg,黄瓜 3.60 元/kg,胡萝卜 2.20 元/kg,肉片 40.00 元/kg,茄子 3.60 元/kg,鸡蛋 12.00 元/kg,菠菜 2.40 元/kg,番茄 3.6 元/kg,大蒜 8.0 元/kg,大葱 2.00 元/kg,姜 4.00 元/kg,盐 3.00 元/kg,酱油 9.00 元/kg,醋 6.00 元/kg,色拉油 6.0 元/kg。

最后计算成本＝0.1×5.00＋0.025×3.00＋0.025×4.00＋0.02×5.00＋0.12×18.00＋0.04×3.60＋0.02×2.20＋0.04×40.00＋0.12×3.60＋0.04×12.00＋0.15×2.40＋0.02×3.60＋0.02×8.00＋0.01×2.00＋0.01×4.00＋0.003×3.00＋0.02×9.00＋0.02×6.00＋0.015×6.0＝6.68(元)。

营养配餐人员应以本地有关规定为依据,结合不同年龄段学生营养素供给量标准,开具食谱,进行成本核算。

例 1-4：北京市学生营养午餐价格为 15.00 元,根据北京市有关规定,计算 12～15 岁学生营养午餐的毛利率(加上 0.54 元的一次性餐盒费)。

解：毛利率＝[1－(6.68＋0.54)/15.00]×100%＝52%。

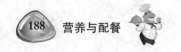

（四）一般宴会的成本核算

成本核算是企业进行经营活动,实现利润的重要环节。宴会的成本核算工作在定餐之前就已完成。宾馆、饭店、酒楼、机关食堂、学生营养餐公司等餐饮服务企业都建有成本册,由准确记述每个菜点的主料、配料、调料并准确计算和标示其成本、毛利率、售价的成本卡组成。

一般宴会指费用标准不高,以鸡、鸭、鱼、肉、蛋和一般海产为原料的宴会。一般宴会通常冷菜的比例较低,不超过总费用标准的15%,热菜是重点,占费用标准的70%以上,主食、小吃、水果的比例在15%左右。

（五）中高档宴会成本的核算

高档宴会成本核算的不同点是,宾客点的菜品经常超出菜单范围,也就是说宾客点的菜品以前未曾制售,原料也可能没有准备(这种菜品通常叫特别餐)。设计这样的宴会时,既要满足宾客的需要,又要准确核算成本,兼顾客人和饭店利润。中高档宴会成本核算的原则具体如下。

（1）以菜单为准,明码标价。如果无价菜点过多,不仅需要重新核定成本售价、单独采购原料,从而加大菜肴成本,也增加了菜肴的制作难度,质量难以保证,同时也易使客人产生疑虑。因此安排高档宴会,应尽量选择菜谱上的风味菜肴,减少“特别餐”,做到餐标有章可循。

（2）材料价格准确,核算精确。“特别餐”定价要真实,以时价为准,准确核算。不应故意以简单估价或过高估价代替时价,失信于宾客,违反商业道德。

（3）“特别餐”毛利率从高。因制作“特别餐”费工、费时、费火,成本较高,因此毛利率可以适当提高,在平均毛利率的基础上,提高5%～20%。

（4）宴会餐费限定标准。宴会限定餐费标准时,要保证客人选定的“特别餐”,其他菜肴可在菜谱中选定,菜价要清楚、明晰。要体现美食、营养、节俭并重的设计原则。

实例：某海外老华侨在“百味居”宴请客人,共10人,标准每人500元,要求安排鱼翅和龙虾这两道菜。

设计该宴会应有以下步骤。

首先,查看菜谱(见表7-7～表7-12)的百味居菜谱。菜谱中可选用的鱼翅有4款,龙虾菜肴2款,鱼翅有定价,龙虾是时价。

表7-7　百味居热菜菜谱

菜　名	风味特色	单价(元)	菜　名	风味特色	单价(元)
东安鸡	湖南	86.00	奶油吉司烤虾	西餐	40.00(每位)
红花鱼翅	国宴菜	280.00(每位)	酸辣鱿鱼片	湖南	86.00
红酒鸡翅	西餐	88.00	清蒸鼋鱼	湖南	时价
罐焖八仙	国宴菜	148.00(每位)	松仁玉米	淮扬	78.00
浓汤鱼唇	谭家菜	188.00(每位)	蝴蝶鳝片	淮扬	72.00
清汤龙筋	国宴菜	188.00(每位)	菊花鱼	淮扬	56.00(每千克)
西湖醋鱼	浙江菜	32.00(每千克)	芙蓉鱼片	淮扬	78.00

（续表）

菜　名	风味特色	单价（元）	菜　名	风味特色	单价（元）
香煎银雪鱼	粤菜	158.00	软煎鱼	西餐	75.00
糟熘鱼片	山东	88.00	剁椒鱼头	湖南	124.00（每千克）
水煮牛肉	四川	78.00	响油鳝糊	淮扬	88.00
酸辣狗肉	湖南	98.00	梁溪脆鳝	淮扬	106.00
泡菜肉末	湖南	53.00	松鼠桂鱼	淮扬	156.00（每千克）
毛家红烧肉	湖南	56.00	香脆银鱼	淮扬	85.00
扒肉条	北京回民菜	58.00	鱼香肉丝	四川	86.00
荔芋扣肉	粤菜	52.00	鳗鱼煲	粤菜	28.00（每位）
京酱肉丝	山东	38.00	发丝百叶	湖南	58.00
芜爆散丹	清真	48.00	红煨牛尾	北京回民	108.00
白灼虾	粤菜	时价	葱爆羊肉	北京回民	138.00
火焰龙虾	粤菜	时价	豆椒腊肉	湖南	98.00
罐焖裙边	国宴菜	22.00（每位）	清炖狮子头	淮扬	12.00（每个）
黄油虾球	西餐	72.00	咕咾肉	粤菜	82.00
宫保鸡丁	四川	18.00	冬菜扣肉	粤菜	72.00
黄焖鱼翅	谭家菜	300.00（每位）	孜然羊肉	新疆菜	102.00
浓汤鱼翅	谭家菜	168.00（每位）	葱姜蟹	粤菜	时价
浓汤裙边	谭家菜	96.00（每位）	上汤龙虾	粤菜	时价
浓汤蹄筋	谭家菜	48.00（每位）	熘鱼丸	国宴菜	58.00
奶油鱼翅	西餐	298.00（每位）	于贝裙边	国宴菜	35.00（每位）
奶油吉司烤鱼	西餐	38.00（每位）	麻婆豆腐	四川	42.00

表 7-8　百味居素菜菜谱

菜　名	单价（元）	菜　名	单价（元）	菜　名	单价（元）
西芹炒百合	56.00	尖椒土豆丝	26.00	醋烹莲花白	38.00
烧茄子	26.00	鱼香烧茄子煲	46.00	香菇菜心	28.00
烧二冬	26.00	锅塌豆腐	36.00	香菇玉笋	36.00
炒素鳝	36.00	三不粘	188.00	拔丝三元	46.00
炒豆苗	26.00				

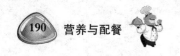

表7-9 百味居凉菜菜谱

菜 名	风味特色	单价(元)	菜 名	风味特色	单价(元)
罗汉肚	北京	138.00	猪耳糕	北京	55.00
咸蛋鸭卷	国宴	148.00	川味泡菜	四川	38.00
芽姜鱼片	淮扬	158.00	炝虎尾	淮扬	168.00
炸花生米	北京	28.00	拌腐竹	北京	16.00
五香芸豆	北京	12.00	拌香椿芽	宫廷	146.00
拌花椒叶	宫廷	28.00	扎蹄	淮扬	28.00
怪味鸡	四川	64.00	手撕鸡	四川	56.00
红煨凤爪	湖南	54.00	蒸虾糕	北京	38.00
炒麻豆腐	北京回民	34.00	酥鲫鱼	北京	134.00
糖醋蜇皮	北京	24.00	姜汁松花	北京	16.00
水果沙拉	北京	64.00	炝凉瓜	湖南	56.00
大丰收	东北	84.00	果盘		108.00

表7-10 百味居汤菜菜谱

菜 名	风味特色	单价(元)	菜 名	风味特色	单价(元)
翅羹	粤菜	128.00(每位)	蛇羹	粤菜	28.00(每位)
三丝豆腐羹	淮扬	8.00(每位)	藏红花鸡豆花	国宴菜	10.00(每位)
藏红花鸡豆花	四川	26.00	莼菜鱼丸	国宴菜	58.00
莼菜鱼丸	国宴菜	8.00(时每位)	老姜鸡汤	湖南	56.00
老姜鸡汤	湖南	4.00(时每位)	雪花豆腐羹	淮扬	26.00
雪花豆腐羹	淮扬	4.00(时每位)	文思豆腐	淮扬	28.00
竹荪鱼丸	淮扬	88.00	竹荪鱼丸	宴会	6.00(每位)
清汤冬瓜燕	淮扬	56.00	清汤冬瓜燕	宴会	5.00(每份)
西湖牛肉羹	粤菜	98.00	西湖牛肉羹	宴会	6.00(每位)
酸辣乌鱼蛋	山东	8.00(每位)	三丝鳄鱼羹	国宴	32.00(每位)
甲鱼乌鸡滋补汤	北京	18.00(每位)	金玉满堂	北京	186.00
酸辣汤	山东	36.00	酸辣汤	河南	36.00
酸辣漫	宴会	6.00(每位)			

表 7-11　百味居面点菜谱

菜 名	风味特色	单价(元)	菜 名	风味特色	单价(元)
盘丝饼	宫廷	5.00(每个)	萝卜丝饼	宫廷	4.00(每个)
三鲜烧卖	北京	2.00(每个)	四川锅炸	四川	5.00(每份)
寿司(预定)	日本	3.00(每个)	麻团	四川	3.00(每个)
艾窝窝	宫廷小吃	3.00(每个)	豌豆黄	宫廷小吃	4.00(每块)
驴打滚	北京	2.00(每块)	蛋达	西点	4.00(每个)
小花糕	西点	3.00(每块)	牛角酥(预定)	西点	5.00(每个)
起酥(预定)	西点	3.00(每块)	虾饺(预定)	粤点	3.00(每个)
冠顶饺	粤点	2.00(每个)	状元饼	北京	2.00(每个)
水饺	北京	20.00(每斤)	叶儿粑	四川	3.00(每个)
四色汤圆	国宴	2.00(每碗)	三色糕	北京	20.00(每盘)
吉士(预定)	西点	3.00(每块)	寿桃(预定)	北京	6.00(每个)
寿面	北京	6.00(每碗)	炸馒头		3.00(每个)

根据标准,首先确定鱼翅、龙虾这两款菜肴,然后再根据餐标,合理安排其他菜肴。按每人 500 元的标准,老华侨选定的两款菜肴均属高档菜品,费用占餐标的大部分,所以,鱼翅选取价格适中的鱼翅名肴:浓汤鱼翅,此款菜肴售价为:250 元,10 人费用为 2 500 元,剩余 2 500 元。重点考察龙虾的价格,确定使用龙虾的大小,并核算其售价,见表 7-12。

表 7-12　百味居菜点成本卡

菜 名	上汤龙虾		成本(元)	400.0(元)		售价		1 000.00(元)			
毛利率	60%		毛利额	600.00(元)		总能量		2 205.32 kcal			
原料名称	单价 (元/kg)	数量(kg)		能量 (kcal/100 g)		成本合计金额					
							佰	拾	元	角	分
龙虾	360.00	1.1		93			3	9	6	0	0
西兰花	2.00	0.2		24						4	0
白糖	6.00	0.01		396							6
生粉	10.00	0.025		337						2	5
油	12.00	0.1		898					1	2	0
料酒	8.00	0.025		85						2	0
葱	2.00	0.025		30							5
姜	4.00	0.02		41							8
蛋液	6.00	0.03		156						1	8
味精	20.00	0.004		268							8
上汤	20.00	0.03		60					1	5	0
合计	根据食物成分表计算糖类、蛋白质、脂肪(此处略)										

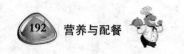

如果龙虾成本价格是 360 元/kg，则应选择 2 000 g 以下的龙虾。

实际选购龙虾 1 100 g，制作的菜肴为上汤龙虾，菜肴毛利率在 55% 的基础上再加 5%，核算此款菜肴的售价如下。

主料：龙虾 1 100 g；

配料：西兰花 200 g；

调料：油 750 g（实耗 100 g）、盐 6 g、味精 4 g、料酒 25 g、糖 10 g、葱 25 g、姜 20 g、生粉 25 g、蛋液 30 g、上汤 75 g。

答案：上汤龙虾的售价为 1 000 元。

总餐标为 5 000 元，减去浓汤鱼翅价格 2 500 元，再减去上汤龙虾 1 000 元，剩余 1 500 元。要以营养合理搭配为原则，用菜谱中的菜品，设计组合出完整的营养宴会菜单（见表 7-13），金额控制在 1 500 元左右。需要从菜单中补充：六款凉菜，四款热菜，一款汤，四道面点以及果盘一个。下面是选择设计的菜单：售价为 1 498 元，基本符合营养和宴会标准要求。

表 7-13　百味居宴会菜点

冷菜	咸蛋鸭卷	148.00	芽姜鱼片	158.00	罗汉肚	136.00
	川味泡菜	38.00	香椿芽	124.00	炝凉瓜	56.00
热菜	浓汤鱼翅	2 500.00	上汤龙虾	1 000.00	剁椒鱼头	124.00
	红煨牛尾	168.00	炒素鳝丝	36.00	西芹百合	56.00
汤	金玉满堂			186.00		
面点	盘丝饼	50.00	蛋达		40.00	
	豌豆黄	30.00	艾窝窝		40.00	
水果	瓜果飘香 水果拼盘			108.00		

第三节　膳食卫生安全监控

一、卫生监控概述

（一）卫生监督检查制度

营养配餐员应配合卫生监督人员，依据国家颁布的食品卫生法律、法规，建立健全食品卫生监督制度，加强餐食制作过程的监督和检查，确保食品卫生安全。餐具消毒记录表格式举例见表 7-14。

表 7-14　餐具消毒原始记录表

日　期	消毒方式	餐具种类	件　数	起始时间	结束时间	消毒人	备　注

（二）餐（炊）具的消毒方法

餐（炊）具消毒的方法有物理方法和化学方法之分，常用的有高温消毒、紫外线消毒、消毒柜热风干燥消毒等。不同的餐（炊）具应使用不同的消毒方法。

1. 餐具的消毒方法

（1）高温消毒容器、炊具、用具并洗刷后，放入消毒锅或蒸箱内消毒。碗碟、筷子可用洗碗机消毒。

（2）消毒液消毒不适宜高温消毒的器皿，可在洗刷后用消毒液浸泡，再用清水冲净后扣放，控干水分。可用75%的酒精喷雾消毒，空气湿度较大时，则应使用95%的酒精雾化喷洒，以保证消毒质量。

（3）紫外线消毒主要用于环境消毒，在无人时开紫外线灯30 min，即可达到消毒的目的。

2. 炊具的消毒方法

（1）墩、案在消毒前要用刷子洗净，木质菜墩、菜板表面粗糙，易有食品残渣，造成细菌繁殖，应定期蒸煮或用消毒液浸泡。炊具在使用前应用消毒液或酒精消毒。

（2）食品机械外表面必须用洗涤液洗刷，擦拭干净，保证无残留油污和杂物；内部零件拆卸、洗刷后，要用消毒液消毒。因消毒液腐蚀不锈钢器具，可改用无菌水冲洗或用无菌毛巾擦拭。

（3）清洁巾、洁净布洗净后可浸泡在消毒液里随时使用，也可放入消毒柜与其他餐具一起消毒。

二、卫生监控任务

（一）检查个人和环境卫生

1. 检查个人卫生的程序及内容

（1）检查程序。配合有关领导和卫生监督员，按规定检查卫生：每日做记录，每周做统计，每月做报表，定时呈报主管领导。

（2）检查内容。操作人员的头发、指甲是否干净，身上是否有异物；工作服、鞋、帽是否清洁，是否按要求戴口罩、手套；洗手、消毒是否到位；工作服、帽应每日一换洗，鞋应每周一换洗；头发不能露出帽子以外，不得留胡须（见表7-15）。

表7-15 个人卫生检查记录表

检 查 项 目	合 格	不 合 格	控 制 措 施
头发是否盘入工作帽内			
是否洗手，指甲是否剪短、干净			
服装、鞋、帽、口罩			
身上是否有头发等异物			

2. 检查环境卫生的程序及内容

主要是对操作间内、外环境进行检查。为提高检查效果，可定期评比，公布检查结果。

（1）操作间设备、工具应分类摆放整齐，表面清洁，保持无蝇，无蟑螂，无老鼠，无油污，无

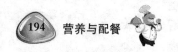
杂物、异物。

（2）冷库、保鲜库中的原材料存放应按规定实行生、熟隔离，成品与半成品隔离，食品、药物与杂物隔离，蔬菜与肉类食物隔离。

（3）每天应按规定将所用原材料及制作的食品留样，进行微生物学检查。

（4）下班前应做好卫生工作。保证原料食品存放到位，餐具、用具清洗消毒，地面清洁无积水，地沟无油污、无异味。地沟可用消毒液灌注封闭。

（二）餐具的消毒

餐具消毒是卫生的关键，是保证食品安全的主要措施。

1. 餐具消毒检查程序

建立餐具消毒制度和原始记录，制订检查表格，每日抽查各岗位餐具消毒情况，报告检验结果，并提出整改意见。

2. 餐具消毒制度

（1）专职清洗消毒，责任到人。

（2）操作间保洁员岗位责任详细记录（见表7-16）。

（3）设立全封闭餐具保管柜，防止二次污染。

表 7-16　某操作间保洁员岗位责任

时　间	清 洁 项 目	检 查 标 准
7:45～8:00	肉食加工车间及设备用具	工作台面无灰尘、积垢，绞肉机无残留物、洁净无异味，门窗无灰尘，地面无污渍、水印
8:00～9:00 14:00～15:00	切配区	工作台面无废料，菜筐整齐，不锈钢围栏无水印，地面无碎菜、积水、污秽
9:00～11:00	热加工烹调区	地面清洁无污秽、碎菜、汤汁、油渍等黏稠物
11:00～12:00	厨房用具，包括盆、漏勺、手勺等零散用具	餐具无污垢，不锈钢架无污点
13:00～14:00 15:00～16:00	灶区炊具、工具，不锈钢架，调料罐，地面、地沟	洁净无污垢，无积

第四节　烹饪原料的感官质量检验

一、烹饪原料的感官质量检验

食品的感官检验，就是通过人的视觉、嗅觉、触觉和味觉检验食品形态、色泽、气味、滋味等感官性状的方法。这种方法简单易行，通过看、嗅、触、尝，可对食品质量做出初步判断。烹饪原料的感官质量检验要点如下。

（一）蔬菜与水果

蔬菜与水果要求大小均匀、形状完整、色泽鲜亮、结构紧密，无异色、无损伤、无病虫害、无干疤、无水锈,无枯萎现象。

(二) 畜肉及家禽

畜肉及家禽应有卫生检疫合格印讫,鲜肉表面有微干外膜,剖面为红色并带有各类家畜肉特有的色泽,剖面致密有弹性,用手按压时弹性良好(不新鲜肉弹性差),无异味。

(三) 鱼和水产品

活鱼体表无损伤,呼吸均匀,游动自如;鲜鱼体硬,挺直不弯,腮盖紧合,腮鲜红,鳞片紧附鱼体,肉不离刺,肚不破,无腐败气味;冻鱼体硬,眼明亮,体表带原有色泽者为优。

(四) 禽蛋类

鲜蛋蛋壳无损,有光泽,全蛋透光,不见或略见蛋黄暗影,气室小,内无斑点或斑块;松花蛋(又叫皮蛋、变蛋)蛋清弹性大,茶褐色并有松枝花纹。将蛋上抛,落入手掌有振动感为佳;咸鸭蛋蛋白纯正无斑点、软嫩,生蛋透光性好,蛋黄呈橙色,松沙出油,无异味。

二、烹饪原料感官质量检验的常用方法

(一) 视觉检验

首先观察烹饪原料是否保持固有的形态和色泽,有无异物和污染物。定型包装的食品或原料应检查外包装是否清洁,有无破损;包装材料是否符合卫生要求;包装说明与内容物是否相符。选有代表性的样品,在自然光条件下,观察食品的颜色和外观。

(二) 嗅觉检查

通过嗅觉判别食品的气味有无异常。从深部开始变质的食品,无法从表面嗅出气味,可用工具插入内部或用刀切开再嗅。瓶装食品应在开盖瞬间嗅闻判别。要注意区分食品本身的特殊气味和异常气味的差别。

(三) 触觉检查

用手触及食品,检查其硬度、弹性等。畜禽肉可用手指将肌肉组织向下压一凹陷,如凹陷很快消失,则为鲜肉,腐败变质的肉,凹陷不能复原;鱼可用手指拨动鱼体,鱼鳞易脱落的已变质,也可用手将鱼中间部位托起,如头、尾部下垂,也是变质的表现;面粉,可抓在手中捏紧,手指松开后,恢复粉状原样的质地好,凝结成块且搓不开的则已变质。

(四) 味觉检查

检查前应先漱口,清理口腔,保持味觉器官的敏感度。检查时先用舌尖沾少许食品,在口腔内细细品尝,并结合色泽、气味等综合判定。

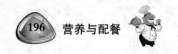

三、高档原料的检验与保管

（一）高档原料检验方法

1. 询问检验

采购高档烹饪原料，要向货主认真询问原料的产地、来源、采购季节、采购时间、采购价格等。通过询问寻找蛛丝马迹，以帮助辨别和确定原料的真伪。

2. 对比检验

对比检验是识别假货的最有效手段，即用质量可靠的原料实物，与准备采购的原料进行对照比较，甄别其真假和品级。对比检验还可以根据掌握的资料，对准备采购的原料进行品级、价格、品质等指标的比较，以确定原料的真伪、品质、价格高低。

3. 综合检验

综合检验以感官检验为主，即通过味觉检验、视觉检验、嗅觉检验、触觉检验、听觉检验和对比检验等多种手段进行质量鉴别。

（二）高档原料的保管方法

1. 脱水保存

脱水保存是经济、方便、有效的保存方法。可采用充足光照或用烤箱、微波炉适当烘烤后再密闭保存的方法。

2. 密封保存

密封保存采用真空包装保存。可用真空包装袋装入原料后，进行真空和密封处理。此方法简便易行，保存效果好。注意防止因真空袋破损、漏气造成原料变质。

3. 低温保存

有些高档原料可以采用低温保存，但时间不宜过长。

4. 常温保存

常温保存适用于罐装原料和真空包装原料，真空包装原料要防止虫蛀、鼠咬。

5. 使用除氧剂密闭保存

近年来，新型除氧剂在食品保存中广泛应用。由于能除去密封包装中的氧，所以食品可长期保存不变质。

（三）高档原料的质量检验和科学保管

高档原料的质量检验，首先是识别真伪，防止假货，这是质量检验工作的关键。如果把假货当真品购进，会造成重大经济损失。其次是进行品级鉴别，品级不同，价格会有很大差别。只有正确鉴别品级，才能购买到质价相符的原料。最后是进行原料含水量的鉴别。高档原料保管的重点是防受潮、防虫蛀、防霉变。

第五节 运用合理的烹饪方法

一、菜肴烹饪的前期初加工处理

烹饪的三个阶段：选料和初加工阶段、切配阶段、烹调阶段。选料和初加工阶段是烹调的准备阶段，主要从感官质量评价方面进行选择和初加工。烹调是烹饪的最后阶段，烹是原料加热，调是调和滋味，切配阶段对营养素的保护尤为重要。

所谓切配阶段是使原料的品种、数量及经过刀工处理后的大小、薄厚、长短、形状符合所烹饪菜肴的要求，保证定形、定质、定量进行烹饪的阶段。在整个烹饪过程中，切配阶段的工作占有极其重要的位置。切配阶段不仅决定了原料最后的形状，对菜肴制成后的色、香、味、形等有重要作用，而且通过合理配菜，可以保证各类营养素的供给合理，达到膳食平衡。

（一）刀工

刀工就是运用各种刀法，把原料切成各种形状的操作过程。

1. 刀工在烹饪中的作用

（1）利于烹调。我国的菜肴品种丰富，有各式各样的烹调方法和不同的火候要求。经过刀工处理的烹饪原料（片、丝、丁、条、块、花刀、末、蓉等），其形状、大小、薄厚、长短规格完全一致，烹调时，可在短时间内迅速而均匀受热，达到所要烹调的标准。

（2）利于入味。加工后的原料，因其形态一致，薄厚均匀，调味品能很快渗入其内部，对菜肴的烹制成功起到关键作用。

（3）利于食用。整块食物原料不利于食用，将形体大的原料改刀制成各种形状，不但便于烹调，而且便于食用。

（4）利于造型。对菜肴的评价标准是色、香、味、形、质、营养俱全。好的菜肴，不仅味道鲜美，营养丰富，而且外形美观，使人赏心悦目。要做到这一点，就必须具有高超的刀工技术。

（二）配菜

配菜是根据菜肴的质量要求，把经过刀工处理的、两种或两种以上的主料和配料进行合理搭配，使之成为完整的菜肴的方法。

1. 配菜的重要性

（1）合理地选择和配制原材料，使营养素尽可能达到均衡。

（2）确定菜肴的质和量。菜肴的"质"是指其构成原料的配合比例；"量"是指菜肴中包含的各种原料的总数量。

（3）确定菜肴的色、香、味、形。各种原料本身都各有特色，通过恰当的搭配，使之相互融合、补充、衬托。

（4）通过科学配菜，可以发挥各种原料的互补作用，使菜肴的营养素更加全面，营养价值更高。

2. 配菜应具备的基本条件

（1）准确掌握营养配餐的基本知识。

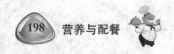

（2）熟悉和了解就餐对象的基本情况和饮食需求。

（3）熟悉和了解原料情况。

（4）熟悉菜肴的名称和制作特点。

（5）熟悉刀工技术和烹调方法。

（6）具有一定的审美观和创新精神。

（7）具有成本核算能力。

二、烹饪加工的科学合理工艺

在营养配餐过程中,烹饪加工方法既包含单一的烹饪手段又有符合加工工艺,同时可以保护营养素的特备加工处理等众多方式方法。

（一）主要的加工方法

1. 适当洗涤

洗涤原料可减少微生物污染,除去寄生虫卵和泥沙杂物,保证食品卫生,但洗涤次数和方法要得当。如大米的淘洗,应先挑去沙粒和杂物,再用冷水淘洗 2～3 次,不应流水冲洗或用热水,更不能用力搓洗。副食原料如蔬菜应先洗后切,不要在水中浸泡,洗涤次数也不宜过多,洗净即可,避免维生素和矿物质的损失。

2. 科学切配

副食原料应先洗涤后切配,以减少水溶性维生素的流失。蔬菜和水果不要切得过碎,以免易氧化的营养素与空气接触机会增多而加大损失。加工原料时尽量做到现切现烹,现烹现吃。

3. 计划备料

要根据就餐对象的具体情况,准确计算切配数量。如果切配过多,又不能及时烹调食用,会使营养素损失加大。

4. 沸水焯料

为了满足菜肴的烹调要求(去异味、缩短烹调时间等),有些原料要进行水焯处理。要大火沸水,加热时间短,操作迅速。原料较多时,要分次下锅,沸进沸出。动物性原料骤受高温,表面组织的蛋白质可迅速凝固,从而保护了原料内部的营养素。植物性原料尤其是蔬菜用沸水焯,不仅能减少色泽的改变,也可减少维生素的损失。因蔬菜中含有氧化酶(在 50～60℃时活性最强),易使维生素 C 氧化,当温度超过 80℃时,氧化酶的活性即丧失,从而减少了维生素 C 的损失。如,土豆在冷水中煮熟,维生素 C 的保存率较低,在沸水中煮熟,保存率较高。蔬菜经过水焯后,虽然损失一部分维生素,却可除去较多的草酸,有利于钙、铁在体内的吸收。

5. 上浆挂糊

上浆挂糊即将淀粉或蛋液调制的糊均匀地裹在原料上。烹调时浆糊遇热形成保护壳,避免原料与高温油脂直接接触,可减少水分、营养素的溢出及与空气接触而氧化,并降低高温引起的蛋白质变性、维生素分解。上浆挂糊的菜肴不仅色泽明快,味道鲜美,营养素保存得多,也易于消化吸收。

6. 旺火急炒

加热时间缩短,可减少营养素的损失。例如,猪肉切丝,旺火急炒,维生素 B 的损失率为 13%,而切成块后用文火炖,维生素 B_1 的损失率为 65%。

7. 加醋忌碱

酸能保护食物原料中的维生素少受氧化,故凉拌蔬菜时可提前放醋,这样还有杀菌作用。烹调动物原料亦可先放醋,如"红烧鱼""糖醋排骨"等。反之,碱会造成食物中维生素和矿物质的大量损失,因此烹调时,尽量不加碱。

8. 勾芡收汁

勾芡收汁可使汤汁浓稠,与菜肴充分融合。既减少了营养素的流失,又使菜肴味道可口。淀粉中谷胱甘肽所含的巯基,具有保护维生素 C 的作用。有些动物性原料如肉类等也含有谷胱甘肽,与蔬菜一起烹调也有同样的作用。

9. 现做现吃

现做现吃可减少原料特别是蔬菜在放置过程中营养素的氧化损失。蔬菜炒熟后,放置1 小时维生素 C 损失 10%,放置 2 小时损失 14%。加入蔬菜中的盐分,可随时间的加长、渗透压的增大而使水溶性维生素丢失。

10. 酵母发酵制作面食

尽量使用鲜酵母或干酵母,这样不仅可保护面食中的维生素,还会因酵母菌的大量繁殖而增加了面粉中 B 族维生素的含量,同时破坏面粉中的植酸盐,改善某些营养素消化吸收不良的状况。

(二)烹饪热处理方法

1. 煮

对碳水化合物及蛋白质起部分水解作用,对脂肪影响不大,但会使水溶性维生素(如 B 族维生素、维生素 C)及矿物质(钙、磷等)溶于水。

2. 烧

如烧的时间太长,则维生素损失较多。

3. 炖

可使水溶性维生素和矿物质溶于汤中。肌肉中的肌凝蛋白、部分被水解的氨基酸等溶于汤中,使汤呈鲜味。胶原蛋白中的白明胶,溶于汤中,使汤汁有黏性。

4. 焖

焖的时间长短与营养素损失多少成正比。时间越长,维生素 B 和 C 损失越大,反之则小。焖熟菜肴的消化率有所提高。

5. 炸

要求油温较高,而高温油对各种营养素均有不同程度的破坏。蛋白质因高温而变性,营养价值降低。脂肪也会因产生过氧化物,而失去一部分功用。

6. 熘

熘菜时原料外面裹上了一层糊状物,糊状物受热而变成焦脆的外壳,减少了营养素的损失。

7. 爆(或炒)

因烹调时间短,原料外面又裹有蛋清或湿淀粉,形成保护膜,故营养素损失不大。

8. 烤

烤不但使 B 族维生素,维生素 A、C 受到相当大的破坏,也损失了部分脂肪。明火直接烧

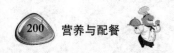

烤食物,还会产生致癌物质(3,4-苯并芘),其含量与烤的时间成正比。

9. 熏

熏会使维生素(特别是维生素 C)受到破坏,并损失部分脂肪,也存在产生致癌物质(3,4-苯并芘)的问题。

10. 煎

煎对维生素有一定影响,其他营养素损失不大。

11. 蒸

由于蒸的温度比烧、烤低,所以菜肴比较清鲜,可较完整地保持原料的原汁原味和大部分营养素。应用微火、沸水上笼屉蒸的方法,维生素损失少。

三、不同食材烹饪方法的分类选择

在营养餐的制作过程中,把握好不同食材的特性,运用科学的烹饪方法,对于发挥食材营养特性、保护营养素具有重要的意义。

(一)主食

1. 米的淘洗

营养素的损失与淘洗时间和用力大小有关。搓洗愈重,淘洗次数愈多,浸泡时间愈长,营养素特别是水溶性维生素和矿物质的损失愈大。如淘洗 2～3 次,维生素 B_1 可损失 26%～29%,维生素 B_2 和维生素 B_3 损失 23%～25%。洗的次数越多,洗的水温越高、水中浸泡的时间越长,营养素的损失就越严重。因此,应根据米的清洁程度适当清洗。

2. 米的烹调

以煮、蒸为主,捞饭会丢弃米汤中的大量维生素、矿物质、碳水化合物及部分蛋白质,造成了 67% 的维生素 B_1、50% 的维生素 B_2、76% 的尼克酸以及蛋白质、矿物质等营养素的损失。

3. 面的烹调

方法为煮、烙、蒸、炸等。烙、蒸时,面中营养素损失较少,煮面条或水饺时,部分水溶性维生素溶于汤中。炸油条、油饼因油温高、加碱,维生素 B 几乎全部损失,维生素 B_2 和维生素 B_3 也损失一半。

(二)肉类

(1)炒、爆、熘、蒸等方法优于炖、煮。因为上浆挂糊,大火快炒,肉类外部的蛋白质迅速凝固,保护了内部营养素不会外溢损失。

(2)多用炒的烹饪方法。以维生素 B_1 为例,红烧、清炖的损失为 60%～65%,蒸、炸为45%、炒为 13%。而维生素 B_2 的损失,蒸为 87%,红烧、清炖为 40%,炒为 21%。

(3)既要喝汤,又要吃肉。因为肉中的蛋白质含量约占 20%,而汤中占 7%。

(三)蔬菜

(1)应先洗后切,尽量不要用开水焯后再炒,避免严重丢失维生素和矿物质。水焯后不要挤去菜汁。

(2)缩短洗、切、烹、食的时间间隔,应随洗、随切、随炒、随吃,尽量降低营养素的损失。

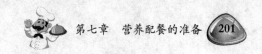

（3）加热时间不可太长,加水不能太多,煮时锅盖不宜盖紧,以保持蔬菜的绿色,减少营养成分的损失。

（4）炒菜时适量放醋或用淀粉勾芡,既保色增味,又可避免水溶性维生素损失。

（5）炒菜时不要过早放盐,渗透压会使蔬菜中的维生素和矿物质丢失过多。

（6）凉拌是菜肴制作中能较好保存营养素的方法之一,新鲜蔬菜最好采用此法。凉拌时,放醋有利于维生素 C 的保存,放植物油有利于胡萝卜素的吸收,放葱、姜、蒜能提高维生素 B_1、B_2 的利用率,并有杀菌作用。

思考题

（1）简述营养配餐准备工作中市场调查的内容,以及需要注意的问题。

（2）成本核算的重要作用是什么?

（3）卫生安全的重要任务是什么?

（4）简述制作营养餐对于烹饪原材料的感官质量要求。

（5）科学的烹饪方法具体指什么方法?

第八章　营养食谱的编制

知识目标

(1) 掌握计算法编制食谱的步骤和方法。
(2) 掌握运用食物交换份法编制食谱的方法。
(3) 知道如何对食谱进行营养性评价。
(4) 了解配餐软件进行食谱编制。

能力目标

(1) 能计算不同人群单人每餐及全日能量、营养素需要量。
(2) 能使用食物成分表设计和确定主食、副食的品种及数量。
(3) 制订带量食谱,使用营养配餐软件调整营养餐食谱。

第一节　营养需要和食物种类确定

一、食谱编制的基本内容

(一) 能量和主要营养素的确定

为了保持健康,人类必须从膳食中获取各种各样的营养物质。人体对营养素的需要量随年龄、性别和生理状况而异。正常人体需要的各种营养要从饮食中获得,因此,必须科学地安排每日膳食以提供数量及质量适宜的各种营养素。营养素长期供给不平衡就可能危害健康。

1. 膳食营养素的由来与发展

1941 年美国制定了第一个推荐的膳食营养素供给量(Recommended Dietery Allows RDAs)。它是在当时的认识基础上提出的为保持健康所需摄入各种营养素的量,并作为判断人群是否得到良好膳食的根据。因时值第二次世界大战,主要目的是为了预防营养缺乏病。

以后的几十年中,随着科学的进步和社会的需要,RDAs 又进行了多次修订,到 1989 年,美国已发表第 10 版 RDAs。美国各版 RDAs 成为不同时期美国人群营养素需要方面的权威性指导文件,也产生了重要的国际影响。

为了避免可能产生的营养不良或营养过剩的危害,营养学家认为传统的推荐膳食供给量(RDA)已经不能很好地适应今日的需要,因此提出了适用于各类人群的膳食营养素参考摄入量(DRIs)。

中国居民膳食营养素参考摄入量,其英文表达为 Chinese Dietary Reference Intakes,简称 DRIs。DRIs 为各种营养素提供一个安全的摄入范围,包括摄入过低和过高的限量。

2. DRIs 的内容及应用

(1) DRIs 的主要内容是在 RDAs 值的基础上发展起来的一组每日平均膳食营养素摄入量的参考值。它包括 4 项内容,平均需要量(EAR)、推荐摄入量(RNI)、适宜摄入量(AI)和可耐受最高摄入量(UL)。

(2) DRIs 的应用。各项的参考摄入量 DRIs 在健康个体及群体中的应用(见表 8-1)。

表 8-1　膳食参考摄入量各指标要义

用 途	针 对 个 体	针 对 群 体
计划	RNI—摄入的目标 AI—作为限制过多摄入的标准,长期摄入超过此限可能产生不利的影响	EAR—结合摄入量变异值应用,确定一个特定群体的平均摄入量
评价*	EAR—用以检查摄入不足的可能性 UL—用以检查过量摄入的可能性 (评估真实情况需要临床、生化和人体测量的资料)	EAR—用以评估一个群体中摄入不足的发生率

注:* 需要统计学上可靠的日常摄入量估算值。

平均需要量(EAR):EAR 是指一个特定人群的平均需要量,主要用于计划和评价群体的膳食。可以根据某一年龄、性别组中摄入量低于 EAR 个体的百分比来评估群体中摄入不足的发生率,评价其营养素摄入情况是否适宜。

EAR 也可作为制订人群推荐摄入量的基础,如果个体摄入量呈常态分布,一个人群组的目标摄入量可以根据 EAR 和摄入量的变异来估计。为了保证摄入量低于 EAR 的个体少于 2%~3%,推荐摄入量的平均值应在 EAR 加两个标准差以上。针对个体,可以检查其摄入不足的可能性。如某个体的摄入量低于 EAR 减两个标准差,几乎可以肯定该个体不能达到其需要量。

推荐摄入量(RNI):相当于传统使用的 RDA。RNI 是个体适宜营养素摄入水平的参考值,是健康个体膳食摄入营养素的目标。RNI 不是评价个体或群体膳食质量的标准,也不是为群体作膳食计划的根据。当某个体的营养素摄入量低于其 RNI 时,并不一定表明该个体未达到适宜的营养状态。

RNI 是根据某一特定人群中体重在正常范围内个体的需要量设定的。对个别身高、体重超过此参考范围较多的个体,可能需按每千克体重的需要量调整其 RNI。

适宜摄入量(AI):是根据某个人群或亚人群能够维持指定的营养状态的平均营养素摄入量。它是通过对群体而不是对个体的观察或实验研究得出的数据。AI 主要用于个体的营养素摄入目标,同时用于限制过多摄入的标准。当健康个体摄入量达到 AI 时,出现营养缺乏的危险性很小。如长期摄入超过 AI,则有可能产生毒副作用。

可耐受最高摄入量(UL):是营养素或食物成分每日摄入量的安全上限,是一个健康人群中几乎所有个体都不会产生毒副作用的最高摄入水平。UL 的主要用途是检查个体摄入量过高的可能,避免发生中毒。当摄入量低于 UL 时,可以肯定不会产生毒副作用。当摄入量超过

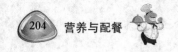

UL 时,发生毒副作用的危险性增加。在大多数情况下,UL 包括膳食、强化食物和添加剂等各种来源的营养素之和。

3. 营养素分类

在营养学著作中,国内外的作者对营养素使用的分类方法和名词不尽相同。DRIs 委员会决定采用以下分类和词汇:① 能量;② 宏量营养素,包括蛋白质、脂类、糖类;③ 微量营养素,包括矿物质(包括常量元素和微量元素)、维生素(包括脂溶性维生素和水溶性维生素);④ 其他膳食成分,包括膳食纤维、水、其他生物活性物质。

4. 确定膳食营养供给量标准

就餐人员的膳食营养供给量标准只能以就餐人群的基本情况或平均数值为依据,包括人员的平均年龄、平均体重,以及 80% 以上就餐人员的活动强度。首先确定就餐人员平均每日需要的能量供给量。如就餐人员的 80% 以上为中等体力活动的男性,则每日所需能量供给量标准应为 10.88 MJ(2 600 kcal)。在确定能量供给量的基础上,则可以继续查找、选定相应的各种营养素的供给量标准。参照 2018 年国家卫生健康委员会发布的《中国居民膳食营养素参考摄入量》标准,确定能量与营养素供给量。

(二) 食物成分表

我国常用的国家食物成分表出版物共有几种,一种是标准版本,如应用广泛的《中国食物成分表(2004)》和《中国食物成分表(2002/2009)》,目前《中国食物成分表第六版标准版》于2018 年、2019 年分别出版了第一册和第二册。每一时期的内容均有所分类侧重,这些标准版是一种数据的记载形式,专门给研究者或政府人员应用的标准版本;另一种是加工后的应用版本,如《食物营养成分速查》,是经过编辑、挑选和计算机处理的文字表达形式,查找和应用更加方便;另外,还有一种百姓普及知识的简要本。

以最新版《中国食物成分表标准版(2018)》第一册为例,主要以植物性食物为主,包括三个部分:使用说明、食物成分表及附录。以植物性原料为主的共包含了 1 110 余条食物的一般营养成分数据,修订了胡萝卜素、维生素 A、碘、血糖生成指数数据,增加了 250 余条脂肪酸数据,增加了 870 余食物中胆碱等植物化学物数据,增加了 800 余种食物中维生素和碘的数据等。每个版本针对生活实际,还涉及一些新品种食物、工业产品及珍稀食品。

1. 食物名称

由中文学名和别名组成,均在食物名称中列出,附录中还给出了全部食物的英文名称、部分食物的拉丁文名称和图片。为了便于使用者对食物信息的了解,《中国食物成分表标准版(2018)》还在食物描述表中对食物的颜色、形状、质地、生产加工方式、地区来源以及配方等做了较为详细的说明。

2. 食物分类

自然界中可食用的食物有近万种,但通常会发现,其中 200～300 种食物的消费量就已达到了食物总消费量的 90%。《中国食物成分表(2009)》所列的食物方式采用了"食物类和亚类"的双级分类法。它参照国际食品数据系统网络(Internation Network of Food Data System, INFOODS)的分类原则,结合我国营养学界以往的食物分类方法和食品行业的分类标准,将所有食物分为 21 个食物类;对于一个食物类中的食物,根据其某一属性的不同,又分成不同的亚类,并将那些难以分配到某一具体亚类的食物一律归入相应食物类中名为"其他"

的亚类中。为查找方便,表 8-2 列出各类食物分类和食物条数。

表 8-2 食物分类一览表

食物类编码	食物类名称	食物条数	亚类名称	食物条数
1	谷类及制品	87	小麦	30
			稻米	32
			玉米	8
			大麦	3
			小米、黄米	5
			其他	9
2	薯类、淀粉及制品	18	薯类	8
			淀粉类	10
3	干豆类及制品	72	大豆	43
			绿豆	3
			赤豆	4
			芸豆	6
			蚕豆	7
			其他	9
4	蔬菜类及制品	256	根菜类	16
			鲜豆类	21
			茄果、瓜菜类	34
			葱蒜类	20
			嫩茎、叶、花菜类	65
			水生蔬菜类	9
			薯芋类	11
			野生蔬菜类	80
5	菌藻类	35	菌类	27
			藻类	8
6	水果类及制品	162	仁果类	56
			核果类	34
			浆果类	25
			柑橘类	14
			热带、亚热带水果	20
			瓜果类	13

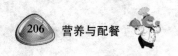
（续表）

食物类编码	食物类名称	食物条数	亚类名称	食物条数
7	坚果、种子类	44	树坚果	25
			种子	9
8	畜肉类及制品	138	猪	71
			牛	25
			羊	29
			驴	5
			马	3
			其他	5
9	禽肉类及制品	59	鸡	23
			鸭	26
			鹅	4
			火鸡	4
			其他	2
10	乳类及制品	38	液态奶	17
			奶粉	5
			酸奶	6
			奶酪	11
			奶油	7
			其他	3
11	蛋类	21	鸡蛋	11
			鸭蛋	5
			鹅蛋	3
			鹌鹑蛋	2
12	鱼虾蟹贝类	137	鱼	72
			虾	18
			蟹	5
			贝	29
			其他	13
13	婴幼儿食品	10	婴幼儿配方粉	2
			婴幼儿断奶辅助食品	0
			婴幼儿补充食品	8

（续表）

食物类编码	食物类名称	食物条数	亚类名称	食物条数
14	小吃、甜饼	83	小吃	37
			蛋糕、甜点	46
15	速食食品	36	快餐食品	0
			方便食品	32
			休闲食品	4
16	饮料类	54	碳酸饮料	8
			果汁及果汁饮料	11
			蔬菜汁饮料	1
			含乳饮料	2
			植物蛋白饮料	2
			茶叶及茶饮料	11
			固体饮料	10
			棒冰、冰激凌类	8
			其他	1
17	含酒精饮料	56	发酵酒	26
			蒸馏酒	26
			露酒（配制酒）	4
18	糖、蜜饯类	33	糖	6
			糖果	16
			蜜饯	11
19	油脂类	26	动物油脂	7
			植物油	19
20	调味品	95	酱油	10
			醋	8
			酱油	21
			腐乳	5
			咸菜类	35
			香辛料	10
			盐、味精及其他	6
21	药食两用植物及其他	46	药食两用植物	33
			其他	13

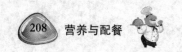

3. 食物编码

食物的分类、编码、食物成分的表达等均参照国际统一的方式,结合食物分类的规则和方法,对食物进行编码。编码采取 6 位数字,前 2 位数字是食物的类别编码,第 3 位数字是食物的亚类编码,最后 3 位数字是食物在亚类中的排列序号。

例如,编码为"04—5—401"的食物(竹笋)

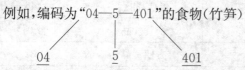

第 04 类食物第 5 亚类　第 401 条食物

一条食物成分数据的编码在食物成分表中具有唯一性。在食物一般营养成分表、氨基酸含量表和脂肪酸含量表以及食物胆碱、生物素、泛酸、维生素 K、维生素 D 含量表中均采用同一编码。

4. 食物的可食部分

所有营养素的含量均以 100 g 可食部分的食物来表达。有些食物从市场购回后可全部食用,如面粉、纯瘦肉等;但也有很多食物具有不可食部分。对于从市场上采集来的食物,分析工作者按照居民通常的加工、烹调和饮食习惯,去掉其中不可食用的部分或称为丢弃部分后,剩余的即为食物的可食部。如橘子要去皮、去核,鱼要去鳞、去内脏及骨等,"可食部分"栏中的数值表示某一食物中可食用部分占食物样品的百分比。

$$可食部分(EP) = \frac{食品重量(W) - 丢弃部分的重量(W1)}{食品重量(W)} \times 100\%$$

在食物成分表中,食物营养素的含量都以每 100 g 可食部分来表达。如计算 1 000 g 市售食品营养素的含量,可以用下列公式计算:

$$X = A \times 10 \times \frac{EP}{100}$$

其中,X 为 1 000 g 市售食物中某营养素的含量,A 为食物成分表中每 100 g 可食部分中该种营养素的含量,EP 为食物成分表中可食部分比例。

要注意的是,食物的可食部比例不是固定不变的,它会因运输、储藏和加工处理等方面的不同而有所差异。因此,当食物实际的可食部比例与表中的数值有较大出入时,可以采用自己实际测定的食物可食部的比例来计算营养素含量。在计算时,只要将 EP 改为实测的结果即可。

5. 符号及缩写说明

在食物成分表中,还可见到许多符号及缩写,这些符号及标注的意义说明见表 8-3。

表 8-3　食物成分表符号数据表达

符　号	意　　义
—	未检测(该食物中理论上应该存在一定量的该种成分,但未实际检测微量)
Tr	微量(低于目前应用的检测方法的检出线和未检出)
(0)	估计零值(理论上估计不存在该营养素,未实际检测)

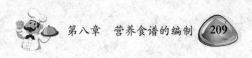

（续表）

符 号	意 义
（）	估计数值（参照相同或相似食物的给出值，未实际检测）
Un	不能计算
□	食物别名
$\bar{X}$	该条数据是同一类食物的均数数值
A	中性洗涤剂法（测定不溶性纤维）
B	粗纤维测定法（测定不溶性纤维）
C	无原始数据，通过关算系数 4.184 进行能量换算而得

6. 计量单位的符号

《中国食物成分表（2009）》与《中国食物成分表（2008）》中所列出的食物，是中国居民常吃的基本食物和超市食品。这些食物经过实验室化学分析、仪器分析，有的营养素含量还需要按照公式计算才能写在成分表上。因为我国国内食物没有"份"的概念，所以食物成分表都按照 100 g（2 两）食物中含有多少克宏量营养素或者多少微克微量营养素来表达（见表 8-4）。

表 8-4 营养素表达中的计量单位符号

缩 写	g	mg	μg	kcal	kJ
单位名称	克	毫克	微克	kcal	kJ
使用范围	食物及营养素的重量单位			食物中能量单位	

了解和掌握食物营养成分的基本资料是营养配餐工作不可缺少的。有了较精确的食物营养成分数据，就能更好地开展营养配餐工作。各种食物的营养素含量常因品种、土壤、气候、成熟度和加工处理等因素的影响而有较大的差异。许多国家都针对本国食物生产的特点，研制各自的食物成分表，作为评定食物营养价值的依据。表 8-5 中的"地区"栏内的名称，主要是指采集食物样品的地区，即食物的产地。"食部"是指按照当地的烹调和饮食习惯，把从市场上购买的样品（简称市品）去掉不可食的部分之后，所剩余的可食部分所占的比例（简称"食部"）。"食部"栏内所列数字是可食部分的比例，是为了便于计算食品每千克（或其他零售单位）的营养素含量。

食品的"食部"不是固定不变的，它会因食物的运输、储藏和加工处理不同而有所改变。因此每当认为"食部"的实际情况和表中"食部"栏内所列数字有较大出入时，可以自己实际测量"食部"的量。食物成分表举例，见表 8-5、表 8-6、表 8-7。

表 8-5 谷类及其制品

食物名称	地区	食部（%）	能量（kcal）	蛋白质（g）	脂肪（g）	碳水化合物（g）	膳食纤维（g）
稻米	北京	100	348	8.0	0.6	77.7	—

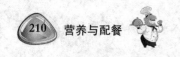

表 8-6 干豆类及其制品

食物名称	地区	食部(%)	能量(kcal)	蛋白质(g)	脂肪(g)	碳水化合物(g)	膳食纤维(g)
扁豆	甘肃	100	326	25.3	0.4	55.4	6.5

表 8-7 禽肉类及其制品

食物名称	地区	食部(%)	能量(kcal)	蛋白质(g)	脂肪(g)	碳水化合物(g)	膳食纤维(g)
鹌鹑		58	110	20.2	3.1	0.2	

注：1 kcal=4.184 kJ。

二、营养食谱编制软件的应用

在营养配餐软件出现之前,人工完成能量的精确计算比较费时,除了总能量和三大产能营养素的能力计算之外,更为精细的营养素计算和营养评价十分繁杂、费力,极大地影响了营养师的工作效率,也制约了营养配餐工作在大范围内的开展。因此,近年来,体育运动队、学校和机关、企业食堂、营养餐厅、大型餐饮机构、营养师工作室等都开展的营养配餐的工作,且发展迅猛,而作为高效、准确、大规模营养配餐的必备工具,营养配餐软件也不断改进、飞速发展。

营养配餐软件是指将营养配餐原理结合计算机技术,以完成更科学的配餐工作。借助营养配餐软件,可以方便、准确、高效地完成一系列的营养配餐任务,并通过软件的快速计算功能,分析就餐人员的营养需要,从而指导配餐的过程。一个全面的营养配餐软件,除了具有强大的配餐管理功能外,还具有营养师平时工作中经常用到的食物分类检索功能、食物营养成分表检索功能、食谱及菜点的营养分析功能、营养素摄入量计算分析功能等功能模块。

另外,一个专业的营养配餐软件除了有以上主要功能以外,还提供相关的营养知识以及常用菜肴编辑等功能。

(一)营养配餐软件的设计原理

营养配餐软件系统的设计目的是结合我国居民的膳食特点,借助计算机,使配置的膳食既符合营养要求又贴近生活实际。营养配餐软件在设计上一般参考营养需求标准和营养供给依据,做到两者之间的匹配和平衡。

营养需求依据的标准主要是《中国居民膳食营养素参考摄入量》(国家卫生健康委员会2018年实施标准)、《中国居民膳食指南》(人民卫生出版社,2016),营养供给依据:《中国食物成分表(2002/2009)》(中国疾病预防控制中心营养与食品安全所)、《食物成分表》(中国预防医学科学院营养与食品卫生研究所)、《中国食物成分表》(第6版标准版)(2018/2019北京大学医学院出版社)等。

(二)营养配餐软件的基本功能

目前国内的营养配餐软件种类较多,各有其特点。近年来,随着营养教育的发展和营养配餐工作的深化,一些专业程度高、适用范围广、数据精准、操作简便的营养配餐软件陆续问世。

作为一种方便、实用的软件应具备以下几种基本功能。

1. 匹配营养知识相关的资料库

由于营养配餐工作涉及的内容很广、数据很多，往往需要查阅大量的书籍和文件。因此一般软件都应具备与营养知识相关的资料库，为操作者和客户提供参考。例如，国家的相关法律法规、营养知识常识、各地饮食习惯及特点、膳食指南、食品安全知识、食物成分含量等。

2. 提供参考菜肴配料

据各地的饮食特点，软件一般还应为操作者提供一些公用参考菜肴的制作方法、配料等。操作者可以根据对象需求，很方便地推荐一些合理的菜肴和加工制作方法。

3. 实现适用对象基本信息的录入、修改与删除

一个软件应该适用于不同的个体、人群，并进行登记、记录、存档，及时对相关对象的就餐计划进行分类、指导、查询。

4. 梳理常见疾病与饮食要求

设计膳食餐谱时，应该充分考虑不同对象在不同身体健康状态下对饮食的要求。熟练地掌握这些知识对初学者来说有些困难。因此，智能软件应提供常见疾病症状与饮食要求以供参考。

5. 食物选择与食物数量的确定

这是配餐软件的主要部分，为就餐对象设计餐谱，首先应正确地选择食物种类，进行合理配伍，并确定合理的食物摄入数量，为设计餐谱打好基础。

6. 个性菜肴的制作参照

膳食越人性化，越受欢迎。中国餐饮的特点之一是不同的家庭、酒店所制作的同一名称的菜肴所用的配料都不同。因此，软件所具备的功能，应能利用不同种类和数量的食物原料，制作出个性化的菜肴。

7. 食物营养分析

设计出的营养餐谱是否科学合理，要有对各种营养素摄入量的比较。因此，软件应具备对所选食物的营养成分做出分析的功能，通过计算摄入的各种营养素的量与推荐标准相比较，找出差距，以利于餐谱设计的改进，最终达到科学合理的膳食标准。食物营养分析一般包括：营养素成分及来源分析、产能物质及来源分析等。

8. 人体营养状况评价

不同个体、人群其健康状况不同，因此所需营养成分的数量也不同。所有科学合理的配餐都是根据不同个体、人群的营养需求设计而成的，智能配餐软件必须具备一种或多种人体营养状况的评价功能。

9. 信息输出功能

经过一系列的操作后应该具备信息输出功能，存档或交付适用对象。

10. 存档功能

各种配餐及营养分析都应能够存入相应的服务对象的文件夹下存档，以备以后查询和分析使用。

11. 其他

软件还具有许多其他功能，如完整报表输出功能，包括：某份菜肴的详细营养素成分报表、详细食物成分报表、某日详细营养素成分报表、某日配餐三餐（包括加餐）详细食物构成，以

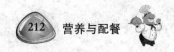
及膳食宝塔构成分析、多种关键指标数值分析;实现从食物到菜谱,从菜谱到食物的快速调用的快速转换功能;另外还具备全程文本手册和视频录像指导操作,使软件操作方便高效、容易掌握。

(三)营养配餐软件的实例

目前配餐软件种类较多,各有特点,应根据不同的工作侧重和服务对象进行选择。下面我们以自动配餐王 12.0 为例(见图 8-1),对智能化营养配餐软件的应用功能及特点做简单介绍。

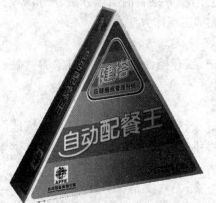

图 8-1　自动配餐王软件

1. 多种就餐对象配餐

配餐前要做的工作是确定给谁配,所以要录入就餐人员的基本信息,系统根据就餐人员的基本信息推算出每日要消耗多少能量,以及其他一些营养素推荐摄入量,在此基础上再配制每日饮食的菜肴。

基本信息的录入,在登记各种就餐对象的同时,可设定减肥指数,即能量摄入指数。它是在日推荐摄入量的基础上,自己定义摄取推荐摄入量的百分比。软件会自动实现对个人的 BMI 评估(消瘦、正常、超重、肥胖),对就餐对象的疾病诊断,并提供预防疾病的建议,以及对个人每日推荐能量的科学分析(每日能量,蛋白质、脂肪、碳水化合物的质量、百分比等)。

2. 简单化配餐方案

就餐计划,是配餐选择食物的前奏。确定给谁配餐,具体哪一天配餐,然后在食物库中选择一天的所需食物,最后检查一天所选食物的营养是否合理。

第二节　营养成分计算法编制食谱

一、确定用餐对象全日能量供给量

能量是维持生命活动正常进行的基本保证。能量不足,人体中血糖下降,就会感觉疲乏无力,进而影响工作、学习的效率;另一方面能量若摄入过多则会在体内贮存,使人体发胖,也会引起多种疾病。因此,编制食谱首先应该保证能从食物中摄入适宜的能量。

(一)查表法

1. 用餐人员能量需求确定

用膳者一日三餐的能量供给量可参照膳食营养素参考摄入量(DRIs)中能量的推荐摄入量(RNI),根据用餐对象的劳动强度、年龄、性别等确定(见表 8-8)。例如办公室男性职员按轻体力劳动计,其能量供给量为 10.03 MJ(2 400 kcal)。集体就餐对象的能量供给量标准可以以就餐人群的基本情况或平均数值为依据,包括人员的平均年龄、平均体重,以及 80% 以上就餐人员的活动强度。如就餐人员的 80% 以上为中等体力活动的男性,则每日所需能量供给量标准为 11.29 MJ(2 700 kcal)。

能量供给量标准只是提供了一个参考的目标,实际应用中还须参照用餐人员的具体情况加以调整,如根据用餐对象的胖瘦情况制订不同的能量供给量。因此,在编制食谱前应对用餐对象的基本情况有一个全面的了解,应当清楚就餐者的人数、性别、年龄、机体条件、劳动强度、工作性质以及饮食习惯等。

表 8-8 能量供给量快速查看表

就餐对象(范围)	全日能量(kcal)	早餐能量(kcal)	午餐能量(kcal)	晚餐能量(kcal)
学龄前儿童	1 300	390	520	390
1~3 年级	1 800	540	720	540
4~6 年级	2 100	630	840	630
初中学生	2 400	720	960	720
高中学生	2 800	840	1 120	840
脑力劳动者	2 400	720	960	720
中等体力活动者	2 600	780	1 040	780
重体力活动者	>3 000	>900	>1 200	>900

注:(1) 表中能量供给量为就餐对象各段平均值;
　　(2) 1 kcal=4.184 kJ。

例 2-1: 据能量供应量快速查看表计算 6~8 岁(1~3 年级)小学生的日能量供给量。

解: 查表 8-8 得:6~8 岁小学生的平均日能量供给量 7.5 MJ(1 800 kcal)。

根据此表可计算出该人群的全日营养餐供给量。

2. 不同人群营养配餐能量需要量的计算

根据身高体重确定肥胖程度(体质指数)及标准体重,再根据体力活动程度计算。

(1) 根据成人的身高,计算其标准体重。公式为:标准体重=身高-105

(2) 根据成人的体质指数(BMI),判断其属于正常、肥胖还是消瘦。体质指数(kg/m^2)=实际体重(kg)/身高的平方(m^2)。

中国成年人身体质量指数:小于 18.5 为消瘦;18.5~23.9 为正常;24~27.9 为超重;28~32 肥胖;大于 32 属极度肥胖,最理想的体重指数是 22。

(3) 了解就餐对象体力活动及其胖瘦情况,根据成人日能量供给量表(见表 8-9)确定能量供给量。公式为

全日能量供给量(kcal)=标准体重(kg)×单位标准体重能量需要量(kcal/kg)。

表 8-9 成年人每日能量供给量(kcal/kg 标准体重)

体 型	体 力 活 动			
	极轻体力活动	轻体力活动	中体力活动	重体力活动
消 瘦	30	35	40	40~45
正 常	20~25	30	35	40
肥 胖	15~20	20~25	30	35

注:(1) 年龄超过 50 岁者,每增加 10 岁,比规定值酌减 10% 左右;
　　(2) 1 kcal=4.1841 kJ。

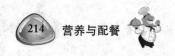

例 3 - 1： 某就餐者 40 岁，身高 172 cm，体重 68 kg，从事中等体力活动，求其每日所需能量。

标准体重：172－105＝67(kg)，

体质指数＝68/(1.72×1.72)＝23.0(kg/m²)属正常体重。

查表 8 - 9 得正常体重、中体力活动者单位标准体重能量供给量为 35 kcal/kg，

因此：总能量＝67×35＝2 345(kcal)。

（二）计算宏量营养素全日应提供的能量

1. 计量单位及换算

从事营养配餐的人员，需要准确把握国家对质量和能量单位的使用规定。

（1）质量单位及换算。质量可用克(g)、千克(kg)、毫克(mg)、微克(μg)表示。它们之间的换算关系是：1 kg＝1 000 g；1 g＝1 000 mg；1 mg＝1 000 μg。

（2）能量单位及换算。能量(热量)的单位及换算可用兆焦(MJ)、千焦(kJ)、焦(J)表示。其换算关系是 1 MJ＝1 000 kJ；1 kJ＝1 000 J。千卡(大卡)与千焦(kJ)间的关系是

$$1 \text{ kcal}＝4.184 \text{ kJ}。$$

2. 计算方法和步骤

能量的主要来源为蛋白质、脂肪和碳水化合物，为了维持人体健康，这三种能量营养素占总能量比例应当适宜，一般蛋白质占 10%～15%，脂肪占 20%～30%，碳水化合物占 55%～65%，具体可根据本地生活水平，调整上述三类能量营养素占总能量的比例，由此可求得三种能量营养素的一日能量供给量。

如已知某人每日能量需要量为 11.29 MJ(2 700 kcal)，若三种产能营养素占总能量的比例取中等值分别为蛋白质占 15%、脂肪占 25%、碳水化合物占 60%，则三种能量营养素各应提供的能量如下：

蛋白质 11.29 MJ(2 700 kcal)×15%＝1.693 5 MJ(405 kcal)，

脂肪 11.29 MJ(2 700 kcal)×25%＝2.822 5 MJ(675 kcal)，

碳水化合物 11.29 MJ(2 700 kcal)×60%＝6.774 MJ(1 620 kcal)。

（三）计算三种能量营养素每日需要数量

知道了三种产能营养素的能量供给量，还需将其折算为需要量，即具体的质量，这是确定食物品种和数量的重要依据。由于食物中的产能营养素不可能全部被消化吸收，且消化率也各不相同，消化吸收后，也不一定完全彻底被氧化分解产生能量。因此，食物中产能营养素产生能量的多少按如下关系换算：即 1 g 碳水化合物产生能量为 16.7 kJ(4.0 kcal)，1 g 脂肪产生能量为 37.6 kJ(9.0 kcal)，1 g 蛋白质产生能量为 16.7 kJ(4.0 kcal)。根据三大产能营养素的能量供给量及其能量折算系数，可求出全日蛋白质、脂肪、碳水化合物的需要量。

如根据上一步的计算结果，可算出三种能量营养素需要量如下：

蛋白质 1.693 5 MJ÷16.7 kJ/g＝101 g(405 kcal÷4 kcal/g＝101 g)，

脂肪 2.822 5 MJ÷37.6 kJ/g＝75 g(675 kcal÷9 kcal/g＝75 g)，

碳水化合物 6.774 MJ÷16.7 kJ/g＝406 g(1 620 kcal÷4 kcal/g＝405 g)。

（四）计算三种能量营养素每餐需要量

知道了三种能量营养素全日需要量后，就可以根据三餐的能量分配比例计算出三大能量营养素的每餐需要量。一般三餐能量的适宜分配比例为：早餐占 30%，午餐占 40%，晚餐占 30%。

如根据上一步的计算结果，按照 30%、40%、30% 的三餐供能比例，其早、中、晚三餐各需要摄入的三种能量营养素数量如下。

早餐：蛋白质 101 g×30%＝30 g，

脂肪 75 g×30%＝23 g，

碳水化合物 406 g×30%＝122 g。

中餐：蛋白质 101 g×40%＝40 g，

脂肪 75 g×40%＝30 g，

碳水化合物 406 g×40%＝162 g。

晚餐：蛋白质 101 g×30%＝30 g，

脂肪 75 g×30%＝23 g，

碳水化合物 406 g×30%＝122 g。

二、主副食品种和数量的确定

已知三种能量营养素的需要量，根据食物成分表，就可以确定主食和副食的品种和数量了。

（一）主食品种、数量的确定

由于粮谷类是碳水化合物的主要来源，因此主食的品种、数量主要根据各类主食原料中碳水化合物的含量确定。主食的品种主要根据用餐者的饮食习惯来确定，北方习惯以面食为主，南方则以大米居多。根据上一步的计算，早餐中应含有碳水化合物 122 g，若以小米粥加馒头为主食，并分别提供 20% 和 80% 的碳水化合物。查食物成分表得知，每 100 g 小米粥含碳水化合物 8.4 g，每 100 g 馒头含碳水化合物 44.2 g，则：所需小米粥重量＝122 g×20%÷(8.4/100)＝290 g，所需馒头重量＝122 g×80%÷(44.2/100)＝220 g。

（二）副食品种、数量的确定

根据三种产能营养素的需要量，首先确定了主食的品种和数量，接下来就需要考虑蛋白质的食物来源了。蛋白质广泛存在于动植物性食物中，除了谷类食物能提供的蛋白质，各类动物性食物和豆制品是优质蛋白质的主要来源。因此副食品种和数量的确定应在已确定主食用量的基础上，依据副食应提供的蛋白质质量确定。具体计算步骤如下。

（1）计算主食中含有的蛋白质重量。

（2）用应摄入的蛋白质重量减去主食中蛋白质重量，即为副食应提供的蛋白质重量。

（3）设定副食中蛋白质的 2/3 由动物性食物供给，1/3 由豆制品供给，据此可求出各自的蛋白质供给量。

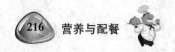

（4）查表并计算各类动物性食物及豆制品的供给量。

（5）设计蔬菜的品种和数量。以上一步的计算结果为例，已知该用餐者午餐应含蛋白质40 g、碳水化合物162 g。假设以馒头（富强粉）、米饭（大米）为主食，并分别提供50%的碳水化合物。由食物成分表得知，每100 g馒头和米饭含碳水化合物分别为44.2 g和25.9 g，按上一步的方法，可算得馒头和米饭所需重量分别为184 g和313 g。

由食物成分表得知，100 g馒头（富强粉）含蛋白质6.2 g，100 g米饭含蛋白质2.6 g，则：主食中蛋白质含量＝184 g×（6.2/100）＋313 g×（2.6/100）＝20 g；副食中蛋白质含量＝40 g－20 g＝20 g。

设定副食中蛋白质的2/3应由动物性食物供给，1/3应由豆制品供给，因此：动物性食物应含蛋白质重量＝20 g×66.7%＝13 g；豆制品应含蛋白质重量＝20 g×33.3%＝7 g。

若选择的动物性食物和豆制品分别为猪肉（脊背）和豆腐干（熏），由食物成分表可知，每100 g猪肉（脊背）中蛋白质含量为20.2 g，每100 g豆腐干（熏）的蛋白质含量为15.8 g，则猪肉（脊背）重量＝13 g÷（20.2/100）＝64 g；豆腐干（熏）重量＝7 g÷（15.8/100）＝44 g。

确定了动物性食物和豆制品的重量，就可以保证蛋白质的摄入。最后是选择蔬菜的品种和数量。蔬菜的品种和数量可根据不同季节市场的蔬菜供应情况，以及考虑与动物性食物和豆制品配菜的需要来确定。

（6）确定纯能量食物的量。油脂的摄入应以植物油为主，有一定量动物脂肪摄入。因此以植物油作为纯能量食物的来源。由食物成分表可知每日摄入各类食物提供的脂肪含量，将需要的脂肪总含量减去食物提供的脂肪量即为每日植物油供应量。

三、食谱的评价与调整

根据以上步骤设计出营养食谱后，还应该对食谱进行评价，确定编制的食谱是否科学合理。应参照食物成分表初步核算该食谱提供的能量和各种营养素的含量，与DRIs进行比较，相差在10%左右，可认为合乎要求，否则要增减或更换食品的种类或数量。值得注意的是，制订食谱时，不必严格要求每份营养餐食谱的能量和各类营养素均与DRIs保持一致。一般情况下，每天的能量、蛋白质、脂肪和碳水化合物的量出入不应该很大，其他营养素以一周为单位进行计算、评价即可。

（一）食谱评价要点

根据食谱的制订原则，食谱的评价应该包括以下几个方面。

（1）食谱中所含五大类食物是否齐全，是否做到了食物种类多样化。

一是应达五大类，18种以上，其中应包括3种以上的粮食类食物（含薯类）、3种以上的动物性食物、6种以上的蔬菜和菌藻类、2种以上的水果类和2种大豆及其制品和2种植物油脂。

二是配餐十大平衡：主副食、酸碱、荤素、杂与精、饥饱、冷热、干稀、寒热温凉平衡、动静、情绪与食欲。另外注意钙与磷的平衡：成年人1：1～1：1.5；婴儿1.5：1～2：1；青少年1：1；儿童和老人1.5：1。

（2）各类食物的量是否充足。

（3）全天能量和营养素摄入是否适宜。

（4）三餐能量摄入分配是否合理，早餐是否保证了能量和蛋白质的供应。

（5）优质蛋白质占总蛋白质的比例是否恰当。

（6）三种产能营养素（蛋白质、脂肪、碳水化合物）的供能比例是否适宜。

（二）评价食谱是否科学、合理的过程

（1）首先按类别将食物归类排序，并列出每种食物的数量。

（2）从食物成分表中查出每 100 g 食物所含营养素的量，算出每种食物所含营养素的量，计算公式为：食物中某营养素含量＝食物量（g）×可食部分比例×食物中营养素含量/100 g。

（3）将所用食物中的各种营养素分别累计相加，计算出一日食谱中三种能量营养素及其他营养素的量。

（4）将计算结果与《中国居民膳食中营养素参考摄入量》中同年龄同性别人群的水平比较，进行评价。

（5）根据蛋白质、脂肪、碳水化合物的能量折算系数，分别计算出蛋白质、脂肪、碳水化合物三种营养素提供的能量及占总能量的比例。

（6）计算出动物性及豆类蛋白质占总蛋白质的比例。

（7）计算三餐提供能量的比例。

（三）食谱评价

以 10 岁男生一日食谱为例，对食谱进行评价（见下表 8 - 10）。

表 8 - 10　10 岁男生一日食谱

餐　次	食物名称	用　量	餐　次	食物名称	用　量
早餐	面包	面粉 150 g	午餐	馒头	植物油 5 g
	火腿	25 g			面粉 150 g
	牛奶	250 g		西红柿炒鸡蛋	西红柿 125 g
	苹果	100 g			鸡蛋 60 g
午餐	青椒肉片	青椒 100 g	晚餐	韭菜豆腐汤	植物油 5 g
		瘦猪肉 45 g			韭菜 25 g
		植物油 6 g			南豆腐 30 g
	熏干芹菜	熏干 30 g		米饭	植物油 3 g
		芹菜 100 g			大米 125 g

1. 按类查看食物种类

按类别将食物归类排序，看食物种类是否齐全。

谷薯类：面包 150 g，面粉 150 g，大米 125 g。

禽畜肉及鱼类：火腿 25 g，瘦猪肉 45 g。

豆类及其制品：熏干 30 g，南豆腐 30 g。

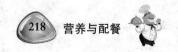

奶类：牛奶 250 g。

蛋类：鸡蛋 60 g。

蔬菜水果：苹果 100 g，青椒 100 g，芹菜 100 g，西红柿 125 g，韭菜 25 g。

纯热能食物：植物油 19 g。

2. 食物所含营养素的计算

首先从食物成分表中查出各种食物每 100 g 的能量及各种营养素的含量，然后计算食谱中各种食物所含能量和营养素的量。

以计算 150 g 面粉中所含营养素为例，从食物成分表中查出小麦粉 100 g，"食部"为 100%，含能量 1 439 kJ（344 kcal），蛋白质 11.2 g，脂肪 1.5 g，碳水化合物 73.6 g，钙 31 mg，铁 3.5 mg，维生素 B_1 0.28 mg，维生素 B_2 0.08 mg，故 150 g 面粉可提供：

能量＝1 439×150/100＝2 158.5 kJ（344×150/100＝516 kcal），

蛋白质＝11.2×150/100＝16.8 g，

脂肪＝1.5×150/100＝2.25 g，

碳水化合物＝73.6×150/100＝110.4 g，

钙＝31×150/100＝46.5 mg，

铁＝3.5×150/100＝5.25 mg，

维生素 B_1＝0.28×150/100＝0.42 mg，

维生素 B_2＝0.08×150/100＝0.12 mg。

其他食物计算方法和过程与此类似。可汇总（见表 8-11）计算出所有食物分别提供的营养素含量，累计相加，就得到该食谱提供的能量和营养素。如此食谱可提供：能量 8 841 kJ（2 113 kcal），蛋白质 77.5 g，脂肪 57.4 g，钙 602.9 mg，铁 20.0 mg，维生素 A 341.4 μg，维生素 B_1 0.9 mg，维生素 C 70 mg。

表 8-11　食物营养素计算表

食物名称	重量(g)	蛋白质(g)	脂肪(g)	碳水化合物(g)	热量(kcal)	钙(mg)	磷(mg)	铁(mg)	维生素 A(IU)	胡萝卜素(mg)	硫胺素(mg)	核黄素(mg)	尼克酸(mg)	维生素 C(mg)	粗纤维(g)
面粉															
……															
总计															

参考 10 岁男生每日膳食营养素参考摄入量（DRIs）：能量 8 800 kJ（2 100 kcal），蛋白质 70 g，钙 800 mg，铁 12 mg，维生素 A 600 μg，维生素 B_1 0.9 mg，维生素 C 80 mg。比较可见，除维生素 A 和维生素 C 不足之外，能量和其他营养素供给量基本符合需要。

维生素 A 不足可通过 1～2 周补充一次动物肝脏来弥补，维生素 C 不足可用富含维生素 C 的蔬菜水果来补充，以弥补此食谱的不足之处。

3. 三种供能营养素的供能比例

由蛋白质、脂肪、碳水化合物三种营养素的能量折算系数可以算得各自占总能量的比值，并汇总于表 8-12。

表 8 - 12　三大产能营养素供能比

类　别	摄入量(g)	供能量(kJ)	占总能量(%)
蛋白质			
脂　肪			
碳水化合物			
合　计			

蛋白质提供能量占总能量比例＝77.5 g×16.7 kJ/g÷8 841 kJ＝14.7%，

脂肪提供能量占总能量比例＝57.4 g×37.6 kJ/g÷8 841 kJ＝24.4%，

碳水化合物提供能量占总能量比例＝1－14.7%－24.4%＝60.9%，

蛋白质、脂肪、碳水化合物适宜的供能比分别为 10%~15%、20%~30%、55%~65%。该例食谱的蛋白质、脂肪、碳水化合物的摄入比例还是比较合适的。

4. 动物性及豆类蛋白质占总蛋白质比例

将动物性食物及豆类食物的蛋白质累计相加可汇总(见表8-13)。本例结果为35 g,食谱中总蛋白质含量为 77.5 g,可以算得

动物性及豆类蛋白质占总蛋白质比例＝35÷77.5＝45.2%。

优质蛋白质占总蛋白质的比例超过 1/3,接近一半,可认为优质蛋白质的供应量比较适宜。

表 8 - 13　食物来源蛋白质的分配比例

	动物类食物(%)	豆类食物(%)	其他食物(%)
蛋白质			

5. 三餐能量计算

三餐提供能量占全天摄入总能量比例可汇总(表 8 - 14),将早、中、晚三餐的所有食物提供的能量分别按餐次累计相加,得到每餐摄入的能量,然后除以全天摄入的总能量得到每餐提供能量占全天总能量的比例:

早餐: 2 980÷8 841＝33.7%,

午餐: 3 181÷8 841＝36.0%,

晚餐: 2 678÷8 841＝30.3%。

三餐能量分配接近比较适宜的 30%、40%、30%。

表 8 - 14　一日三餐能量来源分配

	早　餐	中　餐	晚　餐
能量(%)			

总体而言,该食谱种类齐全,能量及大部分营养素数量充足,三种产能营养素比例适宜,考虑了优质蛋白质的供应,三餐能量分配合理,是设计比较科学合理的营养食谱。需要强调的是以上的食谱制订和评价主要是根据宏量营养素的状况来进行讨论。在实际的食谱制订工作中

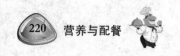

还必须对各种微量营养素的适宜性进行评价,而且需要检测就餐人群的体重变化及其他营养状况指标,对食谱进行调整。

第三节 食物交换份法编制食谱

食物交换份法是指将常用食物按营养成分的特点分类,然后在每一类食品中按常用量定为一份,并计算出每一份食物粗略的营养成分(蛋白质、脂肪、糖类、能量),再将每一类食品的其他食品计算出等值营养成分的食品量。例如,将瘦猪肉作为肉鱼蛋类的标准份,一份瘦猪肉50 g可提供能量90 kcal(376 kJ)、蛋白质9 g、脂肪4 g,那么,可提供同等营养的食品为,瘦牛肉50 g、带骨排骨70 g、鸡蛋60 g、草鱼80 g、豆腐200 g等。我们把这些食物的计算值分别称为一份,在食谱选择时,它们可以以一份为单位直接交换使用。

食品交换份是国内外普遍采用的食谱编制的计算方法。它给糖尿病和希望减轻体重的人提供一种理想的饮食控制模式,通过食物交换可以得到多样化的食谱而不影响身体的代谢功能。

一、将食物进行分类

膳食指南按常用食物所含营养素的特点将食物划分为六大类。食物交换只能在同类食物中进行。如在肉类之间,或者是在蔬菜水果之间,而不能将肉类与蔬菜进行等量交换,也不能用主食类同肉类交换。

第一类:主食类,包括米、面、杂粮和薯类(马铃薯、甘薯、木薯)等,主要提供碳水化合物、少量蛋白质、膳食纤维、B族维生素。

第二类:鱼肉类(含豆类及其制品),包括肉、禽、鱼、奶、蛋、大豆及其他干豆等,主要提供蛋白质、脂肪、矿物质、维生素A和B族维生素。

第三类:乳类,包括牛奶、羊奶等及其制品,主要提供部分蛋白质、脂肪和丰富的矿物质。

第四类:蔬菜类,包括鲜豆、根茎、叶菜等,主要提供膳食纤维、矿物质、维生素C和胡萝卜素等。

第五类:水果类,包括西瓜、苹果、梨、橙、桃、枣等,主要提供矿物质、维生素C和膳食纤维。

第六类:油脂类,包括动植物油、动物油脂,主要提供能量(植物油还可提供维生素E、K、A和必需脂肪酸)。

二、列出各类食物的每单位食物交换份代量表

食品交换份分为四大类(8小类),每一食物交换份中所含三大产能营养素的量,按照90 kcal,约合376 kJ(见表8-15)。

表8-15 每一交换份食品的产能营养素含量表

组别	食品类别	质量(g)	能量(kcal)	蛋白质(g)	脂肪(g)	碳水化合物(g)	主要营养素
一、谷薯组	1. 谷薯类	25	90	2.0		20.0	碳水化合物 膳食纤维

（续表）

组　别	食品类别	质量(g)	能量(kcal)	蛋白质(g)	脂肪(g)	碳水化合物(g)	主要营养素
二、蔬果组	2. 蔬菜类	500	90	5.0	—	17.0	矿物质 维生素 膳食纤维
	3. 水果类	200	90	1.0	—	21.0	
三、肉蛋组	4. 大豆类	25	90	9.0	4.0	4.0	蛋白质
	5. 奶类	160	90	5.0	5.0	6.0	
	6. 肉蛋类	50	90	9.0	6.0	—	
四、油脂组	7. 坚果类	15	90	4.0	7.0	2.0	脂肪
	8. 油脂类	10	90	—	10.0	—	

注：资料来源于北京协和医院

（一）谷类、薯类

每份谷薯类供蛋白质 2 g、碳水化合物 20 g、能量 90 kcal(376 kJ)（见表 8 - 16）。

表 8 - 16　谷薯类食品的能量等值交换份表

食品名称	质量(g)	食品名称	质量(g)
大米、小米、糯米、薏米	25	干粉条、干莲子	25
高粱米、玉米渣	25	油条、油饼、苏打饼干	25
面粉、米粉、玉米面	25	烧饼、烙饼、馒头	35
混合面	25	咸面包、窝窝头	35
燕麦片、莜麦面	25	生面条、魔芋生面条	35
荞麦面、苦荞面	25	马铃薯	100
各种挂面、龙须面	25	湿粉皮	150
通心粉	25	鲜玉米(1 个，带棒心)	200
绿豆、红豆、芸豆、干豌豆	25		

（二）蔬菜类

每份蔬菜类供蛋白质 5 g，碳水化合物 17 g，能量 90 kcal(376 kJ)，每份蔬菜一律以净食部分计算（见表 8 - 17）。

表 8 - 17　蔬菜类食品的能量等值交换份表

食品名称	质量(g)	食品名称	质量(g)
大白菜　圆白菜　菠菜　油菜	500	芹菜　苤蓝　莴笋　油菜薹	500
韭菜　茴香　茼蒿	500	西葫芦　番茄　冬瓜　苦瓜	500

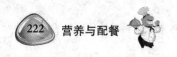
（续表）

食　品　名　称	质量(g)	食　品　名　称	质量(g)
黄瓜　茄子　丝瓜	500	鲜豇豆　扁豆　洋葱　蒜苗	250
芥蓝　瓢菜	500	胡萝卜	200
蕹菜　苋菜　龙须菜	500	山药　荸荠　藕　凉薯	150
鲜豆芽　鲜蘑　水浸海带	500	慈菇　百合　芋头	100
白萝卜　青椒　茭白　冬笋	400	毛豆　鲜豌豆	70
南瓜　菜花	350		

（三）肉蛋类

每份肉蛋类供蛋白质 9 g,脂肪 6 g,能量 90 kcal(376 kJ),除蛋类为市品重量,其余一律为净食部分计算(见表 8-18)。

表 8-18　肉、蛋类食品能量等值交换份表

食　品　名　称	质量(g)	食　品　名　称	质量(g)
热火腿　香肠	20	鸡蛋(1 大个,带壳)	60
肥瘦猪肉	25	鸭蛋　松花蛋(1 大个,带壳)	60
熟叉烧肉(无糖)午餐肉	35	鹌鹑蛋(6 个带壳)	60
熟酱牛肉　熟酱鸭　大肉肠	35	鸡蛋清	150
瘦猪　牛　羊肉	50	带鱼	80
带骨排骨	50	草鱼　鲤鱼　甲鱼　比目鱼	80
鸭肉	50	大黄鱼　黑鲢　鲫鱼	80
鹅肉	50	对虾　青虾　鲜贝	80
兔肉	100	蟹肉　水发鱿鱼	100
鸡蛋粉	15	水发海参	350

（四）大豆及其制品

每份大豆及其制品提供蛋白质 9 g,脂肪 4 g,碳水化合物 4 g,能量 90 kcal(376 kJ)(见表 8-19)。

表 8-19　大豆类食品能量等值交换份表

食　品　名　称	质量(g)	食　品　名　称	质量(g)
腐竹	20	北豆腐	100
大豆	25	南豆腐(嫩豆腐)	150
大豆粉	25	豆浆(黄豆:水=1:8)	250
豆腐丝　豆腐干　油豆腐	50		

（五）蛋奶类食品

蛋奶类每份提供蛋白质 5 g,脂肪 5 g,碳水化合物 6 g,能量 90 kcal(376 kJ)(见表 8－20)。

表 8－20　奶类食品能量等值交换份表

食 品 名 称	质量(g)	食 品 名 称	质量(g)
奶粉	20	牛奶	160
脱脂奶粉	25	羊奶	160
乳酪	25	无糖酸奶	130

（六）蔬菜类之水果

蔬菜或水果每份提供蛋白质 1 g,碳水化合物 21 g,能量 90 kcal(376 kJ)(见表 8－21)。

表 8－21　水果类食品能量等值交换份表

食 品 名 称	市品质量(g)	食 品 名 称	市品质量(g)
柿子　香蕉　鲜荔枝	150	李子　杏	200
梨　桃　苹果	200	葡萄	200
橘子　橙子　柚子	200	草莓	300
猕猴桃	200	西瓜	500

（七）油脂类

油脂类每份提供脂肪 10 g,能量 376 kJ(90 kcal)(见表 8－22)。

表 8－22　油脂类食品能量等值交换份表

食 品 名 称	质量(g)	食 品 名 称	质量(g)
花生油　香油(1 汤匙)	10	猪油	10
玉米油　菜油(1 汤匙)	10	牛油	10
豆油(1 汤匙)	10	羊油	10
红花油(1 汤匙)	10	黄油	10

三、不同能量下所需的各类食品交换份数

（一）按照能量所需食品交换分数

通常情况下,一般人群的食物供给量按照食物交换份的折算,需要提供的食物份数参见表 8－23。

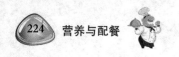

表 8-23　不同能量所需的各类食品交换份数

能量 (kcal)	交换单位 (份)	谷薯类		蔬果类		肉蛋类		豆乳类			油脂类	
		质量 (g)	单位 (份)	质量 (g)	单位 (份)	质量 (g)	单位 (份)	豆浆量 (g)	牛奶量 (g)	单位 (份)	质量 (g)	单位 (份)
1 200 (1 287)	14	150	6	500	1	150	3	200	250	2	2 匙	2
1 400 (1 463)	16	200	8	500	1	150	3	200	250	2	2 匙	2
1 600 (1 639)	18	250	10	500	1	150	3	200	250	2	2 匙	2
1 800 (1 815)	20	300	12	500	1	150	3	200	250	2	2 匙	2
2 000 (1 991)	22	350	14	500	1	150	3	200	250	2	2 匙	2

注：(1) 表中括号中的数字为计算所得值，所列的数据取整数，以便于计算。

(2) 本表所列饮食并非固定模式，可根据就餐的饮食习惯，并参照有关内容加以调整。

(3) 配餐饮食可参看各类食物能量等值交换表，做出具体安排。

瘦肉 50 g＝鸡蛋 1 个＝豆腐干 50 g＝北豆腐 100 g，

牛奶 250 g＝瘦肉 50 g＋谷类(10～12 g)或豆浆 400 g，

水果 1 个交换单位＝谷类 1 个交换单位。

(二) 消耗能量所需时间

以体重 60 kg 的成年人为个体，在各种活动状态下，消耗 376 kJ(90 kcal)能量所需要的参考时间(见表 8-24)。

表 8-24　消耗 376 kJ(90 kcal)能量的体力活动所需要的时间(以 60 kg 体重计)

活动内容	时间(分)	活动内容	时间(分)
睡眠	80	步行　跳舞　游泳	18～30
静坐　写字　读书	50	体操　购物　上下楼　熨衣	25
手工缝纫　拉手风琴	50	打高尔夫球　钓鱼	25
打字　组装收音机	45	骑自行车	15～25
弹钢琴　剪裁衣服　打台球	40	打乒乓球　打排球	20
办公室工作	35	打羽毛球　打网球	15
穿衣　铺床　扫地	30	长跑　爬山	10
烹饪　机器缝纫　木工	30	耕地　找篮球　踢足球	10

(三) 利用食物交换份法编制食谱举例

1. 普通食谱设计举例

某成人全天需能量 5.86 MJ(1 400 kcal)，利用食物交换份法为其配餐。查表 8-23，

5.86 MJ(1 400 kcal)共需 16 个食物能量等值交换份,其中谷薯类食物 8 个交换份,蔬菜类食物 1 个交换份,肉蛋类食物 3 个交换份,豆类食物 0.5 个交换份,乳类食物 1.5 个交换份,油脂类 2 个交换份。

具体到每类食物的选择上,则应吃谷类食物 200 g,蔬菜类安排 500 g,肉蛋类食品可选用大鸡蛋 1 个、瘦猪肉 50 g,豆类选豆腐 100 g,乳类选牛奶 1 袋(250 g),油脂选用植物油 20 g,把这些食物安排到一日三餐中,即完成了配餐。

早餐:牛奶(1 袋 250 g),
　　　葱花卷(含面粉 50 g,青菜 50 g);

午餐:大米饭(生米量 75 g),
　　　鸡蛋炒菠菜(含菠菜 100 g,鸡蛋 1 个),
　　　肉丝炒豆芽(含瘦肉丝 25 g,豆芽 150 g);

晚餐:肉丝青菜面条(含肉丝 25 g,青菜 50 g,挂面 75 g),
　　　番茄烩豆腐(番茄 150 g,豆腐 100 g);

全天烹调油控制在 20 g 即可。

2. 糖尿病人食谱设计举例

食品交换份是国内外普遍采用的糖尿病膳食计算方法。每一个食品交换份的任何食品所含的能量相似(多定为 376 kJ,即 90 kcal),一个交换份的同类食品中蛋白质、脂肪、碳水化合物等营养素含量相似。因此,在制定食谱时同类食品的各种食物可以进行交换。

以某一女性为例:65 岁,身高 160 cm,体重 60 kg,轻体力劳动,空腹血糖 7.5 mmol/L,餐后 2 小时血糖 12 mmol/L,血脂正常,用单纯饮食控制。

(1) 计算。

标准体重:160-105=55(kg);

体型:体重范围为 44~66(kg),该例为 60 kg,属正常体型;

每日供能:55×125×(1-0.2)=5 500 kJ(1 315 kcal);

蛋白质:1 315×15%÷4=49(g);

脂　肪:1 315×25%÷9=36(g);

碳水化合物:1 315×60%÷4=197(g)。

(2) 食谱编制主要有以下两点。一是先设定必需的常用食物用量,如 30 g 奶粉,1 个鸡蛋,500 g 蔬菜,200 g 水果,25 g 大豆等。二是用每天应摄入的碳水化合物总量(197 g)减去以上常用食物中碳水化合物量,得谷薯类碳水化合物用量(146 g),除以相当于 1 个交换份该类食物所含碳水化合物含量(20 g),得谷薯类用量为 7 个食品交换份(相当于 175 g),再乘以相当于 1 个交换份的该类食品所含蛋白质的量(2 g)得 14 g;以此类推,计算出蛋白质、脂肪用量,肉类和油脂的用量(具体编制步骤见表 8-25)。

表 8-25　食品交换份计算表

食物(g)	交换份	重量(g)	蛋白质(g)	脂肪(g)	碳水化合物(g)
低脂奶粉	1.5	1.5×20	1.5×5	1.5×3	1.5×6
蔬菜	1	1×500	1×5	—	1×17

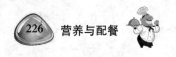

（续表）

食物(g)	交换份	重量(g)	蛋白质(g)	脂肪(g)	碳水化合物(g)
水果	1	1×200	1×1	—	1×21
大豆	1	1×25	1×9	1×4	1×4
谷薯类	7a	7×25＝175	7×2		146A
鸡蛋	1	1×60	1×9	1×6	
兔肉	0.4b	0.4×100＝40	3.5B	0.4×6	
食油	1.9c	1.9×10＝19	—	19.1C	—
合计	14.8	—	49	36	97

注：a＝197－(9+17+21+4)＝146；
b＝49－(7.5+5+1+9+14+9)＝3.5；
c＝36－(4.5+4+6+2.4)＝19.1。

（a、b、c 是从营养素摄入总量减去表 8-25 中食物该营养素得到量，计算顺序是碳水化合物、蛋白质、脂肪） a＝146÷20＝7 b＝3.5÷9＝0.4 c＝19.1÷10＝1.9。

（从表 8-15，表 8-17，表 8-21 中参照一份谷薯类食物含碳水化合物 20 g，兔肉含蛋白质 9 g，食油含脂肪 10 g）。

第四节　营养食谱编制的理论与准则

营养食谱，顾名思义，即可以补充营养的食物谱，不同年龄不同体质对食物的要求不同，相应的食谱只有合适的才是最营养的。营养食谱可以科学合理地为人体补充合适的营养物质。生物从低级到高级，从单细胞生物到高等动植物，从水中生活到陆地生活，所处的环境不同，生态各异。因此，所需要的养料和摄取养料的方式也不相同。生物所需的养料，其元素组成，大量的有氢、氧、氮和碳。这些是组成生物体的蛋白质和储存能量的主要元素。此外，还有少量的硫、磷、钙、镁、钾、钠、氯和多种微量元素。有些微量元素在生物体内仅有痕量。

一、食谱编制中的平衡理论

（一）膳食的十大平衡理论

营养问题的核心是膳食平衡，即在膳食性、味平衡的基础上确定合理的能量和各类营养素需要量，据此进行科学的烹饪和调配，使餐食既美味可口又能达到膳食供给量标准。膳食平衡包括以下十大平衡。

1. 主食与副食的平衡

有人主张多食肉少吃粮，这不合养生之道。有人要减肥，只吃主食，结果却适得其反，主食中多余的淀粉在体内会分解成葡萄糖，转化为脂肪储存起来。

2. 呈酸性食物与呈碱性食物的平衡

常见的呈酸性食物包括肉类、禽类、鱼虾类、米面及其制品；常见的呈碱性食物包括蔬菜、水果、豆类及其制品等，两者必须平衡，方可益补得当。

3. 饥饿与饱食的平衡

中医养生指出太饥则伤肠，太饱则伤胃。有些人对喜欢吃的食物，就无所顾忌地猛吃，把胃塞得满满的；对不喜欢吃的食物拒之门外，让胃空空的。结果是饥饱不均，造成偏食，影响胃肠功能，日久就会得慢性消化道疾病。

4. 精细与粗杂的平衡

长期吃精米、精面，会导致 B 族维生素的缺乏，诱发疾病。因此要搭配吃些五谷杂粮，食物搭配多样化，使营养更全面。

5. 寒、温、凉的平衡

食物有寒性、热性、温性、凉性四性之别。中医所谓"热者寒之，寒者热之"，就是要取得平衡的意思。夏天炎热，喝碗清凉解暑的绿豆汤；冬天寒冷，就喝红小豆汤；受了外感风寒，回家吃碗放上葱花、辣椒的热汤面；吃寒性的螃蟹一定要吃些姜末，吃完还要喝杯红糖姜汤水；冬天吃涮肉，一定要搭些凉性的白菜、豆腐、粉丝等，这些都是寒者以热补、热者以寒补的平衡膳食的方法。如果破坏了这种平衡必然伤身。

6. 干与稀的平衡

有些人吃饭只吃干食，不仅影响了肠胃吸收的效果，而且容易形成便秘。而光吃稀的，容易造成维生素缺乏。每餐有稀有干，吃着舒服，到了肠子里也易消化吸收。

7. 摄入与排出的平衡

摄入与排出的平衡是指吃进去饭菜的总热量，要与活动消耗的热量相等。否则，每日吃进的食物营养过剩，日积月累，多余的热量及各种代谢产物，必然会在体内蓄积。人体中脂类物质多了，会沉积在血管壁上，使血管变硬变窄；糖的过量摄入会耗竭体内的胰岛素，损害胰岛细胞；蛋白质过剩会蓄积在肠道，所产生的毒素，在体内循环不已，影响肾脏排泄。

8. 动与静的平衡

动与静的平衡是指食前忌动、食后忌静。营养学强调，吃饭后一定要多多活动，一是帮助消化吸收，二能舒活筋骨，消除疲劳，但是不要太剧烈。

9. 情绪与食欲的平衡

进餐前，要保持愉快的心情，使食欲旺盛，分泌较多的唾液，以利于消化。

10. 进食的快慢与品味的平衡

饮食的口味有时需要品味出来，不能狼吞虎咽。狼吞虎咽不利于消化吸收，一般含淀粉多的主食，需要 1～2 小时才能消化，含蛋白质多的食物需 3 个小时，含脂肪多的食物消化时间更长。

（二）食物酸碱平衡参照

配餐过程中，应根据食物的酸碱性，合理调配食物的酸碱平衡。可利用表 8-26、表 8-27、表 8-28 进行快速计算。

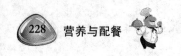

表 8－26　部分酸性食物的酸度值

食物(100 g)	酸度值(mmol)	食物(100 g)	酸度值(mmol)
猪肉	5.6	花生	3.0
紫菜	0.6	干鱿鱼	4.8
蛋类	18.8	鲤鱼	6.4
鳗鱼	6.6	牛肉	5.2
大麦	2.5	白米	11.7
虾	1.8	啤酒	4.3
芦笋	0.2	牡蛎	10.4
鸡肉	7.6	面包	0.8
糙米	10.6	面粉	6.5

注：酸度值以 100 克食物的灰分水溶液，用 0.1 mol/L 碱性溶液滴定所消耗的毫升数。

表 8－27　部分碱性食物的碱度值

食物(100 g)	碱度值(mmol)	食物(100 g)	碱度值(mmol)
大豆	2.2	苹果	8.2
洋葱	2.4	南瓜	3.8
菠菜	12.0	西瓜	9.0
香蕉	8.4	豆腐	0.2
萝卜	9.3	海带	14.6
柿子	6.2	莴苣	6.23
黄瓜	4.6	胡萝卜	8.3
梨	8.4	草莓	7.8
藕	3.4	土豆	5.2
扁豆	5.2	牛奶	0.3
茶(5%)	8.9		

注：碱度值是以 100 克食物的灰分水溶液，用 0.1 mol/L 酸性溶液滴定所消耗的毫升数。

表 8－28　酸碱性食物中和表(g)

酸性 碱性	大米 (100 g)	白面虾 (100 g)	面包 (100 g)	猪肉 (100 g)	牛肉 (100 g)	鸡肉 (100 g)	蛋黄 (100 g)	干鱿鱼 (100 g)	砂糖 (100 g)	啤酒 (100 g)	清酒 (100 g)
裙带菜	2	1	0.2	5	2	5	10	15	20	0.5	0.2
海带	10	10	2	20	20	30	50	80	100	3	1
菠菜	30	30	5	50	50	70	150	200	250	10	5
香蕈	30	30	5	50	50	70	150	200	250	10	5

（续表）

酸性 碱性	大米 （100 g）	白面虾 （100 g）	面包 （100 g）	猪肉 （100 g）	牛肉 （100 g）	鸡肉 （100 g）	蛋黄 （100 g）	干鱿鱼 （100 g）	砂糖 （100 g）	啤酒 （100 g）	清酒 （100 g）
栗子	50	50	10	100	100	150	250	400	500	30	10
香蕉	50	50	10	100	100	150	250	400	500	30	10
大豆	50	50	10	100	100	150	250	400	500	30	10
胡萝卜	100	100	10	100	100	200	300	500	600	20	10
芹菜	100	100	10	100	100	200	300	500	600	20	10
油菜	100	100	10	100	100	200	300	500	600	20	10
松蘑	100	100	10	100	100	150	300	500	600	20	10
马铃薯	100	100	15	150	100	200	400	600	700	20	10
卷心菜	100	100	15	130	100	200	400	600	800	25	10
萝卜	100	100	15	150	100	250	400	700	800	30	10
南瓜	100	100	15	150	100	250	400	700	800	30	10
甘薯	100	100	20	150	100	250	500	700	900	30	15
笋	100	100	20	150	100	250	500	700	900	30	15
橘汁	100	100	20	200	150	300	500	800	1 000	30	15
苹果	100	100	20	200	150	300	600	900	1 100	30	15
梨	200	150	30	250	200	400	600	1 200	1 500	50	20
黄瓜	200	200	30	300	300	500	700	1 400	1 700	50	30
葡萄酒	200	200	30	300	300	500	700	1 400	1 700	50	30
茄子	200	200	30	300	300	550	800	1 600	2 000	60	30
咖啡	200	200	30	300	300	550	800	1 600	2 000	60	30
洋葱	200	200	50	400	300	700	1 200	2 000	2 300	70	40
茶	200	200	50	400	300	700	1 200	2 000	2 300	70	40
牛奶	400	300	60	600	500	1 000	1 500	2 700	3 400	10	50
小豆	100	100	10	100	100	150	300	400	500	20	10

注：表中所有酸性食物均为100 g，碱性食物量为中和100 g酸性食物所需用量。如100 g大米的酸性可用2 g裙带菜中和；中和100 g猪肉需要菠菜50 g。

二、食谱编制与膳食调配准则

根据我国膳食指导方针，结合膳食管理的整体要求，在膳食调配过程中应遵循营养均衡、饭菜适口、食物多样、定量适宜和经济合理的基本准则。

（一）保证营养均衡

膳食调配首先要保证营养平衡，提供符合营养要求的平衡膳食。主要包括以下几点。

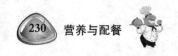

1. 满足人体能量与营养素的需求

膳食应满足人体需要的能量、蛋白质、脂肪,以及各种矿物质和维生素,不仅品种要多样,而且数量要充足。要求符合或基本符合《中国居民膳食营养素参考摄入量》标准,即膳食提供的能量与营养素应达到日供给量标准的规定,允许的浮动范围在参考摄入量标准规定的±10%以内。

2. 膳食中提供能量的食物比例适当

膳食中所含的糖类、蛋白质和脂肪是提供能量的营养物质,具有不同的营养功能。在供给能量方面可以在一定程度上相互代替,但在营养功能方面却不能相互取代,尤其是蛋白质具有构成组织与调节生理机能的作用,是其他任何营养物质所不具备的。因此,膳食中所含的产能物质应有适当的比例,以符合人体营养生理的需要。

粮食作为主食是东方膳食结构的特征占各类食物的首位。由粮食所提供的能量不宜低于食物总能量的45%~50%,但也不宜高于65%。我国膳食中动物性食物提供的能量约占总能量的10%~15%,最高不超过20%。总之,还要坚持"五谷为养,五畜为益,五果为助,五菜为充"的传统的膳食结构。

3. 蛋白质和脂肪的来源与食物构成合理

人体需要的蛋白质和脂肪,不仅在数量上,而且质量上也应符合人体需要。我国膳食以植物性食物为主,为了保证蛋白质质量,动物性食物和大豆蛋白质应占总量的40%以上,最低不少于30%。否则难以满足人体对蛋白质的生理需要。

不同食物来源的脂肪,脂肪酸组成不同,有饱和脂肪酸、单不饱和脂肪酸及多不饱和脂肪酸。为了保证每日膳食能摄入足够的不饱和脂肪酸,必须保证1/2油脂来源于植物油。因为植物油中所含的必需脂肪酸一般都在20%以上。这样才能保证摄入的饱和脂肪酸与单不饱和脂肪酸、多不饱和脂肪酸间的比例达到平衡。

4. 每日三餐能量分配合理

三餐食物分配的比例,一般应以午餐为主,早、晚餐的分配比例可以相似,或晚餐略高于早餐。通常午餐应占全天总能量的40%,早、晚餐各占30%;或者早餐占25%~30%,晚餐占30%~35%。

提倡每日四餐,一种是上午加餐,对上午工作时间较长的人,或青少年发育阶段,加餐可于早、中餐之间,作为课间餐;另一种是晚间加餐,对晚间继续工作或学习3~4小时以上,或者工作后的睡眠时间距晚餐后5~6小时者,则需增加夜宵。课间餐和夜宵的能量分配约占全日总能量的10%~15%为宜。

(二) 注意饭菜的适口性

饭菜的适口性是膳食调配的重要原则,重要性并不低于营养。因为就餐者对食物的直接感受首先是适口性,然后才能体现营养效能,只有首先引起食欲,让就餐者喜爱富有营养的饭菜,并且能吃进足够的量,才有可能发挥预期的营养效能。

1. 讲究色、香、味

饭菜是否适口,很大程度上取决于其感官性状。表现在饭菜的色、香、味、形、器和触觉等方面。形象与颜色是饭菜对就餐者的视觉刺激,是首先进入感官的信息。饭菜美好的外形,鲜明丰富的色彩,加上器皿的和谐,可以先声夺人,使人们在进食前就预感到饭菜的美味,诱导食欲的产生;香气刺激嗅觉,紧随着形象与颜色而来,有些时候,香气先于菜肴的形、色出现;味道和触觉是饭菜的滋味和口感,是更为直接的感官刺激。滋味和口感美好,可使食欲大增,消化能力提高。

2. 博采众长、口味多样

中国饭菜的烹调以选料考究、配料严谨、刀工精细、调味独特、善控火候、技法多变而见长。各种地方菜系既有个性,又有共性。要做到饭菜适口,既要发扬传统饭菜的优点和地方菜系的特色,又要博采众长,学习新的加工技法,融合富有营养的其他菜系饭菜,不断丰富饭菜的品种与风味。这样不仅可以增进就餐者的口味,丰富食物来源,而且可增加营养成分的摄取。

3. 因人因时,辨证施膳

要做到饭菜适口还要审时度势,因人因时调剂饭菜口味。因为人员和环境不同,季节时令改变,都会影响就餐人员的口味要求。就餐人员的职业、年龄、性别、籍贯,以及主要经历和生活习惯等,都不同程度地影响着他们的口味。对于饮食口味习惯比较定型的成年人来说,也不应一味满足其偏好,要注意适当控制,引导向多味发展。不同程度的脑力劳动、体力劳动使就餐人员的饮食口味也不同。不同季节、时令和气候变化,也直接影响就餐者的口味。

(三)强调食物的多样化

食物多样化是膳食调配的重要方面,也是实现合理营养的前提和饭菜适口的基础。中华民族传统烹饪就充分体现了食物多样性。在膳食调配过程中需要多品种地选用食物,并合理地搭配,这样才能向就餐者提供品种繁多、营养平衡的膳食。

1. 多品种选用食物

营养学上将食物分成五大类,其中粮食类、肉类、蔬菜类和水果类食物是每日膳食必不可少的,从健康的观点出发,需要多元地选择食物。综合营养平衡、酸碱平衡与性味调和的理论,调制饭菜口味的需要,每日膳食中选用的食物品种应达到 5 大类、18 种以上。其中应包括 3 种以上的粮食类食物(含薯类),3 种以上的动物性食物(包括肉、禽、蛋、鱼、乳类),6 种以上的蔬菜(包括根、茎、叶、花、果菜)和蕈类藻类,2 种以上的水果类食物(包括坚果类),2 种大豆及其制品,2 种食用植物油脂。对于每餐膳食,也应该适当多品种地选用食物。早餐选用的食物不应少于 4 种,除粮食外,应有一种动物性食物。午餐和晚餐选用的食物不应少于 6~8 个品种,包括 5 大类食物,尤以粮食、动物性食物和蔬菜类不可缺少。

每日每餐选用足够品种的食物,首先是为了满足营养上的需要。因为即使是一餐内食物营养过于失衡,也会影响整体营养上的相互协调与促进。如食物中蛋白质的互补作用,必须是同时摄入,或是在 5 小时以内分别摄入的食物才能有效,否则互补作用很低,或不能起到互补作用。

2. 食物搭配科学合理

不同营养特点、不同性质、不同口味的食物搭配,主料与配料的搭配,主食与副食的搭配,不同餐次间的搭配,以及在几天至一周内的饭菜搭配都十分重要。首先是不同食物之间的合理搭配。主食要注意大米与面粉、细粮与粗杂粮、谷类与薯类的搭配。副食首先要注意荤素搭配。每份菜应兼有动物性食物与蔬菜,由荤菜和素菜两部分配成。动物性食物不仅限于肉类、禽类、蛋类,还应尽可能采用鱼、虾、贝及海带、紫菜等海产品。其次,要根据不同的食物性质(营养、口味、软硬、外形)确定搭配形式与制作方法。热菜与凉菜,熟食与生食,荤与素,干与

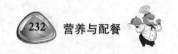

稀,菜与汤,爆炒与红焖,干炸与清蒸,滑熘与烧烤等,都要合理搭配,以适应不同性质的食物,饭菜之间和几种菜之间的品种与口味的调剂。

主副食混合搭配、集粮食与菜类于一体,是常用的配餐方式,如菜饭、炒饭、包子、饺子、馅饼、面条、米粉等。配制这类饭菜时,在米、面粮食外要配以足够的肉和菜,方能使营养平衡,否则副食部分往往不足。包子、饺子、馅饼等制馅时不宜用肉类或蔬菜单一配制,应该肉菜兼有。

(四) 掌握食物定量适宜

1. 饥饱适度

控制饮食不要过量,既符合合理营养、平衡膳食的原则,也是合理搭配食物,使饭菜适口的需要。对工作和生活比较规律的人而言,养成良好的饮食习惯,掌握饥饱适度,使食物供给量和能量消耗保持平衡,更是应注意的原则。40~50岁的人,由于基础代谢率下降,总耗能量明显降低,食物摄入量应相应减少;可是健康人往往不能适应这种变化,食量依然不减,造成营养过剩,体脂储存,体重上升。

2. 各类食物用量得当

通常情况下,成人每日进食量为1.0~2.0 kg左右的食物,多数在1.2~1.6 kg。一般早餐不超过400 g,午餐约500~800 g,晚餐400~500 g左右。若食物原料中包括流质食物,如牛奶、豆浆等,则进食量可适当超出。

在各类食物的分配方面,成人每日需进食的谷类粮食量约在350~650 g。蔬菜的进食量应达到500 g以上,其中有400 g以上的绿叶蔬菜;动物性食物量应100 g以上,最佳为150 g左右(牛奶等流质食物除外)烹调使用的植物油每日25 g左右;用糖量,包括糕点、牛奶、豆浆、烹调及零食糖果在内,以50 g为限。烹调用食盐量每日应限制在6 g以下。

(五) 讲求经济效益

饮食消费与经济发展水平紧密相关,满足营养需求与经济投入也紧密相关,因此调配膳食需要考虑现实经济状况,追求营养与经济的较高效益。

1. 适应消费水平

饮食消费必须与生活水平相适应。饮食消费水平过低,不能满足对营养的基本需求;饮食消费过高,会超过实际经济承受能力。在膳食管理调配中,必须考虑现实经济状况,开支的承受能力。

2. 权衡食品营养价值与价格

食物的价格与营养价值之间,没有直接联系。食物的价格,主要由生产过程中投入的劳动量来决定,同时也受到资源、产量、市场供求情况的影响。因此,应该从食物的营养价值出发,兼顾口味与习惯,做出科学、经济的选择。

为说明食物价格与营养的关系,并提供选择食物时反映两者关系的指标,可采用"物价——营养指数"表示,是指单位金额(1元)可以购得的单位重量(可按千克计)食物中营养物质的量。蔬菜类"物价——营养指数"以叶菜类最高,动物性食物的"物价——营养指数",首推牛乳和鸡蛋比较高,其次为排骨、牛肉、瘦猪肉,以及鱼类。鸡肉所含蛋白质等营养成分虽然也比较高,但由于可食部分低,价格也稍高,因此"物价——营养指数"相对较低。

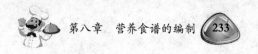

3. 选择廉价而又营养丰富的食物

选择食物,除去考虑"物价——营养指数"外,还要利用食物的产地差价、批零差价、季节差价和成品差价。在膳食调配过程中,应首先从保证营养合理的原则出发,兼顾饭菜适口、食物多样与用量适宜,并讲求经济合理,使各项要求得以全面贯彻。

4. 确定消费标准

膳食调配必须讲求经济原则,价格消费水平必须与就餐人员的消费水平相适应,为就餐人员的经济能力所能承受。

思考题

(1) 食谱编制的基本内容有哪些?

(2) 简要说明营养成分计算法编制食谱的程序。

(3) 运用食物交换份法编制食谱的原则是什么?

(4) 营养配餐的理论基础是什么?

(5) 营养食谱编制的基本准则有哪些?

第九章　特定人群营养食谱的设计

知识目标

(1) 了解不同生理时期特定人群的生理代谢特点。

(2) 了解不同环境下特定人群对营养需求的基本内容。

(3) 掌握对不同生理时期、环境下人群进行合理膳食安排的原则。

能力目标

(1) 能区分特定生理时期不同人群的营养需求。

(2) 能处理不同生理时期人群对营养需求的一般问题。

(3) 能针对特定环境下人群营养膳食进行配餐和食谱制作。

国家卫生健康委员会(原卫生部)2016 年的数据显示,我国确诊的慢性病患者已经超过2.6 亿人。2018 年 12 月 11 日,中国营养学会在"第十四次全国营养科学大会"上公布的部分成果显示,如果你能按标准摄入钠、钾、维生素 C 三大营养素,包括高血压、冠心病、中风、癌症等在内的多种慢性病发病率都会明显降低。在保证各种营养素均衡的基础上,合理进行人体健康营养膳食对于保持健康格外重要。

营养食谱,即可以补充营养的食物谱,不同年龄、不同体质对食物的要求不同,相应的食谱只有合适的才是最营养的。营养食谱可以科学合理地为特定人群补充合适的营养物质,保持膳食平衡和饮食健康。

第一节　营养食谱与菜单设计方法

一、营养食谱的编制

(一)食谱的定义和组成

"食谱"通常有两重含义,一是泛指食物调配与烹调方法的汇总。如有关烹调书籍中介绍的食物调配与烹调方法、饭馆的菜单,都可称为食谱;另一种则专指膳食调配计划,即每日每餐主食和菜肴的名称与数量。在营养配餐中多采用常用菜单和营养食谱两个术语。

常用菜单是制订营养食谱的预选内容,是营养食谱的基础。而营养食谱则是调配膳食的应用食谱。为完成膳食调配,需要先形成常用菜单。常用菜单是根据实际条件和营养要求制订出的供选用的各种饭菜,具有相对的集成性、稳定性、可行性、规范性与科学性。由于常用菜

单是根据实际情况汇集筛选而成的,所以是制订营养食谱,选择饭菜的依据;同时,还应根据营养与口味要求,在主料、配料、佐料的搭配、用量以及制作方法上更注重科学、合理与规范。

(二)制订常用菜单

制订常用菜单应以本地区的主副食品资源、市场供应状况、就餐人员的营养需求与消费水平、饮食习惯与口味爱好以及技术条件和加工能力为依据。

首先,应了解与掌握本地区的食物资源。如对商店和集贸批发市场各种主副食的供应情况,在什么季节、月份有什么蔬菜上市,初市、旺市或谢市的时间,近年来价格变化状况等,都需要调查清楚。

然后,根据厨师的技术水平和设备条件,列出所有能够制作的主食品种和菜肴名称,包括荤菜、素菜、热菜、凉菜、汤菜等,加以汇总,写出清单。在此基础上,再根据本地区的食物构成与就餐人员的习惯与口味,适当筛选,剔除那些缺少原料和多数就餐人员不喜爱的饭菜;也应淘汰那些在原料搭配或制作方法上不符合营养和经济要求的饭菜品种。经过筛选,保留那些原料来源稳定、多数就餐人员欢迎、营养搭配合理、经济实惠的饭菜品种。常用菜单是专供调配膳食、制订营养食谱使用的,其主食品种应达到 20～30 种以上;菜肴品种应该达到 200 种以上,其中包括全荤菜 50 种以上,全素菜 50 种以上,荤素菜 70 种以上,凉菜 30 种以上,此外还有汤菜 10 种以上。

(三)常用菜单的形成

将筛选出的主食和菜肴分类、编号,进行有规律的排列,以便在制订营养食谱时查找与管理。同时,每种主食和菜肴的食物原料构成按每份加以定量,在配料组成上规范化。粮食按 50 g 为起点,菜肴按每碗、盘、人、餐份计。分类和编号的原则是根据食物原料的不同性质加以区分与排列。经过分类与编号,产生规定原料构成用量的各种主食与菜肴的汇总表,这就完成了常用菜单的制订。常用菜单应相对稳定,使用过程中可以使常用菜单的饭菜品种不断丰富与完善。

为了使营养食谱满足营养价值评价的需要,应计算出食谱中各种饭菜的营养素含量。根据每份饭菜的食物组成,按照"食物成分表"计算出每份主食和菜肴的营养素含量(食物原料用量均按市品计算,不按可食部分计算,若按可食部分计算,则会出现与采购量不一致的情况,必须逐个换算,比较麻烦),再依据常用菜单的编号顺序与品名全部列出营养素成分,汇总成表。有条件的单位,可以将"常用菜单"编成数据库,以便进行膳食调配的计算机管理。

为了制订营养食谱时使用方便,可以将按食物品种划分的常用菜单(主要指菜肴部分),编排成按季节和按烹调方法划分的常用菜单。

按烹调方法重新编排的常用菜单(菜肴部分),可列成一张总表,表中应包括常用菜单菜肴部分的全部菜肴品名,这也是膳食调配实现标准化管理的重要措施。此项工作由营养配餐人员、厨师等共同商定编制完成。尽管这项工作的工作量很大,但对整个营养配餐管理有非常重要的作用。

(四)制订营养食谱的步骤与要求

在完成前期准备工作的基础上,就可以制订营养食谱。制订营养食谱是膳食调配的关键,

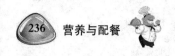

也是膳食管理各项要求的集中体现,需要定期进行。为了制订好营养食谱,需遵循一定的要求和步骤。

1. 确定营养食谱类型

确定营养食谱的类型依据就餐方式决定。就餐方式有两种类型,一类是包餐制,一类是选购制。包餐制又可分为固定包餐制和非固定包餐制;选购制又可分为预约选购制和现食选购制。确定选购制营养食谱的费用,应根据饭菜成品成本进行核算,对每餐、每个单位量、每个品种的饭菜制订出合理的销售价格,以备就餐人员选购。因此,在食谱的每个饭菜品种后面,都应显示单位数量的价格。

2. 选择食物品种

选择食物品种应注意来源和品种的多样性。做到有主有副、有精有粗、有荤有素、有干有稀,多品种、多花样、多口味,以求得饭菜营养平衡适口、食物多样化。

3. 平衡调配

平衡调配的基本原则是主食粗细巧安排,菜肴品种味常变,餐餐有荤顿顿绿,平衡膳食勤调配。将一周营养食谱的早、午、晚餐分别集中,先订出一周的早餐食谱,然后制订午餐食谱,最后完成晚餐食谱,这样有利于在一周范围内控制平衡。每天各餐要做到均衡分配,并适度调节。一周的食谱,在各天之间要保持食物、营养与价格的分配保持相对平衡,防止起伏波动过大。在基本做到营养平衡的同时,还应做到能量供需平衡。

4. 核定饭菜用量

核定饭菜用量的原则是既要满足就餐人员的营养需要,又要注意节约、防止浪费,使就餐人员吃得够、吃得完。核定用量的依据是已选定的就餐人员膳食营养供给量标准、就餐人员习惯进食量、膳食消费水平,以及常用菜单的饭菜单位组成量。

首先要根据就餐人员膳食营养供给量标准,明确能量和蛋白质的供给量。能量主要来源是粮食、动物性食物与油脂,对这几类食物供给量做出明确的划分,所需能量的85%以上就有了保证。蛋白质主要来源是粮食、豆制品与动物性食物,对这几类食物供给量做出明确的划分,所需蛋白质的90%以上也就有了保证。

5. 核定与矫正营养素供给量

在制订营养食谱并核定食物原料用量以后,就应核定与矫正营养食谱营养素的供给量。首先根据食谱定量计算出每人平均获得的营养素是否符合营养供给量标准的要求,然后对不符合要求的地方加以矫正。一般来说,在制订营养食谱的过程中,如果能符合膳食调配的原则,并按照制订营养食谱的要求进行,则可以基本做到营养平衡。

营养不够合理的营养食谱,经过对品种和数量的适当调整,将营养素供给量再次进行核定;如果还不能满足要求,则应进一步有针对性地矫正,直至基本合理。这个步骤就最终完成了制订营养食谱的工作。

6. 营养食谱的形式

营养食谱的格式大致相同,内容一般包括时间和餐次、饭菜名称与定量、费用或计价、营养素供给量等,并注明就餐人数和食谱制订人、执行人和监督人。不同营养食谱略有区别,表格设计不同,饭菜品种、定量、计价、营养素供给量等表示方式也不尽相同。

二、食谱制订的方法与步骤

（一）一餐食谱的确定

一般选择一至两种动物性原料，一种豆制品，三至四种蔬菜，一至两种粮谷类食物，根据选择的食物即可计算并写出带量食谱。

例如：主食：米饭（大米 95 g）、馒头（面粉 100 g）；

副食：鱼香鸡片（鸡胸肉 70 g、木耳 15 g、冬笋 30 g、胡萝卜 15 g），银耳扒豆腐（南豆腐 60 g、水发银耳 15 g、黄瓜 15 g），香菇油菜（水发香菇 15 g、油菜 150 g）。

（二）一日食谱的确定

一般选择两种以上的动物性原料，一至两种豆制品及多种蔬菜，两种以上的粮谷类食物原料。

例如：早餐：蛋糕、金银卷、花生米、腐乳、拌三丝；

午餐：米饭、小枣发糕、发烧翅根、木樨肉、熏干芹菜；

晚餐：烙饼、二米粥、清蒸鲤鱼、豆芽菠菜、榨菜丝。

（三）一周食谱的确定

应选择营养素含量丰富的食物，精心搭配，以达到膳食平衡（示例见后文）。

表 9-1～表 9-12 列出了部分营养素含量丰富的食物，是设计食谱的重要参考。

表 9-1　含蛋白质丰富的食物

食物（100 g）	蛋白质（g）	食物（100 g）	蛋白质（g）
牛奶	3.0	猪肝	22.7
酸奶	3.1	猪腰	15.2
鸡蛋	13.3	牛肚	12.1
猪瘦肉	21.3	小麦粉	10.9
牛瘦肉	19.8	大米	8.0
羊瘦肉	17.1	玉米面	9.2
鸡肉	19.1	黄豆	35.6
鸡腿	17.2	豆腐	11.0
鸭肉	17.3	红小豆	20.1
黄鱼	20.2	绿豆	20.6
带鱼	21.2	花生	26.6
鲤鱼	18.2	香菇	20.1
鲢鱼	17.4	木耳	12.4
对虾	16.5	海带（鲜）	4.0
海蟹	12.2	紫菜	28.2

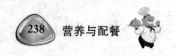

表9-2 含糖类(碳水化合物)丰富的食物

食物分类	食物(100 g)	含糖类(g)	食物(100 g)	含糖类(g)
粮食类	稻米	78.6	小米	71.9
	富强粉	75.8	黑米	70.4
	荞麦面	74.8	玉米	67.5
豆 类	绿豆	60.2	蚕豆	57.1
	红小豆	59.6	黄豆	19.5
块根类	甘薯	28.2	芋头	15.3
	马铃薯	19.4	山药	13.9
干果类	莲子(干)	58.9	炒花生仁	21.2
	鲜板栗	44.4	炒葵花子	12.5
纯糖类	绵白糖	98.6	蜂蜜	80.2

表9-3 含脂肪丰富的食物

食物(100 g)	脂肪(g)	食物(100 g)	脂肪(g)
植物油	100.0	黄油	89.9
核桃	65.6	猪油	87.6
松仁	58.5	北京填鸭	41.3
葵花子	52.8	猪肉(五花)	30.9
花生	51.9	猪(里脊)	10.5
芝麻	48.0	猪肝	5.7
腐竹	26.2	牛肉(五花)	6.3
黄豆	19.0	羊肉(后腿)	4.0
豆腐(北)	4.6	鸡(华都肉鸡)	9.6
白豆腐干	7.1	鸡蛋	9.1
豆浆	1.0	牛奶	2.9

表9-4 含钙丰富的食物

食物(100 g)	钙(mg)	食物(100 g)	钙(mg)
虾皮	1 037	黑芝麻	814
牛乳	161	海带(鲜)	445
海蟹	207	紫菜	422
水发海参	236	木耳	295
麻酱	1394	炒花生仁	284

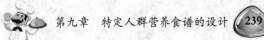

(续表)

食物(100 g)	钙(mg)	食物(100 g)	钙(mg)
豆腐干	179	芹菜(叶)	366
香菇	172	炒葵花子	332
芹菜(茎)	152	油菜	148

表9-5 含铁丰富的食物

食物(100 g)	铁(mg)	食物(100 g)	铁(mg)
海蜇皮	17.6	黄豆	8.3
虾米皮	16.5	木耳	6.3
鸡肝	8.5	炒西瓜子	5.9
猪肝	7.9	小米	5.6
猪腰	3.9	小红枣	2.7
牛肉	2.3	小白菜	2.1
鸡蛋	1.2	小麦粉	1.5
芝麻酱	10.1		

表9-6 含锌丰富的食物

食物(100 g)	锌(mg)	食物(100 g)	锌(mg)
牡蛎	13.25	牛奶	3.36
蚌肉	8.50	螃蟹	2.98
炒西瓜子	6.47	鲫鱼	2.75
芝麻酱	6.24	鸡肝	2.64
松仁	5.49	对虾	2.62
黑芝麻	5.00	鸡胗	2.55
海蜇头	4.73	牛肉	2.36
海米	4.65	鹌鹑蛋	2.32
猪肝	3.86	虾皮	2.28
黑米	3.79		

表9-7 含维生素A丰富的食物

食物(100 g)	维生素A(μg)	食物(100 g)	维生素A(μg)
牛肝	5 490	猪肝	2 610
羊肝	8 970	鸡肝	15 270

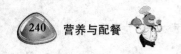
（续表）

食物(100 g)	维生素 A(μg)	食物(100 g)	维生素 A(μg)
鸭肝	2 670	牛奶(强化)	66
鸡心	910	河蟹	1 788
奶油	1 042	猪腰	41
鸡蛋	310	酸奶	26
鸡翅	68		

表9-8 含胡萝卜素丰富的食物

食物(100 g)	胡萝卜素(mg)	食物(100 g)	胡萝卜素(mg)
菠菜	13.32	柑橘	0.82
小白菜	5.33	青豆	0.75
胡萝卜	4.81	莴笋叶	0.72
金针菜	2.63	海棠	0.71
紫菜	2.42	柿子椒	0.62
南瓜	2.40	豆油	0.52
哈密瓜	0.92	花生	0.45
红心甘薯	0.21	番茄	0.38
西瓜	12.00	芝麻酱	0.19

表9-9 含维生素 B_1 丰富的食物

食物(100 g)	维生素 B_1(mg)	食物(100 g)	维生素 B_1(mg)
稻米	0.22	鲜蘑	0.11
标准粉	0.40	猪里脊	0.54
富强粉	0.18	猪肝	0.20
小米	0.67	猪肾(腰子)	0.32
玉米面(黄)	0.30	鸡心	0.46
黄豆	0.83	鸡蛋	0.15
红小豆	0.25	牛奶	0.02
绿豆	0.78	菜花	0.13
花生仁(炒)	0.12	蒜苗	0.17
葵花子(炒)	0.43	青蒜	0.10
黑芝麻	0.74	芹菜	0.05

表 9－10 含维生素 B₂ 丰富的食物

食物(100 g)	维生素 B₂(mg)	食物(100 g)	维生素 B₂(mg)
猪肝	2.41	紫菜	1.10
猪肾(腰子)	1.39	冬菇	0.92
鸭肉	0.34	黑芝麻	0.30
鸡心	0.26	芹菜叶	0.20
鸡蛋	0.26	芝麻酱	0.16
羊肉	0.26	鲜玉米	0.12
牛肉	0.24	鲜豌豆	0.29
黄鳝	0.20	炒花生仁	0.10
猪肉	0.14	炒葵花子	0.26

表 9－11 含维生素 C 丰富的食物

食物(100 g)	维生素 C(mg)	食物(100 g)	维生素 C(mg)
枣	297	小红萝卜	33
草莓	35	鲜毛豆	29
橙	22	白萝卜	27
红果	19	白菜	21
苦瓜	125	菜花	17
甘蓝	73	菠菜	15
土豆	40	韭菜	15

表 9－12 含膳食纤维丰富的食物

种　　类	食物(100 g)	膳食纤维(g)	食物(100 g)	膳食纤维(g)
谷类及其制品	大麦米	6.5	大豆粉(全脂)	11.9
	麦麸	44.0	大豆粉(低脂)	14.3
	全麦面粉	9.6	面包(全麦粉)	8.5
	"八五"面	7.5	面包(标准粉)	5.1
	富强粉	3.0	面包(富强粉)	2.7
	燕麦片	7.0	玉米片(干)	11.0
	白米	2.4		
果类	苹果肉	2.0	橙子(汁)	0
	鲜杏	2.1	鲜桃	1.4
	杏干	24.0	桃干	14.3

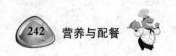

（续表）

种　类	食物(100 g)	膳食纤维(g)	食物(100 g)	膳食纤维(g)
果类	罐头杏	1.3	梨(肉)	2.3
	香蕉	3.4	梨(皮)	8.5
	樱桃	1.7	梨(罐头)	1.7
	干枣	8.7	菠萝(鲜)	1.2
	葡萄(紫)	0.4	菠萝(罐头)	0.9
	葡萄(白)	0.9	李子	2.1
	葡萄(干)	6.8	梅子干	16.1
	柠檬(整)	5.2	草莓(鲜)	2.3
	柠檬(汁)	0	草莓(罐头)	1.0
	橙汁(鲜)	2.0	蜜橘	1.9
硬果	杏仁	6.8	花生仁	7.6
	栗子	13.6	核桃	5.2
	椰子	8.1	榛子	6.1
蔬菜	芦笋(煮)	1.5	青椒	0.9
	蚕豆(煮)	4.2	土豆	2.1
	豌豆(鲜)	5.2	南瓜	0.5
	豌豆(干)	16.7	小水萝卜	1.0
	架扁豆	2.9	老玉米(生)	3.7
	豆芽菜	3.0	黄瓜	0.4
	圆白菜	3.7	菠菜(煮)	6.3
	胡萝卜	2.9	红薯	2.5
	菜花	2.1	番茄(生)	1.5
	芹菜	1.8	番茄(罐头)	0.9
	韭菜	3.1	萝卜	2.8
	生菜	1.5	山药	4.1
	鲜蘑	2.5	荠菜	3.7
	洋葱	1.3		

第二节　特定生理期和特定环境下人群的食谱设计

一、特定生理期的人群食谱的设计

特殊人员配餐主要是针对脑力劳动者和幼儿青少年、老年人等群体的食谱设计。高脑力劳动者,如教师、学生、研究员等,在正常饮食中,多加入一些富含卵磷脂、胡萝卜素、蛋白钙质、牛磺酸等营养素,以缓解脑部疲劳,并辅以适量运动更佳。幼儿的消化功能较差,需要制作合理并易吸收的餐点供其食用。不同年龄阶段的孩子,对食物的选择性也不同,每个阶段的营养搭配都要符合此年龄阶段发育需要的营养。热量、糖类、蛋白等都要在保证质量的基础上准确计算,避免孩子挑食而发生营养供给不足。各种矿物质、维生素都是儿童容易缺乏的营养物质,在保证优质蛋白同时,要给予其富含前者的各种食材,并适量添加易缺失的营养素。根据老年人生理特点和对营养的要求,在膳食中应当提供足量蛋白质、维生素、纤维素,总能量和动物脂肪应当降低。

(一)脑力劳动者的配餐

1. 配餐原则

控制能量的供给量,多选富含不饱和脂肪酸,具有健脑功能的食物,如坚果类(松子、葵花子、芝麻、花生仁、胡桃等),种子类(南瓜子、西瓜子、杏仁等),鱼、虾类以及牡蛎等水产品。提高优质蛋白质的供给量,可多选择鸭、兔、鹌鹑、鱼、牛肉、大豆及其制品。提供以单糖类为主的碳水化合物,可多选择玉米、小米、干枣、桂圆、蜂蜜等。注意补充 B 族维生素,多选择香菇、鲜鱼、核桃、芝麻等。

2. 食谱示例

按照平衡膳食基本要求,选择食物制订食谱(见表 9 - 13)。

表 9 - 13 脑力劳动者一周食谱

餐次＼星期	一	二	三	四	五	六	日
早餐	牛奶 茶蛋 面包 芝麻豆芽拌海带	牛奶 咸鸭蛋 金银卷 柿椒拌豆腐丝	豆浆 煮鸡蛋 油饼 蒜蓉豇豆	牛奶 卤鸡蛋 麻酱花卷 蒜蓉茄泥	牛奶 五香蛋 芝麻烧饼 蒜蓉黄瓜豆腐丝	牛奶 茶蛋 豆沙包 炝清笋条	牛奶 咸鸡蛋 馒头 香干炒芹菜
午餐	米饭 肉片烩鲜蘑 松仁玉米 海米冬瓜汤	米饭 清蒸武昌鱼 素三丁 虾皮紫菜青菜汤	米饭 清炖牛肉番茄土豆 蒜蓉苦瓜 虾皮小白菜汤	米饭 扒翅根 酸辣白菜 鸡蛋玉米羹	米饭 肉片炒香干柿椒、醋熘土豆丝 菠菜汤	米饭 红烧带鱼 扒香菇油菜 虾皮萝卜丝汤	米饭 氽鸡丸冬瓜 粉丝香菜 蒜蓉盖菜 番茄蛋汤
晚餐	米饭 煮玉米 二米粥 清炖排骨白萝卜 炒小白菜粉丝	米饭 烙酸奶饼 玉米面粥 肉片扁豆香菇 芝麻菠菜	馒头 紫米粥 肉片炒柿椒木耳 桃仁芹菜	烙饼 绿豆粥 麻婆豆腐 烧栗子冬瓜	米饭 蒸红薯 红豆粥 清炒虾仁黄瓜 素焖扁豆	馒头 八宝粥 肉丝冬笋木耳 蒜蓉西兰花	米饭 芝麻火烧 绿豆粥 鱼香肉丝 烩玉米笋黄瓜

(二)幼儿园食谱的确定

1. 配餐原则

选择营养丰富的食品,多吃时令蔬菜、水果。配餐要注意粗细粮搭配、主副食搭配、荤素搭

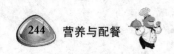

配、干稀搭配、咸甜搭配等,充分发挥各种食物营养价值的特点及食物中营养素的互补作用,提高其营养价值。少吃油炸、油煎或多油的食品、肥肉及刺激性强的酸辣食品等。经常变换食物的种类,烹调方法多样化、艺术化。饭菜色彩协调,香气扑鼻,味道鲜美,可增进食欲,有利于消化吸收。

2. 食谱示例

食谱在应保证幼儿得到所需要的能量和各类营养素(见表9-14)。

表9-14 幼儿园一周食谱

年龄	餐次	星 期						
		一	二	三	四	五	六	日
1~3岁	早餐	牛奶 二米粥 什锦菜碎 炒豆腐干末	牛奶 蛋花菜粥 蜂糕	牛奶 肉末胡萝卜 香菜粥 豆腐乳	牛奶 小米面粥 蛋黄什锦菜 碎	牛奶 糖粥 花卷 肝末菜碎	牛奶 碎菜粥 蛋黄末	牛奶 玉米面粥 炒三泥
	午餐	肉末碎青菜 面片	芥菜肉末豆 腐羹 烂饭	肉末菜碎馄 饨	鸡肝烂饭 鸡汁土豆 胡萝卜泥	肉末菜饭	烂饭 肉末菜花 豌豆花	馒头 肉末碎鸡 毛菜汤
	午后 加餐	牛奶 蒸苹果块	酸奶 草莓	牛奶 香蕉	酸奶 无籽西瓜	牛奶 去皮番茄	牛奶 水果沙拉	牛奶 番茄 拌香蕉
	晚餐	熘鱼肉碎 碎青菜面片	烂饭 肉末蔬菜浓 汤	烂饭 番茄炒蛋 炒碎菠菜	烂饭 肉末碎青菜	烂饭 鱼松 葱末豆腐	菜包子 葱油蛋花汤	烂饭 肉末蒸蛋 番茄豆腐汤
	睡前 加餐	牛奶 小饼干	牛奶 枣泥酥	牛奶 蛋糕	牛奶 水果羹	酸奶 小布丁	牛奶 苏打饼干	牛奶 绿豆糕
4~6岁	早餐	牛奶 白粥 炒豆腐干 青菜丝	牛奶 蛋花粥 松糕	银耳百合糖 粥 奶酪夹面包 片	菜粥 葱油饼 豆腐乳	牛奶糖粥 花卷 炒三泥	牛奶 白粥 蒸饼夹酱鸡 肝 清炒菜碎	白粥 麻酱夹馒头 百叶丝炒青 菜末
	午餐	烂饭炒鱼片 配菜花 胡萝卜(片) 玉米面粥	烂饭 芥菜肉末豆 腐羹	烂饭 番茄炒蛋 粉丝菠菜汤	烂饭 清炖狮子头 青菜汤	牛奶糖粥 花卷 炒三泥	烂饭 肉片菜花 小豌豆小米 粥	馒头 小肉圆鸡毛 菜 细粉汤
	午后 加餐	牛奶 苹果	酸奶 草莓	牛奶 香蕉	酸奶 西瓜	牛奶 番茄	牛奶 水果沙拉	牛奶 番茄拌香蕉
	晚餐	浓汤肉丝 青菜面	烂饭 肉片炒莴笋 番茄鸡蛋 碎面片汤	枣泥包 菜肉馄饨	烂饭 洋葱炒胡萝卜 细丝小鸡肉 丸 余白菜叶	烂饭 熘鱼片 葱油豆腐	菜肉包子 紫菜虾皮蛋 花汤	烂饭 肉末蒸蛋 番茄豆腐 香菜汤
	睡前 加餐	牛奶 小饼干	牛奶 枣泥酥	牛奶 蛋糕	牛奶 水果羹	酸奶 小布丁	牛奶 苏打饼干	牛奶 绿豆糕

（三）中小学生食堂营养食谱的确定

1. 寄宿制学校学生营养食谱的确定原则

寄宿制学校学生一日三餐均在学校,确定营养食谱应注意膳食营养平衡,适应学生生长发育的需要。

（1）合理分配能量。三餐能量的分配,早餐应占 30%,午餐占 35%～40%,晚餐占 30%～35%。早餐必须摄入足够的能量,才能适应上午课程集中的特点。许多学生晨起食欲不佳,早餐常常未进食足量的食物,所以应增加 1 次课间餐,以补充摄入能量的不足。10～12 岁的女生日需能量为 10.04 MJ(2 400 kcal),男生达 11.72 MJ(2 800 kcal),因青少年食欲旺盛,配餐应保证提供足够的能量。

（2）合理的膳食组成。在能量供给充分的前提下,除保证蛋白质的摄入量外,还要注意提高蛋白质的利用率,主、副食要搭配适宜,以充分发挥蛋白质的互补作用。就一种或几种营养素而言,动物性食物营养价值较高,但没有任何一种食物完全含有人体需要的全部营养素,因此某一餐仅食稀饭、泡饭、馒头、咸菜等以淀粉为主的食物,或单吃鱼、肉、蛋等高蛋白为主的食品,都是不合理的,必须调整为每餐均有荤、有素,或豆、菜搭配的合理膳食结构。以早餐为例,既应摄入足量的主食(粗、细粮均可,100～150 g),又需要一定量的动物性食品(鸡蛋 1 个或瘦肉 50 g)及蔬菜。如条件不允许,则应在主食之外搭配豆类食物(如大豆、豌豆或蚕豆 25 g,或豆腐干 50 g)和一定量的蔬菜。

（3）保证含钙、铁及维生素 A、维生素 B_2 和维生素 C 的食物。我国不同地区的膳食调查显示,学龄儿童及青少年的膳食中,钙、铁及维生素 A、B_2 和 C 的摄入不足。条件许可时,均应饮用鲜牛(羊)奶,经常吃绿叶或黄红色蔬菜,以保证各种维生素和矿物质的供给。还必须注意采用合理的烹调方法,以保存食品中的营养成分。

（4）膳食多样化应做到粗细搭配,干稀适度。要适当增加花色品种,使膳食丰富多彩,既美味可口,又营养丰富。

2. 食谱示例(见表 9–15)

表 9–15　一周食谱示例

餐次＼星期	一	二	三	四	五	六	日
早餐	豆浆 花卷 蛋糕 腌黄瓜	牛奶 面包 火腿肉 什锦菜	白菜粥 馒头 卤鸡蛋 豆腐乳	胡萝卜粥 花卷 咸鸭蛋 小黄瓜	豆腐脑 油条 小桃酥 什锦菜	牛奶 麻团 煮鸡蛋 圣女果	二米粥 肉包子 茶鸡蛋 炝三丝
加餐	牛奶 饼干	酸奶 小桃酥	牛奶 蛋糕	酸奶 豆沙面包	豆浆 果酱面包	牛奶 小比萨饼	豆浆 蔬菜包子
午餐	米饭 小馒头 酱翅中 蛋炒番茄 虾皮小白菜 海带豆腐汤	米饭 千层饼 红烧排骨 咖喱土豆 香干油菜 酸辣汤	米饭 红糖小窝头 卤鸡心肝 三鲜豆腐 醋熘白菜 番茄蛋花汤	米饭 发糕 红烧鱼块 酱爆三丁 粉丝菠菜 虾皮紫菜汤	米饭 金银卷 香辣鸡腿 洋葱炒蛋 海米冬瓜 青菜豆腐羹	扬州炒饭 麻酱花卷 炸鱼排 粉丝白菜朵 丸子 苹果	饺子 卤鸡肝 素什锦 麻酱沾瓜条 饺子汤 香蕉

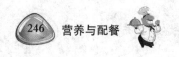
（续表）

星期\餐次	一	二	三	四	五	六	日
晚餐	炸酱面条 鸡泥肠 生蔬菜丝	二米饭 肉末豆腐 拌三丝 番茄蛋汤	米饭 番茄菜花 粉丝菠菜 汆丸子	豆沙包 拌海带丝 菜肉馄饨	米饭 葱油豆腐 清炖狮子头 白菜汤	烙饼 酱炒鸡蛋 清炒豆芽 绿豆粥 咸菜	米饭 煮玉米 炒三片 排骨青菜汤

（四）中小学生营养午餐食谱的确定

1. 配餐原则

（1）应遵循"营养、卫生、科学、合理"的原则,体现平衡膳食,做到一周各类营养素配比合理,以满足学生生长发育的需要。

（2）主食做到粗细粮搭配。应尽量搭配五谷杂粮、豆类、薯类,提倡粗粮细作。除米饭外,每天搭配适量面食。

（3）副食应做到动物性食品与豆制品、根茎菜、绿叶菜、瓜类、豆类、薯类及菌藻类合理搭配。蔬菜中绿色蔬菜占 2/3,红黄色蔬菜占 1/3。

（4）制订学生营养餐食谱应掌握以下几点:① 每周食谱不重样;② 目前中小学生普遍缺乏维生素 A、维生素 B_2、铁和钙,食谱应尽量选用这些营养素含量高的食物。如豆腐、鸭肝、鸡肝、海带、胡萝卜等(每周吃一次含铁丰富的动物内脏,如鸭肝、鸡肝等,为补充钙、碘,除经常提供含钙丰富的食物外,每周至少吃一次海带或其他菌藻类食物);③ 食谱制订要注意结合季节特点;④ 合理搭配菜肴,以利进餐,如肉馅食物应配青菜。

（5）考虑操作间的加工能力,保证食谱切实可行。

（6）合理烹调,减少食物中营养成分的损失。

2. 食谱示例

表 9-16 列出了学生营养餐食谱菜点及用料品种数量,表 9-17 是食谱营养成分表。

（五）老年人营养食谱的确定

1. 配餐原则

（1）能量供给合理,体重控制在标准体重范围内。

（2）适当增加优质蛋白质的供应量。

（3）控制脂肪摄入量,全日不超过 40 g,食用动物油要适量。

（4）不要单一食用精米、精面,每天应食用适量粗粮。

（5）控制食盐摄入量,全日应控制在 4~6 g。

（6）补充钙、磷和维生素。

（7）增加膳食纤维的摄入。

（8）注意一日三餐(或四餐)的能量分配。

2. 食谱示例

根据老年人膳食摄入参考和一般人群膳食宝塔,建议一日食谱: 牛奶 250 g,鸡蛋 40 g,鱼

表 9-16　学生营养餐餐食谱菜点及食物原料种类表(12~15岁)

星期一(1人)　食物原料名称及用量(g)

菜点名称	食物原料名称及质量(g)
米饭、馒头	稻米(粳)(标四)100
鸡脯三丁	小麦粉(富强粉)45、玉米面(白)5、马铃薯50、鸡胸脯75
虾皮小白菜	虾皮5、小白菜150
红烧豆腐	豆腐(北)80、青豆15、色拉油(菜子油)15

星期二(1人)　食物原料名称及质量(g)

菜点名称	食物原料名称及质量(g)
米饭、花卷	稻米(粳)(标四)100、小麦粉(富强粉)45、玉米面(黄)5
冬瓜丸子	猪肉(后臀尖)60、胡萝卜(红)90、冬瓜25
醋烹豆芽	绿豆芽125
地三鲜	马铃薯15、茄子(紫)30、番茄(红)20、柿子椒(青)15、色拉油(菜子油)12

星期三(1人)　食物原料名称及质量(g)

菜点名称	食物原料名称及质量(g)
米饭、豆包	稻米(粳)(标四)100、小麦粉(富强粉)40、豆沙20
酱爆肉丁	猪肉(里脊)75、胡萝卜(红)25、黄瓜50
菠菜粉丝	菠菜125、粉丝15
醋熘白菜	大白菜(青口)150、色拉油(菜子)15

星期四(1人)　食物原料名称及质量(g)

菜点名称	食物原料名称及质量(g)
米饭、金银卷	稻米(粳)(标四)100、小麦粉(富强粉)30、玉米面(黄)20
酥炸鳕鱼排	鳕鱼80
青椒土豆片	柿子椒(青)30、马铃薯100
腐竹芹菜	腐竹20、芹菜茎125、色拉油(菜子油)15

星期五(1人)　食物原料名称及质量(g)

菜点名称	食物原料名称及质量(g)
米饭、咖喱卷	稻米(粳)(标四)100、小麦粉(富强粉)50
鱼香肉丝	猪肉(里脊)75、胡萝卜(红)20、玉兰片30、色拉油(菜子油)15
香菇油菜	油菜125、香菇2、色拉油(菜子油)12
酸菜粉丝	大白菜(酸)150、木耳(水浸)10、粉条20

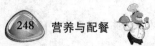

表 9 - 17　学生营养餐食谱营养成分表（12～15 岁）

营养素		蛋白质 (g)	脂肪 (g)	碳水化合物 (g)	能量 (kcal)	优质蛋白质 (g)	钙 (mg)	铁 (mg)	锌 (mg)	视黄醇当量 (μg)	维生素 B_1 (mg)	维生素 B_2 (mg)	维生素 C (mg)
参考值		32	25	139	930	13.5	480	7.2	6	320	0.7	0.7	24
星期一 (1人)	实际值	44.41	24.41	135.28	952.03	30.05	383.26	8.25	2.94	1 221.98	0.46	0.29	39.7
	比例	139%	97%	97%	102%	223%	80%	115%	49%	382%	66%	41%	165%
星期二 (1人)	实际值	27.99	36.41	133.63	1 005.87	12.48	124.19	3.59	2.47	151.74	0.62	0.26	39.66
	比例	87%	146%	96%	108%	92%	26%	50%	41%	47%	89%	37%	165%
星期三 (1人)	实际值	32.99	24.91	140.48	902.24	17.07	291.2	7.97	3.66	3 001.86	0.67	0.3	46.56
	比例	103%	100%	101%	97%	126%	61%	111%	61%	938%	96%	43%	194%
星期四 (1人)	实际值	32.17	22.87	137.04	878.66	17.6	3 014.83	8.05	2.77	46.91	0.42	0.23	37.8
	比例	101%	91%	99%	94%	130%	64%	112%	46%	15%	60%	33%	158%
星期五 (1人)	实际值	33.11	22.39	142.77	885.92	15.97	309.55	9.16	3.31	155.37	0.74	0.24	13.01
	比例	103%	90%	103%	95%	118%	64%	127%	55%	49%	106	34	54
周平均值		34	26.2	138	925	19	283	7.4	3	916	0.5	0.26	35
周平均比		107%	105%	99%	99%	138%	59%	103%	50%	286%	83%	38%	147%

肉类 50～100 g,谷类 350～400 g,豆制品 50～100 g,蔬菜 500 g,水果 100 g,糖 10 g,烹调油 10 g。总计:蛋白质 70～80 g,脂肪 39 g,碳水化合物 362 g,总能量 8.87 MJ(2 119 kcal)(见表 9-18)。

表 9-18 老年人一周营养食谱

餐次 \ 星期	一	二	三	四	五	六	日
早餐	山药粥 发糕 卤蛋	二米粥 芝麻烧饼 葱末、香菜末 拌豆	红枣粥 椒盐卷 咸鸡蛋 咸菜	红薯、玉米面粥 馒头 香肠 酱豆腐	大米粥 馒头 蒸蛋羹 咸菜	豆腐脑 豆沙包 茶蛋 咸菜	胡萝卜米粥 面包 蜂蜜 卤鸡蛋
午餐	米饭 砂锅豆腐 素炒圆白菜 桃子	米饭 滑熘里脊 扒白菜 苹果	米饭 香菇炖鸡 炒胡萝卜丝	蒸春饼 木耳烧菜心 淡菜炖豆腐	水饺 拌菜心	米饭 熘肝尖 炒小白菜	二米饭 香菇、鸡汤 炖豆腐 豆丝炒胡萝卜丝
加餐	牛奶 面包	牛奶 烤馒头干	牛奶 面包	牛奶 饼干	牛奶 面包	牛奶 烤面包干	牛奶 面包
晚餐	鸡蛋挂面汤 葱油花卷 胡萝卜炒肉丝 烧油菜	肉蓉米粥 馒头 芙蓉鸡丝拌菠菜	玉米糁粥 馒头 海米、木耳烧菜心	米饭 番茄炒鸡蛋 素炒三丝	肉丝面条汤 葱油花卷 菠菜炒鸡蛋	什锦面片汤 肉龙(发面卷肉) 素烧油菜	木樨肉、刀削面汤 馒头 烧三样(油菜、丸子、笋)

二、特定劳动环境下人员的食谱设计

特定环境下的人员包括在特定温度、特定工作强度等条件下的高体力劳动者人员,包括工人、农民、技工等,日需热量较高,营养素的摄入较常人更多,食谱以高热量、高蛋白、高糖为主,可以按营养素的膳食比例,以超出膳食宝塔的计算量供给。

(一)高温环境下作业人员的配餐

高温作业可分为三种类型:高温、强热辐射作业(如炼钢、炼铁等);高温、高湿作业(如纺织、印染、造纸等);夏季露天作业(如建筑、部队等)。

1. 配餐原则

(1)为补充随汗液流失的大量矿物质,应提高钠、钾、镁、钙、磷等矿物质的供给量。在正常人膳食基础上,每日须增加钾、钠、钙和磷以及微量元素铁和锌的供给。

(2)增加维生素的供给量,包括维生素 C、B 族维生素以及维生素 A 等。

(3)合理增加能量和蛋白质的供给量。

(4)合理安排进餐时间。三餐分别安排在起床后、下班后的 1～2 小时,以及上班前的 1 个多小时。高温往往影响食欲,因此在菜肴方面要经常变换花样,并适量选用辛辣味的调味

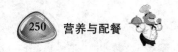

品。要有选择地增加动物性食品(肉、鱼、动物内脏、奶及奶制品)、豆及豆制品、深色蔬菜(菠菜、油菜、芹菜等)、海产品(海带、海蜇、虾皮、紫菜等)的量。又因大量出汗,矿物质丢失较多,故应提供盐分略高的汤类。

2. 配餐示例

在高温环境下作业人员的配餐见表9-19。

表9-19 高温环境下作业人员一周食谱

餐次 \ 星期	一	二	三	四	五	六	日
早餐	豆沙包 二米粥 咸鸭蛋 花仁炝西芹 咸菜	金银卷 牛奶 卤蛋 麻酱黄瓜条 咸菜	馒头 豆浆 煮鸡蛋 花生米 酱豆腐	油饼 豆腐脑 五香蛋 蒜蓉豇豆 咸菜	花卷 牛奶 咸蛋 炝青笋 咸菜	芝麻烧饼 二米粥 卤蛋 椒油土豆丝 小酱菜	面包 牛奶 茶蛋 炝三丝咸菜
午餐	米饭、馒头 红烧排骨 海带 小白菜粉丝 双耳南瓜汤	米饭、馒头 红烧肉炖腐竹 素炒三丁 紫菜蛋花汤	米饭、馒头 红烩牛肉土豆 胡萝卜 素什锦 番茄蛋汤	米饭、馒头 扒鸡腿 番茄炒圆白菜 肉丝榨菜汤	米饭、馒头 红烧带鱼 香菇油菜 虾皮冬瓜汤	米饭、馒头 红烧丸子 蒜蓉盖菜 酸辣汤	米饭、馒头 元宝肉 清炒油麦菜 虾皮紫菜汤
晚餐	米饭、窝头 二米粥 木樨肉 烧土豆 咸菜	馒头、烙饼 玉米面粥 肉片扁豆 醋烹豆芽 咸菜	米饭、烧饼 紫米粥 麻婆豆腐 肉丝芹菜 咸菜	米饭、葱花卷 绿豆粥 鱼香肉丝 素炒西葫芦 咸菜	米饭、发糕 玉米碴粥 酱爆鸡丁 醋熘白菜 咸菜	米饭、葱油饼 八宝粥 家常豆腐 素炒茄片 柿椒咸菜	米饭 紫米芸豆粥 肉片鲜蘑 地三鲜 咸菜

(二) 低温环境下作业人员的配餐

低温作业人员包括常年气温在10℃以下的环境中长期生活、工作(如极地、高寒地区),或长期在局部低温环境中工作(如制冷业、冷库等)的人员。

1. 配餐原则

(1) 保证充足的能量,日能量供给量应在16.74 MJ(4 000 kcal)以上。产能营养素的合理来源为碳水化合物48%~50%,脂肪35%~37%,蛋白质14%~15%。

(2) 合理地增加脂肪的供给量对机体防寒具有积极意义,但应注意动物性脂肪不宜过多。

(3) 蛋白质的供给量要充足,一般应为常温下相同劳动强度等级人员的130%~150%。

(4) 低温环境下机体抵抗力低,应激能力差,需增加维生素 A 的供给量(为常温下的150%)。

2. 配餐示例

在低温环境下作业人员的配餐见表9-20。

表 9-20　低温环境下作业人员一周食谱

餐次＼星期	一	二	三	四	五	六	日
早餐	大米红小豆粥 煎鸡蛋 烧饼 花仁炝西芹 酱菜	牛奶 茶鸡蛋 姜黄花卷 麻酱黄瓜 咸菜	豆腐脑 煮鸡蛋 油饼 豆芽、香菜 拌海带 咸菜	牛奶 香肠 莲蓉包 炸花生米 圣女果	豆浆 卤鸡蛋 油条 椒油土豆丝 五香花生米	牛奶 五香蛋 果酱包 黄瓜豆腐丝	牛奶 咸鸭蛋 馒头 五香卤杏仁 粉丝海白菜
午餐	米饭、馒头 香菇炖鸡块 清炒蒿子秆 虾皮豆腐羹	米饭、馒头 咖喱牛肉 土豆胡萝卜 韭菜豆芽 紫菜蛋花汤	米饭、馒头 太阳肉 小白菜粉丝 酸辣汤	米饭、馒头 红烧带鱼 清炒佛手瓜 肉丝榨菜汤	米饭、馒头 红烧栗子肉 蒜蓉木耳菜 虾皮紫菜汤	米饭、馒头 黄豆烧猪蹄 素什锦 粉丝菠菜汤	米饭、馒头 红烧排骨 海带 香菇油菜 蛋花玉米羹
晚餐	猪肉扁豆馅包子 大米粥 拌金针菇黄瓜	米饭、大饼 玉米面粥 猪肉焖海带 素炒圆白菜	米饭、发糕 绿豆粥 糖醋里脊 尖椒土豆丝	米饭、葱油饼 二米粥 木樨肉 酸辣白菜	羊肉饺子 糖醋心里美萝卜	米饭、炸麻团 紫米粥 肉片焖豆角 蒜蓉苋菜	米饭、豆沙炸糕 八宝粥 番茄炒鸡蛋 炒三片（土豆、柿椒、胡萝卜）

(三)高、低压环境下作业人员的配餐

1. 配餐原则

(1) 为提高机体对低压和高原环境的耐受力,每日应供给充足的能量。

(2) 适当增加富含铁的食物,使机体动脉血氧含量增加,提高机体在低氧分压条件下的呼吸能力。

(3) 增加优质蛋白质的摄入量,加强机体恢复平衡的能力。

(4) 增加维生素的供给量。维生素 B_1 和维生素 C 可参与能量转化,维生素 A 和维生素 D 可提高机体对气压变化的适应能力,维生素 E 可促进脂肪吸收和防止体重减轻。

(5) 适当减少食盐的摄入量,有助于预防急性高山反应。

(6) 提倡多餐制(每日 4～5 餐)。

2. 配餐示例

在高、低压环境下工作人员的配餐可参见表 9-21。

表 9-21　高、低压环境下作业人员一周食谱

餐次＼星期	一	二	三	四	五	六	日
早餐	牛奶 小面包 蒜蓉豇豆 酱豆腐	牛奶 油饼 麻酱拌茄泥	牛奶 红糖包 黄瓜豆腐丝 泥肠	牛奶 油饼 芝麻、豆芽 拌海带	牛奶 面包 白干芹菜 香肠	牛奶 烧饼 椒油土豆线 泥肠	牛奶 火烧 圣女果 方火腿

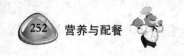
（续表）

餐次＼星期	一	二	三	四	五	六	日
午餐	米饭、馒头 清蒸黄鱼 肉片木耳柿子椒 虾皮香菜冬瓜汤	米饭、馒头 淮山药烧鸡块 海米芹菜 木耳南瓜汤	米饭、花卷 红烧带鱼 蒜炒扁豆 小白菜粉丝汤	米饭、馒头 海带炖肉 香菇油菜 红白豆腐	米饭、馒头 羊肉炖白萝卜 素炒豆芽 豆花汤	米饭、馒头 心里美萝卜 氽丸子 素什锦 番茄 鸡蛋香菜汤	米饭、馒头 牛肉烧胡萝卜 土豆、番茄炒圆白菜 雪花豆腐羹
晚餐	花卷 玉米碴粥 肉末豆腐 蒸茄泥	水饺（猪肉、韭菜馅） 八宝粥 糖拌番茄	发糕 绿豆粥 豆椒炒肉丝 番茄炒菜花	馒头 绿豆粥 木樨肉（鸡蛋、肉、木耳、黄花菜） 凉拌芹菜	姜黄花卷 红豆粥 熘鸡片 黄瓜木耳 尖椒土豆丝	烙饼 小米粥 猪肝炒柿子椒 海米白菜	馒头 二米粥肉片 鲜蒜蓉油麦菜 糖拌番茄
加餐	肉丝青菜面	牛奶 果酱面包	番茄鸡蛋面片汤	小馄饨	酸奶 烤面包片	青菜肉末疙瘩汤	酸奶 蛋糕

（四）噪声与振动环境下作业人员的配餐

1. 配餐原则

（1）适当增加能量和蛋白质的供给量，有助于加强神经系统对外界刺激的抵御能力和适应能力。

（2）适当增加脂肪的供给量，日脂肪摄入量以每千克体重高于 1 g 为宜。

（3）增加维生素 A 的供给量，可减轻噪声、振动对内耳的损伤。日摄入量最好能达到 3 000 μg。

（4）提高维生素 E 的供给量，以预防因振动而引起的肌肉萎缩和肌肉营养不良。可选用动物内脏、花生油和葵花籽油，亦可口服维生素 E 丸。

（5）提高矿物质镁的供给量。

2. 配餐示例

在噪声与振动环境下作业人员的配餐可具体参见表 9-22。

表 9-22　噪声、振动环境下作业人员一周食谱

餐次＼星期	一	二	三	四	五	六	日
早餐	玉米面粥 馒头鸭蛋 拌苤蓝 胡萝卜丝	馄饨 油条 黄瓜条	番茄 鸡蛋面条汤 酱豆腐 炸馒头片	蛋炒米饭 牛奶 酸辣莴笋、胡萝卜条	二米粥 麻酱蒸饼 咸鸭蛋 老虎菜	大米粥 猪肉白菜馅包子 酱菜丝	豆浆 烧饼夹肉 香菜辣椒胡萝卜

（续表）

餐次＼星期	一	二	三	四	五	六	日
午餐	米饭馒头 鸡蛋炒番茄 肉片柿子椒 番茄香菜豆腐汤	红豆米饭 花卷 猪肉炖海带 素炒扁豆 虾皮小白菜汤	米饭 肉龙（猪肉、大葱） 鸡鱼丸豆腐 白菜 咸菜	面条（蘑菇、黄花菜、木耳、猪肉、鸡蛋卤） 黄瓜条卤鸡蛋	米饭发糕 红烧鸡块 番茄炒圆白菜 蟹柳虾皮黄瓜汤	米饭、双色卷 八珍豆腐 鱼香三丝 玉米面粥 酱黄瓜	米饭 素焖扁豆 素炒茄子 鸡蛋粉丝菠菜汤
晚餐	饺子（猪肉、茴香馅） 鲜玉米	麻酱花卷 猪肉炒豇豆 凉拌黄瓜 海米、冬瓜汤 白薯	米饭 鸡蛋炒黄瓜 青椒土豆丝 南瓜丸子汤	千层饼 炸藕合 素炒圆白菜 胡萝卜香菜肉末粥 白薯	葱花饼 （猪肉、大葱） 素炒蒜苗 咸菜 小米粥	烙饼 大葱青椒末 摊鸡蛋 粉丝菠菜 虾皮、紫菜黄瓜汤	小米粥 包子（猪肉、小白菜馅） 花生米 咸菜

（五）接触有害物质作业人员的配餐

接触铅作业的工种有冶金工业、印刷业、制造蓄电池及颜料工业、汽车驾驶及维修等。接触汞作业的工种有，冶金、仪表、化工、电工器材、轻工业、军火工业以及原子能工业。接触含镉化合物作业的工种有，电镀、电池、冶炼、颜料、农药、电器元件、太阳能以及核工业等。较常见的接触无机磷及磷化合物的工种有，磷矿开采与冶炼、军工生产、火柴及电石生产、农药的生产与使用等。

1. 配餐原则

（1）食物中的蛋白质可与铅、汞等结合，形成不溶解性的化合物排出体外，从而降低机体对铅、汞的吸收。因此，应供给充足的蛋白质，以食用乳及乳制品，鱼、蛋类等动物性食物为宜。

（2）必须严格控制脂肪的摄入量（每日在 50 g 以下）。

（3）碳水化合物可抑制铅在肠道内的吸收，保护肝脏并维持肝脏的解毒功能。因此，应提高碳水化合物的摄入量（以谷类为主）。

（4）增加含锌食品。动物性食品是锌的丰富来源，如牛肉、猪肉和羊肉等，豆类及小麦每千克含锌均在 5～20 mg。

（5）提高水溶性维生素的供给量，可选用面粉、瘦肉、豆荚类、动物内脏（牛肝、猪肝）、蔬菜（绿色菜，特别是深绿色蔬菜）、水果等。

（6）维生素 A 可改善镉造成的肺组织上皮细胞损害，因此应增加供给量。由于镉对磷有较强的亲和力，可使骨中的钙游离而造成骨质疏松，引起骨痛，因此也需增加维生素 D 和钙的摄入量。

2. 配餐示例

长期接触有害物质作业人员，其配餐具体见表 9-23。

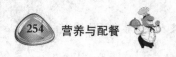

表 9-23 接触有害物质人员一周食谱

餐次\星期	一	二	三	四	五	六	日
早餐	牛奶 蛋糕 苹果	牛奶 油饼 圣女果	牛奶 汉堡包 香蕉	牛奶 豆包 果味黄瓜	牛奶 馒头 咸蛋 拌萝卜丝	牛奶 糖火烧 番茄	牛奶 什锦炒饭 泡菜
午餐	米饭 鱼香两样 清炒圆白菜 五彩蛋花汤	烙饼 摊鸡蛋 炒合菜 青菜豆腐汤	饺子(猪肉、韭菜鸡蛋馅) 醋蒜汁 炝芹菜	馒头 红烧兔肉 香菇油菜 鸡蛋番茄汤	米饭 炒鸡杂 素烧茄子 冬瓜香菜汤	茴香馅包子 炒胡萝卜丝 小米粥 咸菜	蒸饼 酱羊肝 鸡汤鲜粉白菜 大米粥 咸菜丝
晚餐	米饭 冬瓜汆丸子 熏干小白菜 鲜玉米	炸酱面 猪肉炸酱 扁豆、黄瓜、萝卜丝 白薯	米饭 鸡蛋炒番茄 肉片扁豆 银耳百合羹	馅饼(鸡蛋、虾皮、韭菜馅) 小米粥 拌白菜丝 咸菜	馒头 肉粒素虾仁 酸辣圆白菜 鸡蛋黄瓜汤	米饭 木樨肉 萝卜汆鱼丸 拌油麦菜	烙饼 宫保鸡丁 肉炒茭白 虾皮青菜紫菜汤

(六)粉尘环境下作业人员的配餐

1. 配餐原则

(1)增加优质蛋白质,每日在90~110 g。

(2)维生素B_6在蛋白质代谢中起重要作用,应增加摄入量,食物中摄入量不足时,可口服维生素B_6片剂。

(3)为提高机体免疫力,应增加维生素C的供给量(每日150 mg)。

(4)增加维生素D的摄入量,多晒太阳,增加维生素D的体内合成。口服维生素D和钙可促进肺组织病灶部位的钙化愈合。

2. 配餐示例

长期在粉尘环境下工作的人员其配餐可参见表9-24。

表 9-24 粉尘环境下作业人员一周食谱

餐次\星期	一	二	三	四	五	六	日
早餐	青菜木耳鸡汤面 火腿面包	豆 鸡蛋灌饼 拌三丝	牛奶 面包酱肉 菜丝沙拉	南瓜面片汤 鸡蛋	豆腐脑 油饼	馄饨 炸馒头 荠末菠菜	番茄面条 汤卧鸡蛋 老虎菜
午餐	米饭、馒头 红烧带鱼 木耳炒圆白菜 虾皮香菜冬瓜汤	腐米饭、花卷 鸡蛋炒番茄 熘肉片 扁豆 小白菜豆汤	米饭 鱼香肉丝 腐竹芹菜 木耳鸡蛋黄瓜汤	馅饼(猪肉、韭菜馅) 豆腐乳 拌海带胡萝卜黄瓜丝 小米粥	米饭 千层饼 酱鸡肝 萝卜炖牛肉 炒西葫芦 海米粉丝白菜汤	米饭、蒸饼 酱鸡肝 肉末豆芽 小白菜豆腐汤	酱花卷 红烧狮子头 白菜底 炒莴笋 胡萝卜丝 虾皮紫菜汤

（续表）

餐次＼星期	一	二	三	四	五	六	日
晚餐	麻酱花卷 肉丝豇豆 鲜粉白菜绿 豆粥 咸菜	米饭 白薯 木樨肉 醋熘白菜 翡翠豆腐羹	饺子（羊肉、西葫芦、韭菜馅） 花生米 饺子汤	米饭 红烧鸡块 粉丝小白菜 虾皮紫菜汤	包子（猪肉、南瓜馅） 小米粥 尖椒土豆丝	米饭 香菜冬瓜 余丸子 番茄炒菜花	发面饼 酱鸡翅 清炒油麦菜 香菜萝卜丝 疙瘩汤

思考题

（1）营养食谱制订的方法和步骤有哪些？

（2）特定生理时期人群的食谱编制需要关注哪些细节？

（3）特定劳动环境下人员的食谱制订需要注意什么？请分别说明。

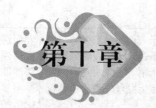

第十章 常见疾病营养食谱的设计

知识目标

(1) 了解糖尿病、高血压、痛风等常见疾病的营养需求。

(2) 掌握糖尿病、高血压、痛风等常见疾病的饮食特点。

(3) 掌握常见疾病的营养状况及膳食指南。

能力目标

(1) 针对常见疾病的饮食特点,设计相应食谱。

(2) 针对常见疾病的特点,制订饮食控制措施。

随着社会经济的快速发展,我国居民生活富裕、食物丰富,营养状况有了较大提高。与此同时,和饮食营养相关的一些慢性病如高血压、血脂异常、糖尿病等的发病率正在迅速增长。如何在改善物质生活的同时保障好国民身体健康,是全面建设小康社会,促进国家和谐发展的重要课题。

第一节 糖尿病患者营养食谱设计

一、糖尿病患者饮食概述

糖尿病患者吃什么好一直是患者及其家属比较关心的话题。其饮食基本原则是,可能快速提升血糖,以及糖分含量高或者淀粉、脂肪含量高的食品要少吃,它们都很容易转化为葡萄糖。

(一) 糖尿病患者的饮食设计原则

糖尿病是由于体内胰岛素绝对不足或相对不足而引起的葡萄糖、蛋白质代谢紊乱性疾病,其特征为血糖增高及尿中有糖。血糖过高时,有"三多一少"症状,即多食、多饮、多尿和体重减少。临床分型主要有两大类:① 胰岛素依赖型(Ⅰ型);② 非胰岛素依赖型(Ⅱ型)。饮食治疗是治疗糖尿病的最基本措施。

1. 合理控制总能量

应按患者年龄、性别、身高、标准体重、工种(劳动强度)计算出每天所需能量。肥胖者(超过标准体重20%以上)应控制总能量,特别是来自碳水化合物和脂肪的能量,使体重降到或接近标准水平;体重过轻者,应提供足够的能量,使体重恢复正常。

2. 蛋白质供给量应充足

蛋白质由于糖尿病人体内糖原异生旺盛,蛋白质消耗量增大,因此膳食中蛋白质供给量应充足,占总能量的 10%～20% 为宜,即每日每千克体重供给 1～1.5 g 蛋白质。

3. 碳水化合物应适当控制

碳水化合物的摄入量,应占总能量的 50%～60%。即每日进食量约为 200～350 g(相当于主食 250～400 g),主食除白米、白面外,还可搭配燕麦、荞麦面、玉米面等粗杂粮,以延缓碳水化合物的吸收。

4. 控制脂肪和胆固醇的摄入

膳食中脂肪能量应占总能量 20%～25%,即每日脂肪摄取量不超过 60 g 为宜,胆固醇的摄入量最好限制在 300 mg 以下。

5. 矿物质、维生素的供给量应满足机体需要

蔬菜是维生素和矿物质良好的食物来源,乳类是钙的最好的食物来源。

6. 膳食纤维要充足

供给充足的膳食纤维(特别是可溶性膳食纤维),有利于延缓碳水化合物的吸收、降低餐后血糖水平、改善葡萄糖耐量。充足的膳食纤维和高碳水化合物膳食一起吃效果更好,可溶性膳食纤维有利于血脂改善。膳食纤维有降低血糖、血脂和改善葡萄糖耐量的作用,故糖尿病人最好每日能摄取 40 g 膳食纤维,来源以天然食物为好。

7. 饮酒要慎重

1 g 酒精可提供能量 29.29 kJ(7 kcal),不含或含少量营养素。长期过量饮用对肝脏不利。如欲食用,可少量饮用低度酒,如啤酒、干红葡萄酒,忌用高度酒和露酒。需要注意的是,饮酒时应计算酒所提供的能量,并从主食中减去。如饮啤酒 400 mL,约供能 468.16 kJ(112 kcal),相当于 30 g 粮食。故主食的摄入应相应减少 130 g。

8. 有合理的膳食规律

一日至少三餐,定时、定量。三餐主食量可按早、午、晚餐各占 1/3,或早餐占 1/5,午、晚餐各占 2/5。三餐都要主、副食搭配,餐餐都有含碳水化合物、蛋白质和脂肪的食品。在活动量稳定的情况下,要求饮食定时定量。

(二)糖尿病患者饮食调理

对糖尿病患者来说,米饭不能吃饱,水果不能吃多,甜品基本不碰。那他们到底能吃什么?要对哪些食物忌口?选择好适宜糖尿病患者的食物,对糖尿病的控制也是非常重要的。主要注意以下几点。

1. 适宜吃的食物

(1) 大豆及其制品。这类食品除富含蛋白质、无机盐、维生素之外,在豆油中还有较多的不饱和脂肪酸,既能降低胆固醇,又能降低甘油三酯,其所含的谷固醇也有降脂作用。

(2) 五谷杂粮。如莜麦面、荞麦面、热麦片、玉米面含多种微量元素。它们有延缓血糖升高的作用。可用玉米面、豆面、白面按 2∶2∶1 的比例做成馒头、烙饼、面条,长期食用,既有利于降糖降脂,又能减少饥饿感。

(3) 苦瓜、桑叶、洋葱、香菇、柚子、南瓜等。这类食品可降低血糖,是糖尿病患者最理想食物,如能长期食用,则降血糖和预防并发症的效果会更好。

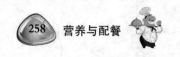

2. 不宜吃的食物

（1）易于使血糖迅速升高的食物，如白糖、红糖、冰糖、葡萄糖、麦芽糖、蜂蜜、巧克力、奶糖、水果糖、蜜饯、水果罐头、汽水、果汁、甜饮料、果酱、冰淇淋、甜饼干、蛋糕、甜面包及糖制糕点等。

（2）易使血脂升高的食物，如牛油、羊油、猪油、黄油、奶油、肥肉等。对富含胆固醇的食物，更应特别注意，应该不用或少用，防止动脉硬化性心脏病的发生。

（3）不宜饮酒。因为酒中所含的酒精不含其他营养素只供热能，每克酒精产热约 7 kcal，长期饮用对肝脏不利，而且易引起血清甘油三酯的升高。特别需要注意，缺乏胰岛素的患者空腹饮酒易引起低血糖，所以为了安全还是不饮酒为佳。

3. 应少吃或不吃水果

因水果中含有较多的碳水化合物，并且主要是葡萄糖、蔗糖、淀粉，食后消化吸收的速度快，可迅速导致血糖升高，对糖尿病患者不利，所以一般不宜多吃水果。但是由于水果中含有较多的果胶，有延缓葡萄糖吸收的作用，因此，在病情稳定时可以少量吃一些水果。

吃水果时，要以含糖量低为选择原则。同时，还要根据其含糖量，计算热能，换算成主食，减少或扣除主食的量，以保持总热量不变。不宜每餐都吃水果，一般认为在两餐之间（血糖下降时）少量服用较为合适。

4. 应限制饮食中的胆固醇含量

因糖尿病患者病情控制不好时，血清胆固醇易升高，造成糖尿病血管并发症。所以糖尿病患者饮食中要限制胆固醇的进食量，一般主张胆固醇的限量为每日低于 300 mg。不吃或少吃肥肉和动物内脏，如心、肝、肾、脑等，因这类食物都富含较高的胆固醇。而要多吃瘦肉和鱼虾等，此属高蛋白低脂肪食物。

（三）糖尿病患者要科学饮食

对糖尿病患者而言，生活中正确科学的饮食，是调治糖尿病的关键环节，控制得好坏直接影响病情发展。

第一，制订饮食方案。每个患者情况不同，可以请营养师综合膳食结构、患者主观症状、客观化验结果，初步制订饮食方案。但这并不是一劳永逸的，最多一个月就应复诊一次，再做调整。另外，日常应根据就餐情况、体力活动、血糖监测情况、胃肠道功能等，及时调整膳食。

第二，合理搭配能量比例。合理控制总能量是糖尿病营养治疗的主要原则，以能维持或略低于理想体重为宜。蛋白质一定要占到每日总能量的 1/3 以上，每日脂肪摄入量不能超过 30%。

第三，三餐分配要合理。病情稳定的糖友，至少保证一日三餐；血糖波动大、易出现低血糖的糖友就需要适当加餐；每日进餐 5～6 次，同等重量的食物分成 6 份，每份的压力自然就小了，既保证了一天总摄入量，又不让一餐摄入过多，避免血糖升高。

第四，饮食控盐有讲究。很多患者经常说自己盐摄入量控制得很好，比如每次做饭都用限盐勺等，但却忽视了很多"含盐大户"，比如味精、鸡精、酱油、酱豆腐、酱菜、咸菜、泡菜、膨化食品等。所以，避免吃盐过多应从两方面下手：一是少吃看得见的盐，二是少吃隐形盐。

二、糖尿病患者营养食谱的设计

糖尿病患者的营养食谱设计按照其体质指数,合理分配每餐的热能及各种营养素,并按照相关营养素供给原则来选择食物,进行食谱制作(见表10-1)。

(一)设计步骤

1. 设计标准

根据患者的身高,计算其标准体重。公式为

$$标准体重(kg)=身高(cm)-105$$

2. 判断体质指数

根据患者体质指数,判断其属于正常、肥胖还是消瘦。

(1) 体型判断。以公式[(实际体重—标准体重)÷标准体重]×100%为参照。

正常：100±10%之间。

超重：>10%(>110%)。

肥胖：>20%(>120%)。

消瘦：<20%(<80%)。

(2) 体质指数(body mass index，BMI)。目前认为BMI是反映肥胖症与蛋白质—能量营养不良的可靠指标。公式为：体质指数(kg/m^2)=实际体重(kg)/身高的平方(m^2)。

中国人的体质指数(BMI)在18.5～23.9之间为正常,低于18.5为消瘦,>24为超重,≥28为肥胖。

能量的计算需根据患者体力活动强度和体型,确定每日能量需要量。成年糖尿病患者每日能量供给量,见表10-1。

表10-1 成年糖尿病患者每日能量供给量(kcal/kg 标准体重)

体　型	体　力　活　动　量			
	卧　床	轻体力	中体力	重体力
消　瘦	20～25	35	40	40～45
正　常	15～20	30	35	40
肥　胖	15	20～25	30	35

注：年龄超过50岁者,每增加10岁,比规定值酌减10%左右。

3. 确定能量供给量

了解患者体力活动情况,结合其胖瘦确定能量供给量,公式为：

$$全日能量供给量(kcal)=标准体重(kg)×单位标准体重能量需要量(kcal/kg)。$$

4. 确定碳水化合物、蛋白质、脂肪供给量

按碳水化合物、蛋白质、脂肪各占总能量的60%、15%、25%的比例,分别计算其供给量。每克碳水化合物产能16.74 kJ(4 kcal),每克蛋白质产能16.74 kJ(4 kcal),脂肪产能37.66 kJ(9 kcal)。

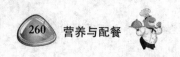

每日碳水化合物需要量＝总能量×碳水化合物所占比例÷每克碳水化合物供能量；

每日蛋白质需要量＝总能量×蛋白质所占比例÷每克蛋白质供能量；

每日脂肪需要量＝总能量×脂肪所占比例÷每克脂肪供能量。

5. 餐次分配

根据患者的饮食习惯，可将能量按 1/5、2/5、2/5 或 1/3、1/3、1/3 三餐分配，主、副食应按比例合理分配。

（二）糖尿病患者营养食谱的设计实例

某糖尿病患者，42 岁，身高 158 cm，体重 56 kg，从事办公室工作，求其每日所需能量（单纯饮食治疗）。

1. 患者标准体重

$$标准体重应为 158-105=53 kg$$

2. 体质指数

$$体质指数=56/(1.58×1.58)=22.4(kg/m^2)属正常体重$$

3. 总能量

查成年糖尿病患者每日能量供给量表，知正常体重、轻体力劳动者单位标准体重能量供给量为 125.4 kJ(30 kcal/kg)，因此：总能量＝30×53＝1 590(kcal)。

4. 碳水化合物、蛋白质、脂肪供给量

$$每日碳水化合物需要量=\frac{总能量 1\,590\ kcal×碳水化合物所占比例 60\%}{碳水化合物供能量 4\ kcal/g}=238.5\ g$$

$$每日蛋白质需要量=\frac{总能量 1\,590\ kcal×蛋白质所占比例 15\%}{碳水化合物供能量 4\ kcal/g}=59.6\ g$$

$$每日脂肪需要量=\frac{总能量 1\,590\ kcal×脂肪所占比例 25\%}{脂肪供能量 9\ kcal/g}=44.2\ g$$

每日应供给患者碳水化合物 238.5 g，蛋白质 59.6 g，脂肪 44.2 g。

5. 餐次分配

三餐能量按 1/5、2/5、2/5 计算，具体食物用量可参照表 10-2。

表 10-2　不同能量糖尿病患者饮食内容

能量(kcal)	谷薯类(g)	蔬菜类(g)	肉蛋类(g)	豆乳类(g)	油脂类(汤勺)
1 200	150	500	150	250	2
1 400	200	500	150	250	2
1 600	250	500	150	250	2
1 800	300	500	150	250	2
2 000	350	500	150	250	2

注：瘦肉 50 g＝鱼 80 g；鸡蛋 70 g＝豆腐 100 g＝豆制品 60 g＝豆浆 200 g＝酸奶 1 瓶；

　　油 20 g＝花生米 60 粒＝核桃 4 个＝瓜子 50 g。

该患者每日所需能量为 6.65 MJ(1 590 kcal)。查表 10-3 得知：每日需主食 250 g、蔬菜 500 g、肉蛋类 150 g、豆乳类 250 g，烹调油 2 汤勺。

表 10-3 一日食谱安排

早 餐	午 餐	晚 餐
牛奶(250 mL) 咸面包(50 g) 茶蛋(1 个) 小菜(少许)	肉丝(50 g)炒芹菜(100 g) 韭菜(25 g)炒豆芽(100 g) 米饭 100 g 油 1 汤勺	蒜蓉黄瓜(100 g) 肉末(25 g)番茄豆腐(50 g) 虾皮(5 g)紫菜(5 g)汤 蒸玉米面发糕 100 g(玉米粉 50 g，白面粉 50 g) 油 1 汤勺

注：计算食谱的营养方法可采用计算机处理，查食物成分表，或按食品交换份计算。

第二节 高血压患者营养食谱设计

一、高血压患者饮食概述

饮食治疗是适用于多种疾病的，自然对于高血压这种疾病的话也是适用的，对于高血压这种疾病，就需要在生活之中适量控制能量及食盐量的摄入量，还有就是讲究低脂肪和低胆固醇的饮食，以下介绍高血压患者的营养食谱设计原则。

(一)高血压患者的饮食设计原则

1. 控制能量降低体重

高血压患者的营养食谱设计原则是多吃淀粉、玉米、小米等多糖，同时饮食上还需要多吃高膳食纤维，因为可以促进肠蠕动，葡萄糖、果糖和蔗糖应该少吃。

流行病学调查证实肥胖与血压正相关。相关研究表明高血压患者，体重每增加 12.5 kg，血压会增加 7~10 mmHg。因此高血压患者要将体重控制在标准体重的范围内，体重每周减轻 2 斤为宜。

2. 限制总脂肪量

高血压患者的营养需要多吃植物油，像豆油、花生油、玉米油、芝麻油等就是很好的选择；另外要限食高胆固醇食物，动物内脏、蛋黄等食物要少吃；脂肪量占总能量的 25% 或更低些，其中动物脂肪应占总脂肪量的 1/3 以下。采用少油的烹调方法，并合理调剂菜的口味，以免脂肪太低影响菜肴味道，不易被多数人接受。每人每日摄入胆固醇的量应限在 300 mg 以下，避免用牛油、羊油、猪油和肥肉，不用含胆固醇过高的鱼子、动物内脏、动物脑等。

3. 蛋白质

蛋白质在防治高血压病方面有一定作用，在饮食组成中蛋白质应占总能量的 15% 或更高，可多选用鱼类和大豆蛋白。

高血压患者应多选用高生物价的优质蛋白，最好是植物蛋白一半左右，动物蛋白的话应该选用的就是鱼、鸡、牛肉、鸡蛋白、牛奶等。

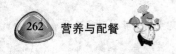
4. 限制食盐摄入量

高血压病人需要合理摄入矿物质和微量元素,尤其需要限制钠盐摄入,因为吃盐越多,高血压患病率越高;还需要重视的就是补钾(限制钠盐的话就需要补钾),要多吃豌豆苗、莴笋、芹菜、丝瓜等含钾高的食物;另外还要补钙(钙对高血压的治疗有一定的疗效),需要多吃黄豆、牛奶、花生、鱼虾、红枣、芹菜等食用含钙多的食物。

我国居民的膳食每日食盐摄入量为 6 g,口味偏咸。联合国世界卫生组织建议每人每天平均食盐限量为 5 g。每日膳食中应尽量避免食用咸菜、咸肉及含盐量高的其他食物。

5. 蔬菜水果

高血压患者的营养配餐,还需要注意补充大剂量的维生素 C,多吃新鲜的蔬菜和水果。蔬菜水果是维生素矿物质和膳食纤维的很好来源。深色叶菜含有大量维生素 A、B、C、钙、镁,而根茎类蔬菜如土豆、慈菇、菜花、白薯等则含钾量丰富,因此在一日份饮食中叶菜类和根茎菜要适当搭配。水果是维生素 C 和钾的很好来源,柑橘类、鲜枣、香蕉等含量丰富。此外,蔬菜水果供能量低,粗纤维多,具有饱腹感,尤其是黄瓜、番茄可生吃,可作为降体重膳食。

6. 海产食品

海产食品含碘量高,能降血压,破坏钙盐在血管壁中的沉积,防止动脉硬化的发生和发展。藻类对通便和饱腹有很好的作用,它们几乎不含脂肪,和蔬菜有同样的利用价值。但要注意藻类钠含量高,宜慎用。

7. 饮食制度定时定量

少食多餐,一日四餐最好,晚餐要清淡易于消化。

(二)高血压患者饮食调理

1. 食物的含钠量

钠与高血压的关系受到医学界的关注,限钠的膳食可分为每日进食 500 mg、1 000 mg、1 500 mg、2 000 mg 四种。每 1 g 氯化钠(食盐)约含 400 mg 钠,5 mL 酱油相当于 1 g 食盐。

2. 注意烹调方法

食物加工应注意清淡,以汆、煮、炖、拌等少盐的烹调方法为主,如体重超重者还应注意少油,以达到减轻体重或控制体重增长的目的。

3. 高血压病人的食物选择

第一类:适量选用的食物。

① 奶类脱脂奶。

② 蔬菜类,各种新鲜蔬菜,如芹菜、番茄、茄子、菠菜、豌豆等。

③ 水果类,各种新鲜水果及果汁,如苹果、山楂、西瓜、香蕉、桃等。

④ 油脂类植物油,如色拉油、橄榄油、玉米油、红花油等。

⑤ 调味品,糖(不宜多吃)、醋、蒜、葱、淀粉、五香粉、杏仁露等。

⑥ 饮料,淡茶。

第二类:必须限制食用量的食物。

① 肉类,新鲜的鱼、肉、蛋、禽类。

② 蔬菜类,含钠量高的蔬菜。

③ 奶类，全脂奶。

④ 调味品，食盐、酱油、味精。

第三类：应当避免食用的食物。

① 奶类，奶酪。

② 加盐腌制（腊肉、香肠、火腿、肉松、咸鱼、酱鸡、皮蛋、卤味制品等）的加工食品，鱼肉罐头，多脂肪的肉类、内脏等，快餐食品（炸鸡、汉堡包、牛肉饼等）。

③ 蔬菜类，腌制品（榨菜、酱菜、雪里蕻、泡菜等），蔬菜罐头（如玉米罐头、草菇罐头等），罐头蔬菜汁等。

④ 水果类，干果类（蜜饯、脱水水果）、罐头番茄汁、果汁粉等含盐及安息香酸的食品。

⑤ 油脂类，猪油、奶油等。

⑥ 调味品，蒜、盐、花椒、豆瓣酱、番茄酱、豆豉、味精、芥末等含盐及辛辣刺激调味品。

⑦ 饮料，乙醇饮料、浓咖啡、浓茶。

⑧ 其他，鸡精、海苔、油炸食物等。

二、高血压患者营养食谱设计

高血压患者在饮食上应遵守低盐、低脂、低热量的原则，并注意饮食结构的合理搭配；饮食不宜过饱、过快；最好忌不良嗜好，如烟、酒等。从预防高血压的角度还应注意适当控制食盐的摄入量，改变饮食"口重"的习惯。研究结果表明，在人群中约有 20% 的人就是由于食盐过量而患有高血压，这部分人医学上称为盐敏感者。此外，还有一些食品是天然的"降压药"，平时注意适当进食有助于降压。

（一）设计步骤

1. 确定能量和营养素供给量

根据患者的性别、年龄、劳动强度，确定能量和营养素供给量。

2. 确定各类食物所需量

根据所需能量，按碳水化合物占总能量的 60%、脂肪占总能量的 25%、蛋白质占总能量的 15% 的比例计算其所需克数，以确定各类食物所需量。

3. 注意全日用盐量

选择食物时沿用品种和可用品种，按照每日食盐摄入量标准（5 g）进行膳食品种选择（见表 10 - 4）。

表 10 - 4　高血压病人可用食物与限用食物

可用食物品种	限用食物
谷类 蛋类 豆制品 瘦肉类（包括家禽、水产类） 蔬菜类 调味品	油饼、火烧、咸花卷等 咸蛋、松花蛋 咸豆腐丝、豆腐干等 盐或酱油腌制品，熟食、罐头等

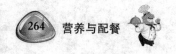

4. 餐次分配

可供 3 次正餐,2 次加餐,早餐应占总能量的 25%～30%,午餐占总能量的 35%～40%,晚餐占总能量的 25%～30%。

5. 日餐量

考虑日常食量、饮食习惯、经济条件、市场供应情况等。

全日食品参考量:

谷类(大米、面粉、小米、玉米、红小豆、绿豆):200～250 g;

肉类(瘦猪肉、牛肉、鸡、鱼、虾、蛋、豆制品):150～200 g;

蔬菜:500 g;

水果:250～500 g;

牛奶:200 g;

烹调油(植物油):2 汤匙。

(二)高血压患者食谱设计实例

某男性高血压患者血压为 21.332 kPa/12.666 kPa(160 mmHg/95 mmHg),48 岁,身高 165 cm,体重 58 kg,邮递员,计算全日所需能量并安排一日食谱。

1. 标准体重

$$标准体重应为 165-105=60 \text{ kg}$$

2. 体质指数

$$体质指数=58/(1.65×1.65)=21.3(\text{kg/m}^2)属正常体重$$

3. 全日所需能量

全日所需能量=标准体重×单位体重能量需要量(查表 10-5)=60×35=2 100(kcal)。

表 10-5　不同劳动强度下能量需要量

不同劳动强度	每千克体重所需要的能量(kcal)
极轻体力劳动	30～35
轻体力劳动	35～40
中等体力劳动	40～45
重体力劳动	45～50

4. 计算三大营养素的需要量

$$每日碳水化合物需要量=\frac{总能量\ 2\ 100\ \text{kcal}×碳水化合物所占比例\ 60\%}{碳水化合物供能量\ 4\ \text{kcal/g}}=315\ \text{g}$$

$$每日蛋白质需要量=\frac{总能量\ 2\ 100\ \text{kcal}×蛋白质所占比例\ 15\%}{碳水化合物供能量\ 4\ \text{kcal/g}}=78.8\ \text{g}$$

$$每日脂肪需要量=\frac{总能量\ 1\ 590\ \text{kcal}×脂肪所占比例\ 25\%}{脂肪供能量\ 9\ \text{kcal/g}}=58.3\ \text{g}$$

每日应供给患者碳水化合物 315 g，蛋白质 78.8 g，脂肪 58.3 g。

5. 编制食谱

根据高血压病人餐食特点选定以下一日用餐食物（见表 10-6），并按照营养素计算值调整食谱，能量和营养素的上下浮动以 10％ 以内计，测算营养素结果（见表 10-7）。

表 10-6　高血压患者每日食谱

早　餐	午　餐	晚　餐
大米粥 发糕 热拌黄豆菠菜 上午加餐 牛奶 面包	大米饭 瘦肉片芹菜豆腐干 肉丝海带汤 下午加餐 水果	米粥 花卷 清蒸鱼 素炒小白菜

表 10-7　高血压患者每日食谱营养计算表

餐次	内　容	食物	用量(g)	蛋白质(g)	脂肪(g)	碳水化合物(g)	能量 kcal	能量 kJ
早餐	牛奶 大米粥	牛奶 大米	250 50	5 4	10	13 39	174 172	727.3 719.0
	发糕	面粉	50	4	—	38	168	702.2
		白糖	5	—	—	5	20	83.6
	黄豆拌菠菜	黄豆 菠菜	20 100	8 2.4	5	5 3.1	96 27	401.3 112.9
午餐	大米饭	大米	125	10		96	424	1 772.3
	瘦肉片芹菜豆腐干	瘦肉	50	8	14	—	165	689.7
		芹菜	100	1	—	2	12	50.2
		豆腐干	50	10	3	3	79	330.2
	肉丝海带汤	瘦肉 海带	25 10	4 0.8	7	— 5.6	82 25.8	342.8 107.8
加餐	水果		250			33	132	551.8
晚餐	二米粥	大米	25	2		18	80	334.4
		小米	25	1		19	80	334.4
	花卷	面粉	25			19	88	367.8
	清蒸鱼	平鱼	100	16	7	—	7	530.9
	素炒小白菜	小白菜	150	2	—	3	20	83.6
	全日用烹调油 全日用食盐	油 盐	18 5		—	18	162	677.2
	合计			82.2	64	320	2 188	9 145.8

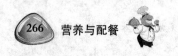

第三节　痛风患者营养食谱设计

一、痛风患者饮食概述

痛风的发病与日常饮食有直接的关系,痛风病的根源在于体内尿酸过高,而大多数人尿酸过高的原因都与饮食习惯有关,终日喜食生猛海鲜、大鱼大肉的人群是痛风发病率最高的。所以,痛风病在医学上又被称为高尿酸血症。一个成年男子每天体内会产生 1 000 mg 左右的尿酸,这些尿酸被肾脏的远曲小管吸收后,再排出体外。痛风病患者由于各种原因导致了肾脏的远曲小管受损,不能完全吸收体内产生的尿酸,导致尿酸在体内聚积并且越来越多,最后超过血液溶解饱和度的尿酸被析出,形成尿酸晶体随着血液四处流动。这些尿酸晶体如果不能及时被排出,就会附着于人体远端的脚趾、手指关节处,引发痛风。

(一)痛风患者的饮食设计原则

痛风是同遗传有关的嘌呤代谢紊乱或与尿酸排泄减少有关所引起的一组代谢性疾病。其临床特点为反复发作的急性关节炎、高尿酸血症、尿路结石、肾尿酸结石,严重者导致关节强直或畸形、肾实质损害等。痛风没有很好的根治方法,但有效的控制血尿酸可预防和治疗痛风病的进一步发展和恶化,因此控制饮食、合理营养是预防和治疗的有效的手段。

1. 限制嘌呤的摄入量

完全禁止嘌呤食物的摄入既不妥当也不可能,因为同时也限制了蛋白质的摄入,因此目前仅限制含嘌呤高的食物,并因人而异地区别对待。

在急性发作期,宜选用第一类含嘌呤少的食物,以牛奶、蛋类、蔬菜、水果、细粮为主。在缓解期可选用含嘌呤量较少的第二类食物,但应适量,尤其不要在一餐中进食肉类过多。不论在急性期或缓解期,均应避免含嘌呤高的食物(每 100 g 含嘌呤 150~1 000 mg 者),如凤尾鱼、沙丁鱼、动物内脏、浓肉汤等。

2. 限制总热量

痛风患者应限制总能量,保持或稍低于理想体重,对于肥胖者更应该酌量减食,减少总热量摄入以降低体重。但减轻体重必须循序渐进,如减少太多,会导致酮血症,使得酮体与尿酸竞争,而使尿酸排出量减少,导致痛风急性发作。

3. 控制蛋白质、脂肪、碳水化合物

蛋白质摄入量可在 0.8~1.0 g/d,牛奶、鸡蛋不含核蛋白,摄食较安全。痛风大多伴有高血脂,因高脂饮食同样可使尿酸排泄减少而使血尿酸升高,因此应限制脂肪摄入量,脂肪应控制在 50 g/d,以减少对尿酸正常排泄的抑制。碳水化合物作为热量的主要来源,有益尿酸的排出。

4. 禁用含嘌呤高的食物

少量选用中等嘌呤食物,多选用含嘌呤少的食物。

5. 关于酒、咖啡、茶、可可的饮用

大量饮酒有可能引起痛风急性发作,故最好不饮酒;咖啡、茶、可可可适当饮用。

（二）痛风患者饮食调理知识

1. 戒吃食物

（1）高嘌呤的食物。动物内脏（肝、肠、肾、脑）、海产（鲍鱼、蟹、龙虾、三文鱼、沙丁鱼、吞拿鱼、鲤鱼、鲈鱼、鳟鱼、鳕鱼）、贝壳食物、肉类（牛、羊、鸭、鹅、鸽）、黄豆食物、扁豆、菠菜、椰菜花、芦笋、蘑菇、浓汤、麦皮等。

（2）戒吃高胆固醇的食物。如动物内脏（肝、肠、肾、脑）、肥肉、鱿鱼、鱼、墨鱼。

（3）戒酒。一旦血液中酒精浓度高达 200 mg/d，血液中乳酸会随着乙醇的氧化过程而增加，令肾脏的尿酸排泄受阻，结果使血液中尿酸增加。

（4）戒吃酸性食物。如煎炸食物、高脂食物。酸碱不平衡，会影响身体机能，加重肝肾负担。

2. 宜吃的食物

多吃高钾质食物，如香蕉、西兰花、西芹等。钾质可减少尿酸沉淀，有助将尿酸排出体外。具体可参见表 10-8。

表 10-8　食物中嘌呤含量

嘌呤含量（mg）	食物（100 g）
0~74	大米、白面粉、藕粉、牛奶、鸡蛋、水果、猪油、奶油、植物油，各种硬果、糖果、蔬菜
74~149	羊肉、火腿、豌豆、菠菜、粗粮、麦片、牛肉、猪肉、鸡汤、鲤鱼、鸡、鹅、兔、鸽、扁豆
150~1 000	胰、沙丁鱼、肝、肾、脑、肉汁、肉汤
含量低微	奶油或强化人造奶油、糕饼和饼干、苏打饮料、谷类制品、饮料（精制及强化）、干酪、巧克力、咖啡、调味品、乳酪、鸡蛋和牛奶以及制成的软冻、蛋、茶、水果、明胶、甜点心、冰淇淋、牛奶、核桃、橄榄、腌黄瓜、腌菜、布丁、盐、香料、糖和甜制品、醋

二、痛风患者营养食谱设计

痛风患者要把好饮食关，使嘌呤的摄入量尽量降低。对于急性期的患者，甚至应使食物嘌呤的摄入量接近于零，才能配合用药，迅速缓解症状。一般缓解期或慢性期的患者，嘌呤的摄入量控制在 100~150 mg/d，能有效预防症状的发生。

嘌呤含量高的食品包括动物内脏、大脑、杂豆和各种肉汤、肉汁，这些是痛风患者绝对不可以选食的东西；粗粮、菠菜、花菜、蕈类、扁豆、禽畜肉类含嘌呤也在 75~150 mg/100 g 之间，应谨慎选择；而牛奶、鸡蛋、粳米、白面、水果、蔬菜、藕粉、咖啡、可可和油类则是相对安全的食物，痛风患者可以从中适量选择。

低脂清淡的饮食可以减少热量的摄入，有助于减肥，高脂肪饮食会阻碍肾脏排泄尿酸。摄入适量的维生素 C、B 族维生素，则有助于组织中淤积的尿酸盐溶解；戒烟酒，多饮水，每天的饮水量应达到 2 500~3 000 mL，通过增加尿量来帮助肾脏排出尿酸，同时减轻尿酸对肾脏的损害。

食谱安排（体现痛风低嘌呤饮食的基本原则），这份一日食谱所含热量为 1 600 kcal，嘌呤含量在 100 mg 以下全日用油 21 g，适合中等身材的痛风缓解期患者采用（见表 10-9）。

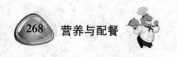

表 10 - 9　痛风患者一日食谱编制

餐　次	食　　　物
早　餐	250 mL 脱脂牛奶、100 g 富强粉面包
午　餐	菜：番茄鸡丝圆白菜丝（西红柿 100 g、鸡肉 50 g、圆白菜 100 g） 主食：花卷（富强粉）100 g、米粥（粳米）50 g
晚　餐	菜：鸡蛋炒芹菜（鸡蛋 35 g、芹菜 100 g） 汤：黄瓜蛋汤（黄瓜 100 g、鸡蛋 35 g） 主食：米饭（粳米 100 g）

第四节　胃炎患者营养食谱设计

慢性胃炎患者平时饮食要规律，定时定量，避免暴饮暴食，减轻胃肠负担。多吃容易消化的食物，多吃高蛋白及高维生素食物，保证各种营养素充足，防止贫血和营养不良，如瘦肉、鸡、鱼、肝肾等内脏，以及绿叶蔬菜、番茄、茄子、红枣等；忌食生冷、干硬和煎炒油炸的食物。生活要有规律，戒烟戒酒，避免过度疲劳和精神紧张。在胃炎发作期宜少食多餐，且以软食为主，如热量摄入不足，可用干稀搭配加餐法补充。

一、胃炎患者饮食概述

（一）胃炎患者的饮食设计原则

1. 规律饮食

研究表明，有规律地进餐，定时定量，可形成条件反射，有助于消化腺的分泌，更利于消化。

2. 定时定量

要做到每餐食量适度，每日三餐定时，到了规定时间，不管肚子饿不饿，都应主动进食，避免过饥或过饱。

3. 补充维生素 C

维生素 C 对胃有保护作用，胃液中保持正常的维生素 C 的含量，能有效发挥胃的功能，保护胃部和增强胃的抗病能力。因此，要多吃富含维生素 C 的蔬菜和水果。

4. 少吃油炸食物

因为油炸食物不容易消化，会加重消化道负担，多吃会引起消化不良，还会使血脂增高，对健康不利。

5. 少吃腌制食物

腌制食物中含有较多的盐分及某些可致癌物，不宜多吃。

6. 少吃生冷食物、刺激性食物

生冷和刺激性强的食物对消化道黏膜具有较强的刺激作用，容易引起腹泻或消化道炎症。

7. 避免刺激，不吸烟

吸烟使胃部血管收缩，影响胃壁细胞的血液供应，使胃黏膜抵抗力降低而诱发胃病。应少饮酒，少吃辣椒、胡椒等辛辣食物。

（二）胃炎患者饮食调理

1. 胃炎患者适宜食物

（1）主食及豆类的选择。如粳米、薏米、稀饭、烂面条、藕粉、馄饨皮、小麦粉、小米等。

（2）肉、蛋、奶类的选择。如牛奶、鸡蛋、猪肉、乳类、平鱼、明虾等。

（3）蔬菜的选择。如西红柿、胡萝卜、冬瓜、土豆、甜菜、苦瓜、西葫芦等。

（4）水果的选择。如苹果、桃、杨梅、杏等。

2. 胃炎患者饮食禁忌

（1）戒刺激性的食物。咖啡、酒、辣椒、芥末、胡椒等，这些会刺激胃液分泌或使胃黏膜受损的食物，应避免食用。每个人对食物的反应都有特异性，所以摄取的食物应该依据个人的不同而加以适当调整，无须完全禁食。

（2）戒酸性食物。酸度较高的水果，如：凤梨、柳丁、橘子等；若于饭后摄食，对溃疡的患者不会有太大的刺激，所以并不一定要禁止食用。

（3）戒产气性食物。有些食物容易产气，使患者有饱胀感，应避免摄食；但食物是否会产气而引起不适，因人而异，可依个人情况决定是否摄食，如洋葱、萝卜等。

（4）此外，炒饭、烤肉等太硬的食物，年糕、粽子等糯米类制品，各式甜点、糕饼、油炸的食物及冰品类食物，常会导致患者的不适，应留意选择。

二、胃炎患者营养食谱设计

（一）溃疡性胃炎患者饮食

（1）少量多餐，每日 5～6 餐，注意定时定量，避免过饥过饱。选用易消化、营养价值高及保护胃的食物。

（2）方法：宜用蒸、熬、煮、氽、烩等烹调方法，忌用煎炸的烹调方法。

（3）忌用粗纤维多、硬而不消化的食物。过甜、过酸、过冷、过热、辛辣食物慎用。

早餐：牛奶 1 杯、粳米、芝麻、土豆（如，米粥、芝麻拌土豆）；

加餐：小麦粉、南瓜（如：小馒头、南瓜丝）；

午餐：粳米、平菇、鸡蛋、胡萝卜（如，米粥、平菇煮蛋、胡萝卜汤等）；

加餐：丁香梨、小蛋糕；

晚餐：大头菜、粳米、猪肚（如，大头菜粥、肚丝汤）。

（二）萎缩性胃炎患者饮食

（1）少量多餐，每日 5～6 餐，选择易消化的食物，可适量增加醋调味以助消化。

（2）方法：宜进食含优质蛋白质及铁丰富的食物；进食新鲜绿叶蔬菜，如番茄、油菜、菠菜、胡萝卜等；进食肉汁及浓肉汤有助于胃液分泌。

（3）限制含碱多的面条、馒头、奶油、黄油等能中和胃酸分泌的食物。

早餐：粳米、鸡蛋、白菜、豌豆尖（如：米粥、素包子、拌豌豆尖）；

加餐：小蛋糕、饼干、鸡汤；

午餐：大米、土豆、洋葱、排骨（如：米粥、洋葱烩土豆、排骨汤）；

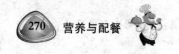

加餐：猕猴桃、薏米、粳米，如：猕猴桃苡仁粥；

晚餐：小麦粉、土豆、胡萝卜、西红柿、鸡蛋，如：馒头、西红柿炒鸡蛋、土豆胡萝卜汤。

思考题

（1）糖尿病患者的食谱编制中应关注哪些饮食习惯？

（2）痛风患者的食谱编制需要注意的饮食细节是什么？

（3）高血压患者食谱编制的原则和注意事项。

（4）胃炎患者的食谱编制和饮食细节需要注意什么？

（5）常见疾病的人群需要特别护理，膳食也需要特别配制，请查阅相关资料，根据常见病的特点，编制相应一日食谱。

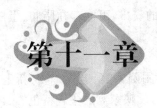

第十一章 宴会营养食谱的设计

知识目标

(1) 了解宴会的种类、特点,掌握宴会食谱设计要求。

(2) 掌握宴会食谱的能量和营养素供给量的确定方法。

能力目标

(1) 能设计满足平衡膳食要求的宴会食谱。

(2) 能对高档宴会食谱进行营养评价。

现代宴会菜单牵涉到宴会成本售价、规格类别、宾客嗜好、风味特色、办宴目的、时令季节等诸种因素。这些因素都会影响宴会菜单的设计,它要求设计者不仅要掌握厨房生产管理知识、宴会服务知识、宴会菜品规格标准、营养学知识、美学知识,还应了解顾客的心理需求,了解各地区、各民族的饮食习俗等相关知识。因此,宴会营养食谱既满足宾客需求,又按照营养均衡原则,同时保证饭店获利的菜单需要对宴会形式、标准等多维度进行设计。

第一节 一般宴会营养食谱设计

宴会是在普通用餐基础上发展而成的一种高级用餐形式,是指宾客之间为了表示欢迎、祝贺、答谢、喜庆等目的而举行的一种隆重、正式的餐饮活动,是宾馆、饭店、饭庄、酒楼经常性的业务工作。通常宴会的就餐标准(餐标)较高,菜点品种偏多,多数宴会的能量超标,酸性食品偏多,酸碱不平衡。营养配餐人员应运用合理营养、科学饮食知识设计宴会菜单,制订相应食谱,以求设计出既符合宾客需要,又能保持膳食平衡、能量供给恰当的宴会营养食谱。

一、宴会餐饮与菜单概述

(一)宴会的种类和特点

宴会种类有便宴、家庭宴会、婚宴、生日宴、酒会、冷餐会、高档宴会等多种。

1. 便宴

便宴是朋友小聚、社交活动、商务活动中的一种,通常比较随意,不过分强调礼节,标准略高于便餐和工作餐。因餐后要继续工作或有其他活动,通常不用烈性酒,只饮用一些饮料,多选择可口的饭菜和主食。

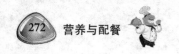
（1）便宴特点。就餐标准不高，没有高档海鲜和工艺造型菜，不用酒类，体现随意放松的气氛。

（2）营养特征。菜肴品种比较丰富，注重主食和小吃的安排，可能存在脂肪、蛋白质偏高、膳食纤维偏少的问题。

2. 家庭宴会

家庭宴会是以家庭成员为主的宴会。分为假日家宴、团圆家宴、老人寿宴、新生儿满月宴席等。由于宴会的主题不同，菜点安排上要突出特色菜点，反映家宴的主题特色。

（1）家宴特点。成本高、低比较随意，菜点安排针对性强，气氛随意放松。

（2）营养特征。注重安排主食，膳食纤维比较丰富，三大产能营养素比较均衡；可能存在总能量仍然偏高、主食品种偏少等问题。

3. 婚宴

婚宴是庆祝恋人成婚的宴会。参加婚宴人员是新郎、新娘及其父母双亲、亲朋好友等。婚宴大多就餐标准较高，要求菜点色彩绚丽，菜点名称喜庆吉利，冷菜、热菜、面点、汤羹、果盘、蛋糕一应俱全。通常由于品种多、数量大，会造成一些浪费。

（1）婚宴特点。品种多、标准高，色彩丰富、气氛热烈，主题菜肴成为定式。

（2）营养特征。海产品较多，动物性原料多，可能存在酸碱不够平衡，蛋白质偏多，能量偏高，碳水化合物和膳食纤维不足的问题。

4. 酒会

酒会主要以社交为目的，参加的人员通常已用过餐。一般安排各种冷菜、小点和葡萄酒以及少量威士忌。酒会通常更加重视色彩的和谐及气氛的渲染。

（1）酒会特点。以社交活动为主题，以冷菜、小点为主，突出视觉艺术，渲染酒会气氛。

（2）营养特征。营养素比较全面，沙拉生食维生素损失小，可能存在煎炸食品和甜品略多的问题。

5. 冷餐会

冷餐会一般参加人员较多，适宜露天场所，场面比较宏大，冷菜、冷点、甜品、水果品种较多，一般只备软饮料，不需要许多下酒的菜。

（1）冷餐会特点。冷菜冷点、品种多样，各取所需，注重点缀渲染气氛（气氛优雅、平和、随意），但易污染环境，有些人不适应。

（2）营养特征。能量不高。

（二）宴会餐饮在食品原料上的选择

宴会餐饮食材种类繁多，根据需要可进行分类选择，一般从营养角度上讲普通宴会具有共性。冷菜最好是有荤有素，种类齐全；饮料最好选用低度酒，配合碱性茶水，开场就做好酸碱平衡的搭配；热菜和主食、点心等食物要间隔穿插上，点心要有甜有咸，尽量多用发面点心；蔬菜原料花样品种齐全，注意根、茎、叶、花、果等各种原料的搭配；水果要求多搭配颜色不同、品种不一、悦目的新鲜水果。

注意选取内脏类、大豆及制品类、食用菌类等；注重对容易损失及有特殊营养意义的营养素的供给（如维生素 C 的供给应该引起重视，维生素 B_1 和维生素 B_2 供给量应该相应增加，维生素 A 的供给链应该相应增加，注意必需脂肪酸的配给）。

（三）宴会菜单分析方法

宴会菜单营养素合理与否，就是通过将该宴会菜肴、主食以及酒水所提供的全部营养素和能量除以参加宴会的宾客人数，看平均每人摄取的营养素和能量的种类和数量的多少，并以此评价该宴会菜单的营养是否科学合理。

二、宴会营养食谱的设计方法

（一）宴会营养食谱编制的初步方案拟定

宴会营养食谱的设计要以宾客的就餐标准为依据，以科学合理的营养搭配为主要目标，要通过丰富的菜点品种、适宜的口味、合理的营养供给和多样的烹饪技法，使宾客满意。宴会营养食谱的制订方法主要有 3 点。

首先，据参加人的基本情况（人数及其性别、年龄和工作性质）计算能量供给量，根据餐标制订出主副食谱。

其次，对宴会能量和营养素进行核定，这是设计宴会菜单的工作重点，要依据宴会的时间，参加宴会人员构成等因素进行准确的计算。

第三，先要对食谱进行分析，可凭经验直观分析，也可利用计算机软件进行比较准确的定量分析。根据分析结果，调整食谱，直至符合膳食平衡要求。

（二）宴会营养食谱编制中菜单的改良

虽然有些宴会菜单已经形成定式，但菜肴搭配、能量及各类营养素的供给仍不尽合理。营养配餐员应与厨师等有关人员共同研究，调整主、配料比例，努力使膳食趋于平衡。

下面分别列举 10 人量的便宴菜单实例，进行分析。

1. 原先菜单（见表 11-1）

表 11-1　10 人量的便宴菜单（原先）

冷菜	灯影牛肉	红油鸡片	葱油鱼条	麻辣肚丝	糖醋菜卷	鱼香腰片
热菜	干烧鲤鱼	香菇鸡丝	虫草鸭子	烧元宝肉	清炒虾仁	烧二冬
	盐煎肉	番茄菜花				
汤菜	三鲜汤					
主食	担担面	扬州炒饭	豆沙包			

分析：本菜单菜肴品种丰富，主食多样，营养素方面碳水化合物丰富、脂肪偏高、蛋白质偏高、膳食纤维偏少

2. 菜单分析改良

通过分析，对菜单做如下修改和调整。

（1）减少脂肪。灯影牛肉改为五香牛肉，红油鸡片改为姜汁扁豆，干烧鲤鱼改为清蒸鳊鱼，烧元宝肉改为麻婆豆腐。这样的修改目的是减少脂肪的量。

（2）增加膳食纤维。鱼香腰片改为蒜茸蕃杏，香菇鸡丝改为银芽鸡丝，清炒虾仁改为瓜仁炒虾仁，番茄菜花改为清炒西兰花。这样修改的作用是增加膳食纤维。

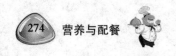
需要特别指出的是烧元宝肉改为麻婆豆腐不仅仅减少了脂肪,还从整体上改变了蛋白质的结构,补充了植物蛋白。

3. 调整后的便宴菜单

宴会营养食谱设计和调整菜单(见表 11 - 2)要征得宴会主人的同意;设计和调整后的菜单如影响到就餐标准,不管是超过还是低于餐标,均应告诉宴会主人。修改和调整的菜单要及时通知餐厅、厨房等相关部门,以便及时进行采购、制作等工序环节。

表 11 - 2　10 人量的便宴菜单(调整)

冷菜	五香牛肉	姜汁扁豆	葱油鱼条	麻辣肚丝	糖醋菜卷	蒜茸蕃杏
热菜	清蒸鱼	银芽鸡丝	虫草鸭子	麻婆豆腐	瓜仁炒虾仁	
	盐煎肉清炒西兰花		烧二冬			
汤菜	三鲜汤					
主食	担担面	扬州炒饭	豆沙包			

分析:本菜单菜肴品种丰富,营养素方面均衡合理

第二节　高档宴会营养食谱设计

一、高档宴会种类及特点

(一) 高档宴会的种类及特点

高档宴会的餐费标准较高。其特点是:注重宴会的环境气氛,注意和重视宾客的饮食需要,讲究豪华高档,多选用数目众多的高档菜。

高档宴会一般都安排较多的高档海味原料和高档工艺菜肴,对餐厅设备设施以及服务都有较高的要求,通常采用分餐制服务。

1. 宴会特点

就餐标准高、品种丰富;讲究礼仪、服务规范;豪华、隆重,采取分餐制。

2. 营养特征

高档原料和海味菜肴较多;冷菜、热菜、面点、小吃兼顾;可能存在总能量偏高、蛋白质偏高、脂肪高、膳食纤维略少的问题。

(二) 高档宴会营养食谱的设计要求

高档宴会营养食谱可以选择大众化、营养丰富的食材,也可以选择名贵的食材。

设计要求有二:首先要从营养学角度,用料要广泛、色彩多样、烹调方法多样、口味丰富,酸碱平衡、营养均衡,主食、菜品兼顾,力争做到三大产能营养素平衡;二是要从理智消费角度,不能不切实际追求多品种、多数量,追高档、求奢华,应该按照美食、营养、隆重、节俭并重的原则进行设计,这是时代进步的重要体现。

二、高档宴会营养食谱的设计

（一）高档宴会营养食谱的设计步骤

根据高档宴会特点，设计出美味和营养兼备的食谱，是营养配餐员运用营养配餐知识，独立完成的一项重要工作，是检验其技能水平的重要内容。

1. 高档宴会营养食谱的制订方法

首先要根据参加宴会的人员情况，依据营养摄入标准计算出平均能量需要量；再据此计算出三大产能营养素的分配比例；最后根据宴会的餐费标准，确定菜点的品种。

2. 高档宴会能量和营养素的核定

高档宴会能量和营养素的核定，是营养配餐员需掌握的一项关键技术。不掌握能量和营养素的计算方法，就无法进行高档宴会营养食谱的设计工作。能量和营养素的核定，主要通过应用营养配餐的专用软件，对每一种菜点的主料、配料、调料进行计算和累加，得出整个宴会菜点的营养数据。

3. 高档宴会食谱的分析与调整

高档宴会营养食谱要进行三大产能营养素平衡分析，酸碱平衡分析，钠钾平衡分析，钙磷平衡分析，精与粗平衡分析。如果不能做到这几项平衡，就是不合格的食谱，应进行适当调整。调整后必须向宴会宾客提供有营养成分和营养标识的菜单。

4. 高档宴会设计食谱营养评价

餐饮企业要通过经营活动实现利润，在设计高档宴会时，为达到宴会预定餐费标准，容易出现凑菜品、凑餐标的现象，结果是菜点吃不完，能量超标，大量浪费，对人体机能也造成不良影响。因此设计高档宴会，必须力求达到营养和美味的协调统一，菜品既高档丰富又浪费少，配餐应向低盐、低脂、低糖，平衡膳食的方向努力。

（二）宴会营养食谱编制中菜单的改良

高档宴会费用相对较高，食材相对更加丰富，从营养学角度编制食谱时，则需要保持能量营养素与原料成本的双向动态平衡。有时需要调整和改变菜单上内容，以满足宾客的需要和健康营养要求。需要注意的是，设计和调整菜单要征得宾客的同意，修改和调整的菜单要及时通知餐厅、厨房等相关部门。下面列举菜单实例，进行分析。

1. 原菜单（高档宴会菜单）

冷菜

四双拼：火腿拼芦笋、白鸡拼烤鸭、美鲍拼膶肝、卤肚拼扎蹄。

热菜

四热荤：油爆响螺片、干煎明虾碌、大地鹌鹑脯、蒜子扣瑶柱；

六大菜：蟹黄烧鱼翅、蚝油网鲍片、明炉烤乳猪、鳖肚炖鼋鱼、江南百花鸡、云腿科甲鳜。

汤菜（甜汤）：冰糖炖燕窝。

面点

咸食：鸿图伊府面；

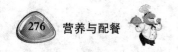

四点心：莲蓉甘露酥、海南椰丝盏、鸡蓉鲜虾角、鱼蓉蒸烧卖。

水果

四时果：香蕉、木瓜、荔枝、杨桃。

2. 菜单分析

此菜单连同水果有24个品种之多，动物性原料过多，蔬菜类太少。通过分析，对9款冷热菜肴进行了调整：白鸡拼烤鸭改为白鸡拼龙豆；美鲍拼膀肝改为美鲍拼鲜蘑；卤肚拼扎蹄改为凉瓜拼扎蹄；干煎明虾碌改为菜远明虾碌；蚝油网鲍片改为竹荪扒鲍片；蟹肚炖鼋鱼改为淮山炖鼋鱼；江南白花鸡改为江南玉树鸡；云腿科甲鳜改为西芹桂鱼球；大地鹌鹑脯改为水蛋滑豆腐。

调整后，增加了大量的膳食纤维和植物蛋白，减少了过多的动物蛋白，使膳食的营养趋于平衡。

3. 调整后的菜单(高档宴会菜单)

冷菜

四双拼：火腿拼芦笋、白鸡拼龙豆、美鲍拼鲜蘑、凉瓜拼扎蹄。

热菜

四热荤：油爆响螺片、菜远明虾碌、水蛋滑豆腐、蒜子扣瑶；

六大菜：蟹黄烧鱼翅、竹荪扒鲍片、明炉烤乳猪、淮山炖鼋鱼。

江南玉树鸡、西芹桂鱼球。

汤菜：甜汤(冰糖炖燕窝)。

面点

咸食：鸿图伊府面；

四美点：莲蓉甘露酥、海南椰丝盏、鸡蓉鲜虾角、鱼蓉蒸烧卖。

水果

四时果：香蕉、木瓜、荔枝、杨桃。

三、高档宴会食谱营养分析

高档宴会的食谱编制需要满足营养要求与菜点色、香、味的和谐统一。从营养学配餐角度的分析按照膳食指南、平衡膳食宝塔等参考指标进行比对，对食谱营养分析可确保供给人体必需的能量和各种营养素，保证膳食中各种营养素和原料合理搭配，以满足用膳者的营养需要。现举例1份普通原料精致制作的高档宴会菜单进行分析。

例：一个能够满足10人团体的宴会菜单用料数量如表11-3所示。

凉菜：酱牛肉、凉拌芹菜花生米。

热菜：清蒸鲤鱼、滑炒肉丝、麻婆豆腐、西红柿炒蛋、熘鸡片、腊肉青椒、春饼卷烤鸭、酱焖茄子。

汤：菠菜虾仁汤。

主食：乳香米饭。

酒水：白酒(沱牌曲酒)。

餐后水果：橘子。

表 11-3 10 人宴会提供全部食物摄入量　　　　　　　　　　单位：g

食物名称	粳米(特)	小麦	西红柿	菠菜	芹菜	青椒	茄子
数　量	1 200	300	500	500	500	500	800
食物名称	橘子	牛奶	豆腐	花生	虾仁	鲤鱼	猪肉精瘦
数　量	500	300	500	200	100	500	150
食物名称	鸡肉	鸡蛋	烤鸭肉瘦	腊肉肥瘦	酱牛肉瘦	白酒(沱牌)	豆油
数　量	150	200	150	100	150	500	150

该菜单提供的食物包含了谷类食物，如大米和小麦粉，平均每人为 150 g。蔬菜，有茎菜和叶菜，还有茄果类蔬菜，种类齐全，平均每人 280 g。水果橘子每人 50 g。畜禽蛋类等动物性食物也具备，平均每人 150 g。同时也有豆制品，平均每人 50 g 豆腐，牛奶平均每人 30 g。硬果类花生平均每人 20 g。动物性食物的脂肪摄入量比较少，除腊肉采用的肥瘦肉，其余的都是精肉或者瘦肉，采用植物油豆油来烹调。畜禽类平均每人 70 g，蛋类平均每人 20 g，水产品类平均每人 60 g，动物性蛋白质需要量完全得到满足。每人饮酒的量平均为 50 g(以该酒的酒精度数50 度计算，含酒精量为 25 g)，控制在正常范围内。因此可以说，这是一个营养比较均衡的宴会菜单，所提供的营养素占全天人体所需的全部营养素的 40% 左右，符合宴会菜单的要求。

思考题

(1) 宴会食谱的设计和普通营养食谱的设计有何不同？

(2) 高级宴会的食谱设计关注的细节有哪些？

(3) 从营养学角度上试述宴会营养食谱菜单与普通的宴席菜单设计上的异同。

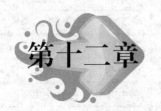

第十二章 食补养生食谱的设计

知识目标

(1) 了解养生食补的食材分类,食药兼用食品的种类等。

(2) 熟悉制作养生食补食谱的基本方法。

(3) 掌握不同年龄人群食补养生的膳食配餐方法。

能力目标

(1) 能够对不同人群进行食补养生食谱设计。

(2) 能根据不同季节初步设计养生食谱。

中国自古以来的"滋补养生膳",就是根据人体健康状况,用包括蔬菜、谷物、肉类在内的各种食物补充和调节人体营养的平衡。中国古代就有"以食代药"的主张,提出"药补不如食补",应根据食物的性味搭配成具有"食疗"效果的膳食。长期以来,中国人从养生防病及疾病治疗的角度,合理选择食物,科学安排膳食,逐渐形成了具有中国特色的营养膳食理论,"食养"成为营养配餐遵循的重要内容。

第一节 食补养生基础知识

一、食补养生基础理论

(一) 药食同源理论

春秋战国时代,我国医学第一部总结性的经典著作《黄帝内经》即指出"食饮有节,谨和五味""虚则补之,药以祛之,食以随之",认为患者在治疗过程中不能单靠药物,必须密切配合饮食调理。当时的名医扁鹊也认为,饮食调理是医疗中不可缺少的部分,指出"君子有病,期先食以疗之,食疗不愈,然后用药"。唐代大医学家孙思邈所著《备急千金要方》中设有"食治"专篇,分果实、菜蔬、谷米、鸟兽四类,收载药用食物 154 种,并从医药学观点对日常食物进行了详细解说。宋朝时期的《太平圣惠方》列出了针对 28 种疾病食疗的具体方法,如水肿病人食黑豆粥、咳嗽病人食杏仁粥,明确了饮食的治疗学意义。中国传统医学认为,食物的客观效果与中药药物有相似之处,《本草古籍》(吴永艳,2007)记载了各种食物的性、味、归经、功能和主治。煎熬复方中药就是综合发挥多种不同药物的治疗效果,这和食物烹饪、发挥营养的综合协调作用相似。药与食同出一源,中华民族创造的"食物疗法",就采用了既是食物,又可防治疾病的蔬菜及其制品。

随着现代医学模式的转换，人类对疾病本质的认识不断深入，并逐渐发现许多疾病可以通过适当的饮食调理，达到预防、治疗的目的。当前风靡欧洲的"自然医学"就是很好的例证。"自然医学"把膳食调理同医疗相联系，充分利用各种食物的特性，合理调配，"寓医于食"成为营养学遵循的重要原则。

（二）平衡膳食，辨证用膳理论

我国居民非常强调膳食结构的平衡，提倡含不同营养成分的食物之间的互补，强调"平衡就是健康，调整就是治疗"。从现代预防医学角度，代表了对人体健康最积极的保健意义。"平衡膳食、辨证用膳"是传统营养学理论的精髓，是中华民族传统营养学倡导和实践的食疗方法。

辨证用膳，即膳食营养应结合四季气候、环境，进行适当调整。四季气候存在春温、夏热、暑湿且盛、秋凉而燥以及冬寒的特点，人的生理、病理过程易受气候变化的影响，因此要注意使食物的选择与之相适应。地理环境、生活习惯的差异，在一定程度上也会影响饮食，都应予以重视。

（三）食物的升降浮沉理论

升降浮沉是就食物作用于机体上下、表里的作用趋向而言，与食物的气与味有密切关系。传统营养学认为食物的升降沉浮理论也与中药相同，食物的四性五味学说与升降沉浮也有关。对此李时珍曾指出，"酸咸无升，辛甘无降，寒无浮，热无沉。"

食物的升降浮沉作用，一般都包含在食物的性味作用之中，所以在食疗中还是以性味功效为主。食物的气味性质与其阴阳属性决定食物作用趋向。凡味属辛甘，性质温热的食物大都具有升浮作用，如生姜、大葱、芫荽、薄荷等，其属性为阳；凡味属酸、苦、咸，性质寒凉的食物大都具有沉降的作用，如梅子、杏仁、牡蛎、茶叶等，其属性为阴。一般凡质轻的如花叶之类的食物大都能够升浮，质重者如根茎、果实、介壳类食物大都能够沉降。

（四）"以脏补脏"理论

现代西方人，对脂肪与胆固醇摄入怀有强烈的恐惧心理，所以一般很少食用动物的内脏。而我国居民习惯使用动物的内脏来调理、补养人体内脏的虚弱之证，如以肺补肺、以心补心、以肾补肾、以脑补脑等，已经有相当悠久的历史。唐代医学家孙思邈创立的"以脏补脏"和"以脏治脏"理论认为，肾主骨，可利用羊骨粥来治疗肾虚怕冷。医学著作如《太平圣惠方》用羊肺羹治疗消渴病；《圣济总录》用羊脊羹治疗下元虚冷；《饮膳正要》用牛肉脯治疗脾胃久冷，不思饮食。

中医认为，肾主骨，骨生髓。明代李时珍主张"以骨入骨，以髓补髓"；现代医学则认为骨髓是造血器官，名医叶橘泉治疗血小板减少性紫癜及再生不良性贫血，就是以生羊胫骨1～2根，敲碎后同红枣、糯米一同煮粥食用的方法。以上各个方面的实例都证实了中医"以脏补脏"学说的科学内涵。

（五）食物的归经理论

归经，是指某种食物对某些脏腑经络发挥着主要或特殊作用，实际是指明食疗的适应范

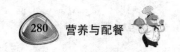

围。食物的归经理论,应用较多的是与"味"的关系,是古人对食物作用选择性的认识,是一种效用的抽象归类的方法,是"食疗"的内在规律。食物归经理论依据经络理论而产生,指出了选择食物的针对性;"五味入口,各有所归",也描述了食物由于五味不同而各归其经的现象。

食物性味学说将食物分为四性五味,食物有四性,即寒、热、温、凉,食物有"五味",即"辛、甘、酸、苦、咸"。结合食物性、味、归经理论,选择适当的食物,使各类食物相应起到宣、通、补、泄、轻、重、滑、涩、燥、湿等多方面的功效,同时注重食物性、味与人体五脏的特定对应关系,就是食疗理论的核心、精华。

二、食药兼用食品

"食药同源"从广义的角度看,食物不仅与药物一样,来源于大自然,同时食物也能治疗疾病。我国国家卫生健康委员会(原卫生部)先后颁布了三批食药兼用动植物名单,共 87 种。此外还公布了油菜花粉等 6 类 13 个品种食品新资源作为普通食品。既是食品又是药品的食药兼用动植物品种名单第一批八角茴香等共 61 种,第二批麦芽等共 8 种,第三批蒲公英等共 8 种。

第一批:八角茴香,刀豆、姜(生姜、干姜)、枣(大枣、酸枣、黑枣)、山药、山楂、小茴香、木瓜、龙眼肉(桂圆)、白扁豆、百合、花椒、芡实、赤小豆、佛手、杏仁(甜、苦)、昆布、桃仁、莲子、桑葚、菊苣、淡豆豉、黑芝麻、黑胡椒、蜂蜜、榧子、薏苡仁、枸杞子、乌梢蛇、蝮蛇、酸杏仁、牡蛎、栀子、甘草、玳玳花(代代花)、罗汉果、肉桂、决明子、莱菔子、陈皮、砂仁、乌梅、肉豆蔻、白芷、菊花、藿香、沙棘、郁李仁、青果、薤白、薄荷、丁香、高良姜、白果、香橼、火麻仁、橘红、茯苓、香薷、红花、紫苏。

第二批:麦芽、黄芥子、鲜白茅根、荷叶、桑叶、鸡内金、马齿苋、鲜芦根。

第三批:蒲公英、益智、淡竹叶、胖大海、金银花、余甘子、葛根、鱼腥草。

油菜花粉等 6 类 13 个品种食品新资源作为普通食品:油菜花粉、玉米花粉、松花粉、向日葵花粉、紫云英花粉、荞麦花粉、高粱花粉、魔芋、钝顶螺旋藻、极大螺旋藻、刺梨、玫瑰茄、蚕蛹。

三、常见食疗食物的分类

食物具有补虚和泻实两大特性。补性食物一般具有补气养血、助阳、滋阴、生津等功效;泻性食物一般具有解表、解毒、清热、散风、泻火、祛痰、燥湿、祛风湿、行气、活血、化瘀、凉血等功效。根据食物的特性可针对人的体质情况对症施补。

(一) 补气类

补气类多用于心气虚、肺气虚等。主要原料有:粳米、糯米、籼米、黄米、小米、山药、大麦、莜麦、花生、榛子仁、黑木耳、马铃薯、扁豆、豇豆、豆腐、大枣、莲子、香菇、胡萝卜、羊肚、荔枝、牛肉、鸡肉、兔肉、鹅肉、狗肉、鹌鹑、泥鳅、青鱼、鲢鱼、哈士蟆、鱼肚、海参、芡实、黄芪等。

(二) 补血类

补血类多用于血虚证候,具有补血养营作用。主要原料有:猪肉、羊肉、牛肝、羊肝、乌贼、鹿筋、海参、带鱼、平鱼、猪蹄、猪心、猪血、花生、黑木耳、蕨菜、胡萝卜、何首乌、阿胶、松子、荔枝、桑葚、葡萄、龙眼肉、枸杞子、当归、三七等。

（三）补阳类

补阳类用于阳虚证候，助阳健身。主要原料有：鹿茸、麻雀肉、羊肉、狗肉、狗肾、鸽蛋、蜂乳、鳝鱼、河虾、羊乳、蛤蚧、海马、海龙、鱼鳔、蚕蛹、胡桃仁、韭菜、豇豆、丁香、刀豆、淡菜、薏苡仁等。

（四）补阴类

补阴类多用于阴虚，滋阴养血。主要原料有：燕窝、甲鱼、哈士蟆、牡蛎肉、乌贼、海参、兔肉、鲍鱼、牛乳、桂皮、鸭肉、乌骨鸡、猪皮、鸡蛋黄、羊肾、豆腐、葵花子、松子、百合、牛奶、银耳、黑芝麻、西洋参、灵芝、玉米、大白菜、梨、桑葚、葡萄、小麦、菠菜等。

（五）活血类

活血类多用于血瘀，具有活血化瘀的作用。主要原料有：红花、蚯蚓、蚶肉、河蟹、慈菇、油菜、茄子、桃仁、山楂、醋等。

（六）止血类

止血类多用于出血，具有凉血、化瘀止血的作用。主要原料有：槐花、黄花菜、马兰、刺菜、茄子、藕、黑木耳、猪肠、莴苣、藕节、蕹菜、香蕉、枇杷、栗子等。

（七）清热解毒类

清热化血类多用于热毒，具清热解毒的作用。主要原料有：金银花、马齿苋、蚌肉、酱、绿豆、苦瓜、黄瓜、菱白、蒲公英、苋菜、莼菜、椿叶、蓟菜等。

（八）清热凉血类

清热凉血类用于血热，上火。主要原料有：芹菜、丝瓜、藕、茄子、蕹菜、黑木耳、葵花子、食盐、蚌肉等。

（九）清热解暑类

清热解暑类用于暑热。主要原料有：绿豆、绿茶、西瓜、椰汁、莼菜、苋菜、苦瓜等。

（十）清热化痰类

清热化痰类多用于热痰，清热化痰。主要原料有：白萝卜、荸荠、紫菜、冬瓜子、海蜇头、海带、海藻、冬笋、丝瓜、梨、鹿角菜等。

（十一）健脾化湿类

健脾化湿类多用于内湿阻脾。主要原料有：蚕豆、薏苡仁、香椿、大头菜等。

（十二）健脾和胃类

健脾和胃类用于脾胃不和。主要原料有：粳米、糯米、玉米、芋头、栗子、山药、白鸭肉、猪

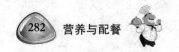

肚、牛奶、无花果、南瓜、木瓜、扁豆、圆白菜、胡萝卜、芒果、柚子、大枣、芫荽等。

（十三）驱虫除虫类

驱虫除虫类用于虫积，具有驱除、杀死肠道寄生虫作用。主要原料有：南瓜子、榧子、榛子、椰子肉、石榴、乌梅、大蒜、醋、槟榔等。

（十四）开胃清食类

开胃清食类用于食积病症，开胃消食。主要原料有：鸡内金、麦芽、神曲、山楂、萝卜、荷叶、茶叶、桂花、豆腐、苹果、荸荠、鲫鱼、山药焦锅巴等。

（十五）止咳平喘类

止咳平喘类用于内热咽喉肿痛。主要原料有：罗汉果、橄榄、荸荠、鸡蛋白、梨、枇杷、百合、落花生、杏仁、白果（银杏）、乌梅、小白菜等。

（十六）祛散风寒类

祛散风寒类用于风寒感冒、湿热解表。主要原料有：生姜、葱、芥菜、芫荽、紫苏叶、白芷等。

（十七）祛风清热类

祛风清热类用于风热感冒，辛凉解表。主要原料有：杨桃、茶叶、桑叶、菊花、薄荷、葛根、淡豆豉等。

（十八）祛风湿类

祛风湿类多用于风湿，有祛风除湿的作用。主要原料有：五加皮、鹌鹑、黄鳝、鸡血、木瓜、樱桃、乌梢蛇、鹿筋、干贝、黄花菜、蛇肉等。

（十九）安神益智类

安神益智类多用于神经衰弱，失眠病症，具有安神益智的作用。主要原料有：酸枣仁、百合、莲子、龙眼肉、小麦、秫米、蘑菇、猪心、石首鱼、枸杞子、羊肝、鹌鹑蛋、乌骨鸡、猪心猪蹄、带皮花生等。

（二十）平肝熄风类

平肝熄风类多用于肝阳上亢，具有平肝熄风的作用。主要原料有：芹菜、香菇、绿茶、菊花、天麻、草决明、银耳、黑木耳、全蝎、番茄等。

（二十一）利水消肿类

利水消肿类多用于小便不利，水肿，有利水退肿作用。主要原料有：白鸭肉、鲤鱼、鲫鱼、黑豆、赤小豆、玉米、葫芦、白菜、西瓜、冬瓜、蚕豆、四季豆等。

（二十二）润肠通便类

润肠通便类多用于便秘，具有润肠通便的作用。主要原料有：香蕉、蜂蜜、菠菜、竹笋、番茄、麻仁、胡桃仁等。

（二十三）温胃散寒类

温胃散寒类多用于内寒，具有温里散寒的作用。主要原料有：羊肉、鸡肉、八角茴香、小茴香、丁香、红砂糖、辣椒、胡椒、花椒、干姜、蒜、葱、韭菜、桂花、刀豆、鲢鱼、鳙鱼、肉桂等。

（二十四）理气止痛类

理气止痛类多用于气滞，具有理气止痛的作用。主要原料有：荞麦、高粱米、佛手、香橼、橙子、柑皮、柑、菠菜、刀豆、白萝卜、茴香菜、大蒜、木香、豌豆、玫瑰花、茉莉花、大头菜等。

第二节　食补养生食谱设计

国际医学界认识到，人类的许多疾病是由于营养不平衡造成的。中医食疗可以以极低的代价有效地预防和治疗疾病，大大降低医疗费用。欧美等西方发达国家已采取奖励非药物对应疾病，充分利用健康辅助食品的政策。2001 年第 17 届国际营养大会就作出了"食物是最好的药物"的科学结论。2017 年 10 月，第 21 届国际营养学大会（IUNS 21st ICN）在阿根廷布宜诺斯艾利斯举行，进一步对中国食疗养生的价值进行了科学论证。

一、常见的食补制作方法

食补一要做到五味调和，浓淡适宜；二要注意各种食物味道对人体在生理上、病理上的不同作用，合理搭配。如五味调和不当或搭配不合理会导致疾病的发生。

（一）食补原理的基本方法

1. 平补法

平补法用于体虚年老体弱者，所选的原料应是不热不寒的平和食物，如粳米、玉米、扁豆、白菜、猪肉、牛奶等。

2. 清补法

清补法用于阴虚者或普通人的夏季滋补，所选的原料应是平和或偏于寒凉的食物，如萝卜、冬瓜、西瓜、小米、苹果、梨、鸭肉等。

3. 温补法

温补法用于阳虚者或普通人冬季滋补，所选的原料应是偏温偏热性的食物，如核桃仁、大枣、龙眼肉、猪肝、牛肉、鸡肉、鳝鱼、海虾等。

4. 峻补法

峻补法用于急需补益显效的人群，但要特别注意不同体质、季节、病因，可选狗肉、鹿肉、甲鱼、黄花鱼等。

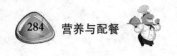

（二）食补膳食中常用的烹调方法

食补养生膳的烹调方法是由食补的特点决定的,食补食品在口味上,应以保持食物的原本鲜味为原则,常用的烹调方法有:炖、焖、蒸、烧、炒、炸、汆、煨、制粥,也可制成保健饮品,制作者应根据所处地域、气候、不同人群的症状,因需施补。在设计食补养生膳时,根据个人的体质、症状、健康情况的需要可食补药补。在选择药材上,必须用已认定为"药食兼用"的药品,以发挥药材的疗效,并保证对人体无毒害作用。常采用煎煮法和蒸汽加热法提取汤液。

1. 食补烹调中的"炖"

（1）特点:原汁原味,质地软烂,汤鲜味美。

（2）操作方法:将食物加工成块、条或整形,在沸水锅中烧去血污和腥膻味,然后放入炖锅内,加入调味料及清汤或水,先用大火煮沸,撇净浮沫,改用文火炖至熟烂。如莲子炖猪肚,雪花鸡汤。炖菜多属于半汤半菜的菜肴。

2. 食补烹调中的"焖"

（1）特点:菜肴酥烂,汤汁浓厚,味道醇厚。

（2）操作方法:将食物加工成形,置锅于旺火上倒入油至适度时,放入食物爆炒,之后加入汤汁调味料,加盖焖烧至熟。如枣杏焖鸡,黄焖羊肝等。种类有红焖、黄焖。

3. 食补烹调中的"蒸"

（1）特点:沸水旺火,高温可保持菜肴形状完整,原汁原味,鲜香软嫩。

（2）操作方法:将食物和调味料原味加工后,置于容器内,将水大火烧开,根据原料的性质要求选择火候,上笼蒸熟。种类有清蒸、粉蒸、封蒸等。

4. 食补烹调中的"烧"

（1）特点:汤汁浓稠,味道鲜美。

（2）操作方法:将食物原料按要求初步熟处理后,入锅,加汤或清水及调味料,用大火烧开,改文火长时间加热入味,汤浓汁稠时出锅。汤汁直接浓缩为干烧,加色浓缩为红烧。

5. 食补烹调中的"炒"

（1）特点:质地脆嫩,鲜香可口。

（2）操作方法:将食物加工成形,码味,调色,将油旺火加热,油热置原料于锅中,急火快炒。种类有软炒、生炒等。

6. 食补烹调中的"炸"

（1）特点:味香酥脆,造型美观。

（2）操作方法:将食用药物制成药液,或研成细末,或将食物预先卤制入味,调好糊裹在加工成形的食物上,放入油锅中加热至熟。根据原料的特点,选择油量,掌握好火候,以免过热烧焦。种类有清炸、软炸、干炸、酥炸等。

7. 食补烹调中的"粥"

（1）特点:药食兼用,易吸收消化,健脾养胃,服食方便,老少皆宜,滋补抗衰。

（2）操作方法:① 药物加谷米,如人参、黄芪加入粳米中,合煮为粥,药补加食补,补虚正气;② 滋补品加谷米,如枣、百合、山药、龙眼肉等加入各种谷米中同煮,食用时可适当加入红糖、冰糖、蜂蜜或葱末、生姜丝等,种类有肉粥、素粥、甜粥、补粥等。

8. 食补保健中的"饮品"

食补中的饮品是以药物、水、酒或糖等原料制成含有滋补保健作用的液态食品。保健饮品有：茶饮、鲜汁、汤。具体操作方法如下。

（1）茶饮。选用质地优良，有挥发性的植物花、叶、皮、茎枝等药料，如生姜、菊花、陈皮、茶叶等，用沸水冲泡，数分钟后即可饮用。

（2）鲜汁。选用含有丰富营养物质汁液的植物，如各类水果、瓜果、蔬菜等的果实、茎叶块根，粉碎挤压取汁。

（3）汤液。选用砂锅或汤锅，将原料或药料洗净，泡发后加水，有时加酒、醋等，煎成汤液，取汁留渣，随口味食用时可加糖、盐等佐料，如双耳汤。

二、食补膳食常用配方选例

（一）食疗养生配膳的"五宜五补"

《黄帝内经》载："酸入肝，辛入肺，苦人心，咸人肾，甘人脾。"这是根据食物对人体生理上、病理上所发生的影响，而作出的归纳。为了更好地了解药物、食物与脏腑的关系，便于组方选用，把药物、食物的五味、五色、五谷、五畜、五行与五脏六腑的关系进行归纳（见表12-1）。

"五宜五补"概括了人体及其自然界同类事物或现象在属性上的某些相互联系。掌握脏腑有关的生理联系。根据不同的季节和五脏对药物、食物组方施膳。当然，绝不能主观地把它当作一成不变的条规，应灵活地从实际出发，进行配方选膳。

表 12-1 五属五宜五补表

五 行	木	火	土	金	水	备 注
五时	春	夏	长夏	秋	冬	五色入五脏 五味入五脏
五成	生	长	化	收	藏	
五脏	肝(胆)	心(小肠)	脾(胃)	肺(大肠)	肾(膀胱)	
五色	青	赤	黄	白	黑	
五味	酸	苦	甘	辛	咸	
五谷	麻	麦	秫米	稻	豆	五谷养五脏 五菜充五脏 五果助五脏 五畜益五脏
五菜	韭	薤	葵	葱	藿	
五果	李	杏	枣	桃	栗	
五畜	犬肉	羊肉	牛肉	鸡	猪	
五补	升补	清补	淡补	平补	温补	

注：五行学说在养生学中利用五行的相生相克关系，阐述复杂系统内部各事物之间的相互联系，并通过五行的调控使人体机能正常有序，从而达到养生健身的目的。长夏指公历7~8月。

（二）食补膳食常用配方选例

1. 软炸淮药兔

来源：成都惠安堂滋补餐厅

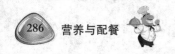

原料(大份):山药 50 g,兔肉(无骨)250 g,绍酒 10 g,食盐 2 g,酱油 10 g,白糖 3 g,色拉油 500 g(实耗 75 g),鸡蛋 5 个,湿淀粉 50 g。

效用:兔肉甘、凉,能补中止渴,与山药同用补脾力更强,止渴效更佳。对于脾胃虚弱之食少、乏力、懒言,邪热伤阴之口渴、消瘦等症有一定疗效。本方可作糖尿病患者之膳食。

制作工艺:

(1) 山药切片烘干打成细末待用(山药烘干后即为淮药);

(2) 兔肉洗净片去筋膜,切成约 2 cm 见方的块,放在碗内加入绍酒、食盐、酱油、白砂糖、味精,再放入鸡蛋清、湿淀粉和山药粉拌匀,使糊均匀黏附兔肉;

(3) 炒锅置中火上烧热,放入色拉油 500 g,烧至八成熟时,将兔肉块逐个放在油锅内炸,捞出,等第一次炸完后,再同时下入锅内,反复用漏勺翻炸,待色成金黄浮面时,捞出装盘即成。

2. 银杏鸡丁

来源:民间验方

原料(大份):银杏 100 g,嫩鸡肉(无骨)250 g,鸡蛋 2 个(用蛋清),食盐 3 g,白砂糖 3 g,绍酒 3 g,味精 1 g,淀粉 10 g,芝麻油 3 g,葱段 15 g,猪油 500 g(实耗油 50 g),汤 50 g。

效用:本方系古代食疗方银杏莲子鸡去莲子而成。银杏敛肺定喘,收涩止带且能益气健脾,是民间常用副食,再与营养丰富的鸡肉作膳,有补气养血、平喘止带之功,对妇女脾肾亏虚、浊湿下注、带下量多、质稀等症确有良效,对身体虚弱或无病食之,亦可营养健身。本方可作老年性慢性气管炎、肺心病、肺气肿及带下症患者之膳食。

制作工艺:

(1) 白果剥去硬壳,下热油锅炸至六成熟时捞出,剥去薄衣,洗净待用;

(2) 将鸡肉切成约 1.2 cm 方丁,放碗内、加入蛋清、食盐、淀粉 5 g 拌合上浆;

(3) 将炒锅烧热,放入猪油,待油烧至六成热时,将鸡丁下锅用勺划散,放入白果炒匀,至熟后连油倒入漏勺内沥去油;

(4) 原锅加入猪油 25 g,投入葱段煸炒,随即烹入绍酒、汤、食盐、味精,倒入鸡丁和白果,颠翻几下,用湿淀粉勾薄芡,推匀后淋入芝麻油,再颠翻几次,起锅装盘即成。

3. 蒜蓉马齿苋

来源:民间验方

原料(大份):蒜 30 g,鲜马齿苋 500 g,食盐 3 g,酱油 5 g,白糖 5 g,黑芝麻 10 g,味精 1 g,醋 5 g。

效用:马齿苋酸寒无毒,含丰富的维生素,有机酸和矿物质,是民间常用的著名野菜,能清热解毒,消肿止血,善治大肠湿热腹泻、痢疾。凉拌加入大蒜,不仅味道美,而且疗效更好,共奏解毒止痢之功。药理实验也证明对各型痢疾杆菌都有较强的抑制作用,用于痢疾、血痢有确切的疗效。

制作工艺:

(1) 鲜马齿苋择去杂质老根,洗净泥沙,摘成 5~6 cm 长段,用沸水烫透捞出沥干水,装在盘内待用;

(2) 蒜头剥去表皮捣成蒜蓉,黑芝麻淘净泥沙炒香捣碎,葱白切成马耳形待用;

(3) 将盘中马齿苋抖散先用食盐拌匀,加入蒜等调料,撒上芝麻装入条盘即成。

4. 红枣山药粥

来源:民间验方

原料：山药 250 g，红枣 15 枚，粳米 100 g，白糖 15 g。

制作工艺：红枣沸水泡发，去核切丁；山药去皮切丁；双丁以醋浸 30 分钟；煮到大米至将熟时，调入双丁再焖煮 20 分钟，盛出即可。

功效：补脾益气，滋肾固精。

应用：脾虚食少，泄泻，消化不良，肾虚遗精，夜尿频频，子宫脱垂等症。

5. 花生米大枣烧猪蹄

来源：《滋补保健药膳食谱》

原料：猪蹄 1 000 g，花生米（带皮）100 g，大枣 40 枚，色拉油适量，葱、姜、料酒等调料适量。

制作工艺：花生米、大枣洗净；猪蹄整理洁净，入锅内加水煮至四成熟时捞出，用酱油拌匀。另锅加色拉油烧至七八成热时，放入猪蹄，炸至金黄；砂锅加水置火上，放入猪蹄、花生米、大枣、料酒、白糖、葱段、花椒、八角茴香、生姜、味精，烧沸后用小火炖烂。

功效：补中益气，养血安神。

应用：气血不足，面色萎黄，倦怠少气，头晕目眩，心悸失眠，贫血、血小板减少性紫癜，白细胞减少等症。

6. 山楂肉干

来源：《中国药膳学》

原料：山楂 100 g，猪瘦肉 1000 g，菜油、芝麻油、生姜、葱等调料适量。

制作工艺：山楂果洗净，切薄片；猪肉去筋洗净。用 50 g 山楂片，加水大火烧沸后，下入猪肉，捞出稍凉后切成约 5 cm 长的粗条，用酱油、葱节、姜片、料酒、花椒拌匀腌渍约 1 小时，再沥去水分。炒锅置中火上，倒入菜油烧热，投入肉条炸干水气，色微黄时即用漏勺捞出沥去油，锅内留少许底油，投入余下的 50 g 山楂，略炒后，再将肉干倒入锅中，反复翻炒，淋上麻油，撒白砂糖，炒匀即成。

功效：消食化积，活血散瘀。

应用：脘腹痞闷，不欲饮食，腹中痞块绵绵作痛。并可作为高血压、高血脂患者的膳食。

7. 苦瓜焖鸡翅

来源：《家庭食疗手册》

原料：苦瓜 250 g，鸡翅 1 对，调料适量。

制作工艺：鸡翅洗净切块，放碗中，加姜汁、料酒、白糖、盐、淀粉拌匀上浆；苦瓜。

切成 2 cm 长，1 cm 宽的块。于热油中，下蒜蓉、豆豉煸香后，下鸡翅翻炒，再下入苦瓜、红辣椒丝、葱段炒几下，加水，文火焖 30 分钟后，调入味精即可。

应用：肝肾阴虚或肝经有热而致目暗、目赤等症。

8. 茯苓鸡肉馄饨

来源：《养老奉亲书》

原料：茯苓 60 g，鸡肉、面粉，调料各适量。

制作工艺：茯苓煮汤，滤渣留汤；用鸡肉、面粉制成馄饨；馄饨下入茯苓汤中煮熟，调味后食用。

功效：健脾胃，补中气，降逆气。

应用：老人中气不足，进食时吞咽无力，及老人胃气虚、反胃、呃逆等症。

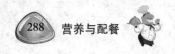

9. 春盘面

来源:《饮膳正要》

原料:白面粉 3 000 g,羊肉 100 g,羊肚 500 g,鸡蛋 5 个,蘑菇 200 g,白菜 500 g,生姜、食盐、胡椒粉,料酒、醋各适量。

制作工艺:将羊肉、羊肚洗净,切成 2 cm 见方的块;蘑菇洗净,一切两块;白菜洗净,切段。面粉加水、鸡蛋和食盐和好,揉成面团稍稍放置,用擀面杖擀薄,切成面条。羊肉、羊肚放入铝锅内,加入生姜、蘑菇,置大火上烧熟,然后将面条下入,烧开,放入食盐、白菜、料酒、醋、胡椒粉即成。

功效:补中益气。

应用:脾胃气虚、营养不良所致的短气,懒言,肢体困倦,身体消瘦等症。

10. 双花饮

来源:《食医心鉴》

原料:银花、菊花、山楂各 500 g,精制蜜 500 g。

制作工艺:银花、菊花、山楂置砂锅内注入 3 000 mL 清水,用文火烧沸 30 分钟,滤渣取汁;蜂蜜置锅内,文火加热,保持微沸,烧至微黄,黏手成丝时,将其缓缓倒入前煎汁内搅匀,待全部溶化后,以二层纱布过滤,冷却,水冲饮用。

功效:清热解毒,祛风润燥,活血通脉。

应用:暑热烦渴、头目眩晕、火毒目赤、咽痛、疮疖,及高血压、高血脂、化脓性感染等;亦可作夏季清凉饮料。

11. 山楂核桃饮

来源:《中国药膳学》

原料:胡桃仁 150 g,白砂糖 200 g,山楂 50 g。

制作工艺:胡桃仁浸泡洗净,加适量清水,用石磨磨成浆,装瓶加适量清水稀释;山楂洗净加适量清水,用中火煎熬 3 次,每次 20 分钟,过滤去渣取汁浓缩至约 1 000 mL。把锅放于火上,倒入山楂汁,加白糖搅拌,待溶化后,再缓缓倒入核桃浆,边倒边搅均匀,烧至微沸出锅即可。

功效:补肺肾,润肠燥,消饮食,通血脉,生津液。

应用:肺虚咳嗽、气喘;肾虚阳痿、腰痛、津亏口渴、便干、食欲不振、血滞经少、腹痛等症,也可作冠心病、高血压、高脂血症、老年便秘等患者的膳食。

12. 红颜酒

来源:《疾病的食疗与验方》

原料:胡桃肉 120 g,红枣 120 g,杏仁 30 g,白蜜 100,酥油 70 g,白酒 1 000 g。

制作工艺:杏仁浸泡去皮尖,煮沸 4~5 次,晒干,与胡桃肉、红枣共捣碎。蜜、油溶入酒内,放入杏仁,胡桃肉及红枣,浸 7 日。

功效:补肺肾,定喘咳。

应用:肾虚腰痛,膝酸软无力,便秘及肺肾二虚的咳嗽、喘息。

13. 枣杏焖鸡

来源:《中国药膳学》

原料:栗子 200 g,甜杏仁 12 g,红枣 5 g,核桃仁 20 g,公鸡 1 只。

制作工艺:鸡宰杀洗净切块;温水泡杏仁、核桃仁后,去皮,沥干水,入热油炸至金黄,放凉压末;栗子切为二半,放沸水煮至可剥去皮时捞出,剥皮待用。炒勺内的油烧热,以大火炒至鸡块变黄,加姜丝、料酒、砂糖、酱油,上色后加清汤、核桃仁末、红枣,烧沸,文火焖 1 小时,加栗子再焖 15 分钟,捞出鸡块皮朝下摆在碗内,将栗子捞出放于其上,再翻扣至圆盘内;将锅中原汁移大火上烧沸,放入芝麻酱拌和,以湿淀粉调成薄芡,浇在鸡块上,撒上杏仁末即可。

功效:补脾、益肺、壮肾、润肠。

应用:精血不足之便秘,消瘦,脾肾亏虚之食少、乏力、健忘、耳鸣,肺肾二虚之咳嗽、气喘、心悸等。

第三节 不同年龄与不同情况的食补

一、食补养生膳设计原则

(一)根据就餐者的不同生理特点进行设计

婴幼儿多选用蔬菜、水果和富含微量元素及维生素的食物,如:萝卜粥、山楂蜜饯,以预防便秘,避免食积,忌食辛热,补气助阳的滋腻、味厚的食物;老年人的食补应以清淡为宜,多选用豆制品、蛋、乳、蔬菜,忌用大热、大寒的食物。

(二)根据不同季节进行设计

应根据季节的不同,因时养生,顺应四季气候。不同的季节,人体的脏腑功能各异。春季气候温和,膳食宜清淡可口,忌油腻、生冷、刺激性食物,可以高蛋白、高能量为主;夏季气候炎热,食物宜清凉爽口,以酸味食物为宜,多选清热解毒食物;秋季气候干燥,宜滋阴润肺、生津止渴,是进补的好季节,可选择具有滋补作用的食物;冬季气候寒冷,食补时应以助阳为主,适量加入优质蛋白、高能量的食物,以增加人体的耐寒和抗病能力。

(三)根据就餐者的不同症状进行设计

要了解就餐者的身体状况,针对不同症状设计食谱。普通体虚及年老体衰者用平补法,不热不寒;阴虚者,配膳用清补法,泻中求补;阳虚者,进补用温补法;对特殊体质及病情不同的可选用峻补法,以达到补益的功效。

二、不同年龄人群的食补

(一)儿童饮食食补

1. 生理特点

脏腑嫩娇,气血功能处于幼弱状态,易虚易实,发育尚未成熟完善。膳食中营养需求较多,配餐时应均衡全面,多选蔬菜、水果等清热生津的食品和膳食纤维较多的粗、杂粮,以防大便干燥。配膳应特别注意各种维生素及微量元素食品的搭配,促进儿童生长发育。

2. 食物选择

(1)调养脾胃,益气生津的食物有:粳米、茯苓、山药、芡实、豌豆、黄豆、鲫鱼、猪肚、黄花

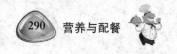
鱼、山楂、荔枝、葡萄、黑枣、大枣等。

（2）解毒杀虫，补肾益精的食物有：南瓜子、榧子、槟榔、乌梅、大蒜、葵花子、牛乳、鸡蛋、淡菜、海参、胡桃仁、黑芝麻、黑木耳、牡蛎肉。

（二）青少年的食补膳食

1. 生理特点

青少年的生长发育和各种代谢极为旺盛，不仅长身体，也是长知识的黄金阶段。由于每天学习处于高度紧张之中，容易导致脑细胞功能失调，所以食补原则是用调补法摄取足够的饮食，确保大脑运转正常。由于青少年体能消耗量大，所以应以益气养阴、补脾养心、滋肾健脑为主。

2. 食物选择

（1）益气养阴的食物有：牛肉、羊心、鸡肉、鸭肉、羊肚、羊肾、猪肉、兔肉、鸡蛋、田鸡、泥鳅、鲫鱼、黄鳝、粟米、糯米、小麦、花生、大枣、榛子仁、白木耳、木松子、黑豆、豆腐、芝麻、胡萝卜、葡萄、龙眼肉、梨、菠菜等。

（2）补脾养心的食物有：猪肚、鳜鱼、带鱼、猪脾、牛肚、蚕豆、红豆、扁豆、黄豆、薏米仁、玉米、黄米、高粱、粟米、燕麦、小麦、茼蒿、南瓜、向日葵、菱角、红小豆、大枣、榛子、栗子、无花果等。

（3）滋肾健脑的食物有：粟米、黑豆、豇豆、刀豆、猪肉、羊乳、鸽肉、胖头鱼、青鱼、河虾、海参、蚕蛹、芝麻、芡实、桑葚、樱桃、海蜇、燕窝、香椿、韭菜等。

（三）成年人的食补膳食

1. 生理特点

成年人发育已定型，但由于职业和活动强度不同，不良的劳动条件使人体产生不同的生理变化和病理变化。成年人的食补设计应注重养生调摄，以扶正祛邪、平衡阴阳、调和气血、维持生理代谢的相对平衡和稳定。不同活动强度人群的养生调摄原则是保持能量消耗与供给的平衡，营养素的需求量与供给量的平衡。

2. 食物选择

（1）极轻体力活动人群，可选用具有健脾益气作用的食物，如糯米、蚕豆、红豆、银鱼、黄鱼、黑鱼、鲢鱼、猪肚、牛肉、羊肉、虾仁、山药、苹果、香菇、芹菜等，具有补血养肝作用的食物。如猪肝、乌贼、龟肉、芝麻、黑莓、桑葚、板栗、枣等。

（2）轻体力活动人群，可选用具有补肾壮腰作用的食物。如牛肉、大虾、核桃、枸杞苗、板栗、丝瓜、山楂等。

（3）中等体力活动人群，可选用食性平和的食物。如黄豆、赤豆、豌豆、花生油、玉米、白薯、芝麻、豆浆、小麦、乳腐、葵花子、南瓜子、银杏、山药、芋艿、椰子、橄榄、荷叶、藕粉、鲤鱼、鲫鱼、鱼翅、猪心、猪肾、猪蹄、牛肉、兔肉、鸭肉、鹌鹑肉、蜂蜜、蜂乳等。

（4）重和极重体力活动人群，可选用具有完全蛋白质、且蛋白质生理价值高的食物。如奶类、蛋类、大豆、玉米、小麦、大米、土豆、红薯、牛肉、羊肉、鱼类等。具有补益五脏功能的食物，如鹌鹑、鹌鹑蛋、鹿肉、人参、黄芪、蜂乳等；具有强筋健骨功能的，如猪肾、羊肾、牛筋、鹿肉、狗肉、鸽肉、猪蹄筋、麻雀等；具有提高劳动能力、抗疲劳功能的食物，如灵芝、刺五加、党参、黄芪、蜂王浆、米酒、果酒等。

（5）重和极重体力活动人群，可选择养筋健骨的食物。如鳝白粥、虾仁粥、羊骨粥、芝麻粥、胡桃粥、韭菜粥、瑶柱猪骨粥、枸杞粥、海参粥、淡菜粥、黄花菜砂锅鹌鹑、杜仲腰花、归参肚片、菊花肉片、陈皮淡菜、花生米大枣烧猪蹄、归参山药猪腰、归附狗肉、鸡泥鹿筋等，还可选择杜仲酒、鹿茸酒、苹果酒、米酒等。

（四）妇女食补膳食

1. 生理特点

妇女具有月经、胎孕、生育、哺乳等一系列生理过程，脏腑组织的生理功能随不同时期而发生变化。因此除应遵循一般的食补要求外，还应结合其生理特点科学食补。

2. 食物选择

（1）月经期的食补，月经期前后应注意加强肾、肝、脾（胃）的保养，补益肝肾，益气补脾。青春期宜补肾益精，可选用海参、乌骨鸡、羊肉、大枣、黑芝麻、枸杞子等；中年妇女应以养益肝血，疏肝解郁为主，可选用阿胶、猪肝、黑木耳、陈皮、麦菜、薄荷、乌贼、玫瑰花等；老年妇女应以补养脾气血为主，可选用党参、茯苓、牛肉、鸡肉、山药、香菇、鳜鱼、莲子等。

（2）妊娠期的食补，应以补肾安胎，补脾益胃，滋养阴血为主，可选用胡桃仁、粟子、鹌鹑、白术、菟丝子、鸡肉、海参、粳米等来补肾安胎，选猪肚、鳝鱼、鲫鱼、糯米、茯苓等补脾益肾，选猪肝、鸡蛋、阿胶、乌贼、牛乳等滋养阴血。

（3）哺乳期的食补。妇女在妊娠后期易出现气血虚弱、淤血的生理反应，应以调气、养血、活血化瘀为主，可选用人参、羊肉、鸡肉、大枣、龙眼肉以补益气血；选山楂、黑木耳、藕、甘薯等活血化瘀。

（4）一般情况下妇女的食补。中青年妇女应以调和气血，祛郁散结为主，可选用猪蹄、鲫鱼、黄豆、花生米；老年妇女应以补肝肾，益气血为主，可选用当归、大枣、灵芝、蜂蜜等。

（五）老年人食补膳食

1. 生理特点

肾气渐衰，气血不足，随着年龄的增长及生理结构的变化，机体的各部分呈现出生理或病理的退化。如头发花白，皮肤皱纹，骨质疏松，冠状动脉硬化，前列腺增生肥大等。脏腑功能的衰退，导致抗病能力下降。日常膳食应选用平和、补而不滞、滋而不腻的食品。平缓调整，健脾疏气，使气血通畅，阴阳平衡。

2. 食物选择

（1）益智健脑食品：蛋黄、芝麻、大豆、核桃、松子、栗子等。

（2）健脾开胃食品：山楂、胡椒、芥末、猕猴桃等。

（3）减肥轻身食品：薏米、茯苓、香菇、冬瓜、芹菜等。

（4）养阴润肤食品：莲子、百合、龙眼、胡桃、芡实、芝麻等。

（5）补骨补钙食品：乳类、豆类、水果、海带、紫菜、虾皮、芝麻酱等。

三、不同季节的食补

人的生理变化与自然界密切相关，人体的新陈代谢是通过饮食进行的，所以人体的健

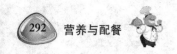

康与所处的环境、气候、季节、地域都有密切的联系。中国古代哲学、医学即把人的生存与健康放在生态环境中去认识，提出了"天人相应"的生态观念。因此，顺应四季的变化，需"因时养生"。

（一）春季

春季是万物复苏之季，阳气渐渐升腾，人体的阳气也随之升发，导致肝气旺盛。由于气温渐渐回升，细菌病毒大量繁殖，所以易患感冒、肺炎等症。此时，五脏属肝，应省酸增甘以养脾气，食补配膳应以平补为主。可选清淡可口、辛温、甘甜的食物，忌酸、涩、油、生冷和刺激性食物；适当搭配清肝原料，以防肝阳生发太过；多选用绿色蔬菜、水果来提高人体的免疫功能。如春笋、菠菜、芹菜、小白菜、油菜、荠菜；少食肥肉等高脂肪食物，饮酒也不宜过多。

（二）夏季

夏季气候炎热，是万物生长最茂盛的季节，暑湿之气容易乘虚而入，使人体消耗较大。由于出汗较多，蛋白质分解增加，易导致人体的耐力和抵抗力降低，食欲减退。此时五脏属心，应省苦增辛以养肺气，食补配膳应以甘寒、清凉为宜，适量加入清心火、补气生津的原料，并调剂食物的色、香、味以增加食欲，及时补充水分。食物可选用绿豆、西瓜、乌梅、梨、小米、薏米、瘦肉、鸭肉、蛋黄、大枣、香菇、黄瓜、绿豆芽、茄子、丝瓜等。

（三）秋季

秋季气候凉爽干燥，炎暑渐消，气温易变，是旧病易复发的季节。随着天气的转凉，人们的食欲逐渐提高。此时五脏属肺，应少辛增酸以养肝气。由于天气干燥，食补最好选用平补的食物，即不燥不腻的食品。由于"秋燥"易出现口干、唇焦、鼻燥等症，宜选用滋养、润燥的补品。配膳可选用养阴润燥、生津养肺的食物，如：党参、麦冬、燕窝、百合、银耳白扁豆、南瓜、黑芝麻、核桃、蜂蜜、香蕉、梨、柿子、菠萝等。脾胃虚弱，消化不良者可选用莲子、红枣、山药等。立秋后，西瓜、菜瓜均应少食用，以防损伤脾胃的阳气，辣椒、生葱也要减量。

（四）冬季

冬季气候寒冷，万物收敛，人体阳气潜藏，脏腑功能减退。此时，五脏属肾，应省咸增苦以养心气。中医认为，冬季是储藏的季节，有利于人体营养物质的吸收与储藏，是进补的最好时机，可以改善人体的健康状况，促进新陈代谢，强壮身体。冬季人们食欲增强，食物容易吸收，食补配膳可选用脂膏、滋腻的食物和动物性补品。食物应热食，但燥热的食物不可过多，以防阳气郁而化热；黏硬、生冷食物属阴，也不可多食，以防伤及脾胃之阳。食疗配膳应多选用温辛、补肾阳的食物，如羊肉、狗肉、牛肉、桂圆、胡萝卜、油菜、菠菜、绿豆芽、辣椒、胡椒、葱、姜、蒜等；清炖及红烧肉类、火锅类亦可多食一些。

四、不同体质的食补

从中医理论角度，人体分为虚证和实证两种体质。食补对象的体质有阴阳、虚实、寒热、燥湿之分，在食补养生膳的设计中，可进行分类指导。

（一）虚证体质者的食补

虚证是指人体免疫能力不足,处于亚健康状态,形成虚证的基础是正气不足,分气虚、血虚、阴虚、阳虚四类,表现为面色苍白、精神萎靡、倦怠无力、心悸气短、语声低微、自汗盗汗、形体消瘦、舌净苔少、脉细弱无力等证。这类人群的养生食补应根据虚证类型及脏腑部位,选择有相应补益作用的食物进行调养。

1. 气虚体质的饮食滋补

（1）气虚证的表现。气虚是指人体某一脏腑或全身功能衰退的现象,脾胃是元气的生化之源,元气不足,导致生血不足,气血两虚。

脾气虚弱者:消化不良,腹胀,厌食,消瘦,面色萎黄,便溏。

肺气虚弱者:气短懒言,咳喘无力,自汗。

肾气虚弱者:腰酸痛,下肢浮肿,小便清长。

心气虚弱者:心悸气短,自汗,动则加重,面色白,头晕耳鸣。

（2）食补食谱设计原则。气虚证的食补选用平补法,由于气虚多表现为脏腑功能减退,所以配膳宜选择食性平和、有益气功效,易消化吸收,营养丰富的食物。

（3）食物选择。有补气功能的常见食物有小米、粳米、粟米、糯米、莲子、荞麦、栗子、大麦、花生、榛子仁、山药、白扁豆、南瓜、刀豆、蘑菇、猴头菇、香菇、大枣、野猪肉、牛肉、羊肚、黄羊肉、猪肚、兔肉、鹌鹑、鸡肉、乳鸽、青蛙、鲫鱼、泥鳅、带鱼、鱼翅、熟菱、饴糖、红糖、鲳鱼、黄花鱼、鲈鱼等。

适用于平补的食品有米、面制品（各种粥类、蛋糕）;菜肴中的羹、汤、糊;蔬果中的苹果、樱桃、猕猴桃,莲子、山药、百合、丝瓜、荠菜,及各种豆制品;动物性原料中的泥鳅、墨鱼、黑鱼、黄鱼、蛋、猪肉、猪腰子等。

气血双补的食物有黄鳝、驴肉、牛肉、章鱼、鲨鱼肉、鳜鱼、黄豆、花生、榛子仁、松子等。

健脾利润的食物有青蛙、泥鳅、鲫鱼、青鱼、黄豆、蚕豆、赤小豆、豇豆、豌豆、平菇等。

具有补气功能、可入膳的药物有人参、党参、西洋参、黄精、白术、黄芪、甘草、五味子、枸杞子等。

（4）食补食谱。主食类有山药茯苓包子、山药扁豆糕、人参菠菜饼、茯苓鸡肉馄饨等。

菜肴类有山药红烧牛肉、猴头鸡丝、扁豆炖牛肉、花生鸡丁、刀豆炒肚丝、香菇肉片、栗子鸡、炝猪肚、泥鳅炖豆腐、荷叶乳鸽片、薏米烧鹌鹑、虫草气锅鹌鹑等。

粥类有黄豆粥、土豆粥、高粱米粥、人参粥、小麦粥、木耳粥、荠菜粥等。

补酒类有人参酒、山药酒、松子酒、荔枝酒、茯苓酒、参茸酒等。

2. 血虚证的饮食滋补

（1）血虚证的表现。血虚是因脾胃虚,气血生化无源;淤血阻滞使新血不生,或因失血过多,失去滋润、营养所引起的一系列表现。如面色苍白或萎黄、头晕眼花、手足发麻、皮肤毛发干枯、心悸失眠、月经不调量少色淡或闭经、舌质淡等。

（2）血虚证食补食谱设计原则。血虚证多因肝、心两虚所致。肝的主要作用是藏血,肝血不足可导致血虚证;心主神志、血脉,心血不足可导致血虚证。食补应选用有补血、和血、益气养营功能的食物,以补养人体之血,滋养脏腑,维持正常生理功能。配膳中宜选用富含铁的食物,因铁是血红蛋白的重要组成部分。

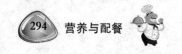

补血养心的食物有大枣、鸡肉、葡萄、猪心、龙眼肉等。

补血养肝的食物有枸杞苗、胡萝卜、猪肝、鸡肝、菠菜等。

益气生血的食物有花生、大枣、胡萝卜、黄豆、榛子仁、龙眼肉、羊肉、牛肉、鸡肉、猪肝、菠菜、黄鳝、鲨鱼肉等。

（3）血虚证食补食谱。粥类，如黑木耳粥、黑豆粥、牛肾粥、虾子粥、荠菜粥、芹菜粥、首乌大枣粥、糯米阿胶粥、龙眼肉粥、桑葚粥、仙人粥（首乌粥）、黑鱼粥、猪肝粥等。

面食类，如猪肝面、猪心面、鳝丝面、菠菜炒面、牛肉汤面、枸杞鸡肉蒸饺、芹菜牛肉饺、荠菜猪肉馄饨等。

菜肴类，如阿胶炖肉、花生炖猪蹄、胡萝卜炒猪肝、芹菜牛肉丝、山楂肉干、芹菜炒鱿鱼、当归羊肉羹、海带猴头汤、杞菊炸鸡肝、猪肝木耳汤、三肝养血汤、木耳炖牛筋、乌鸡丝瓜汤、软炸芝麻鲨鱼排等。

补酒类，如补精益老酒、当归酒、首乌酒、熟地酒、鸡血藤酒等。

3. 阴虚证的饮食滋补

（1）阴虚证的表现。阴指血、津液等物质，由于阴液亏损、阴不制阳，阴虚内热偏盛所致的证象称为阴虚证。如慢性消耗性疾病，失血耗液导致阴液亏损。

（2）阴虚证食补食谱设计原则。阴虚证的现象多为热象相对偏盛的病理现象，在配膳中应选用有滋阴清热、生津功能的食物，宜用清补之品以补养人体，滋润脏腑，食物中常可选用的有清补之品，大多能量低、清淡、高蛋白、低脂肪、多膳食纤维，无肥腻感。

如是脾阴虚者，应滋养脾阴、益胃生津，可选用蜂蜜、甘蔗、梨、荸荠、芝麻、牛乳；如是肺阴虚者，应滋阴润肺，可选用百合、白木耳、冰糖、枇杷、柿子、萝卜、梨、藕、荸荠、牛乳、猪肺等；如是肾阴虚者，应选用补肾滋阴的食物，如海藻、黑豆、小麦、菊花、水芹等。

（3）阴虚证食补食谱。粥类，如山萸肉粥、二冬粥、黄精粥、山药枸杞粥、麻仁粥、菜花粥、菠菜粥、木耳粥、荠菜粥、百合粥等。

主食类，如荠菜肉馄饨、山药汤圆、天冬烧卖等。

菜肴类，如枸杞炖鸡、豆蔻草果鸡、银杏莲子鸡、鲤鱼香菇、桑葚里脊、苦瓜焖鸡翅、黑豆鸭丁、莲子百合炖猪肉、荠菜豆腐羹等。

补酒类，如天门冬酒、三蛇酒、松子酒、菊花酒、桑葚酒、乌发益寿酒等。

4. 阳虚证的饮食滋补

（1）阳虚证的表现。阳虚证多指脏腑功能活动低下、功能减退导致阳气不足，其证象与气虚证相似，因气虚是阳虚的先兆，阳虚证还伴有寒象的状态，表现为面色无华，四肢倦怠，倦怠乏力，畏寒喜暖，小便清长，大便溏泻，少气乏力等。

（2）阳虚证食补食谱设计原则。阳虚证证象多为寒象，寒邪使体内阴阳失调，阳虚阴盛则寒。配膳应选性味甘温，有助阳、温里、健身功能的温补之品。食补宜选用补阴去寒，温养肝、肾，温补心阳的食物，忌用生冷寒凉食物。常选用的补阳类食物有鹿茸、海马、海龙、狗肾、羊肉、麻雀、鹿肉、鲢鱼、黄鳝、鲫鱼、核桃仁、胡桃肉、河虾、海参、韭菜、大蒜等。

（3）阳虚证的食补食谱。粥类，如菟丝子粥、桃仁粥、参羊肉粥、黑豆狗肉粥、韭菜粥、苁蓉羊肉粥、腊八粥、虾仁粥、紫菜粥等。

菜肴类，如杜仲腰花、菟丝子艾叶川芎炖鹌鹑、大蒜炒雀蛋等。

（二）实证体质者的食补

1. 实证的表现

实证主要是指病邪过剩所产生的证候，此时人体必将增强其机能代谢活动，以补充抵御病邪的能力，表现为精神兴奋，声高气粗，喜冷怕热，发热面赤，口臭口苦，小便赤短，大便偏干等症状。

2. 实证食补食谱设计原则

宜选用清泻消散的食物，如绿豆、菊花、金银花、芹菜、黄瓜、甘蔗、苦瓜、苋菜、豆腐、螃蟹等。

3. 实证食补食谱

绿豆糕、绿豆粥、菊花粥、百合菊花、菊花鸡丝、芹黄鱼丝、蒜蓉苋菜、苦瓜芙蓉蛋、凉拌苦瓜等。

思考题

（1）食补养生的理论基础有哪些？

（2）食补养生食谱的食品选择需要关注哪些内容？

（3）不同年龄层次的食补养生关注哪些特征？

（4）不同季节上的食补养生需要关注的内容有哪些？

（5）举例说明食补养生膳食的制作。

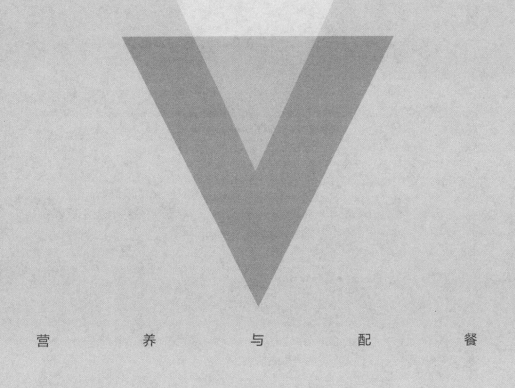

营　养　与　配　餐

附　综合实训与附录

《营养与配餐》综合实训

实训一　食物营养价值的评价

一、实训目的

通过实训,了解平时常见食物的营养价值,重点了解进行生命活动所需要的能量以及蛋白质、脂肪、碳水化合物、维生素、矿物质等营养物质的主要来源,为今后制作食谱打下基础。

二、实训内容

(1) 分别比较牛奶与豆浆,绿豆与黄豆,大米与面粉,苹果与橘子,瘦猪肉与猪肝等食物营养价值的异同,分析其营养缺陷,提出改进食物营养缺陷的建议。

(2) 评价黄豆、大米、鲫鱼、牛奶、苹果、猪肝的营养价值,分析其营养缺陷。并根据各种食物的营养特点提出改进食物营养缺陷的建议。

(3) 查食物营养成分表,在表1中分别列出上述100 g各食物中能量与各种营养素的含量。

表 1　食物一般营养成分表

食物名称	可食部(%)	能量(kJ)	水分(g)	蛋白质(g)	脂肪(g)	膳食纤维(g)	碳水化合物(g)	胡萝卜素(μg)	维生素A(以视黄醇当量计)(μg/RAE)	维生素B$_1$(mg)	维生素C(mg)	维生素B$_2$(mg)	钙(mg)	铁(mg)	锌(mg)	磷(mg)	硒(μg)

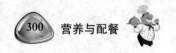

实训二　成人膳食调查

一、实训目的

运用称重法对成人膳食进行调查。

二、实训内容

（一）实训准备

（1）称重法膳食调查前，要提前一天熟悉第二天的食谱、食物原料和烹调加工方法，并做好表格记录。

（2）熟悉称量场地，熟练称量器具的使用方法。

（二）注意事项

（1）废弃率称量时要注意记录好净重和毛重。

（2）生熟比值记录的时候，如果有半成品也要算生熟比。一些需要用水泡开的食物，要注意泡发率这个数值。

（3）被调查对象吃某道菜的时候，要尽量按菜中的比例吃各种原料，不要挑食（如青椒炒肉，要避免专门挑青椒吃）。

（4）被调查对象进食的时候要注意不要将菜和主食混杂在一起吃，不要把称量器皿中的食物相互混合。

（三）膳食调查

每一步要注意前文中提到的注意事项。如果没有办法称量，估算食用量时特别注意生熟比例等，尽量使估算值接近真实值。

（1）准确记录每餐各种食物及调味品的名称。

（2）计算生熟比，称量各种食物的生重和烹调后熟食的重量。

（3）实际摄入食物（熟重）＝烹调后熟食重－剩余熟食重。

实际摄入食物（生重）＝实际摄入熟食×生熟比。

（四）膳食调查报告的内容

（1）计算每人每日各种食物的平均摄入量与膳食结构评价。

（2）平均每人每日营养素摄入量与评价。

（3）能量来源与蛋白质、脂肪的食物评价。

（4）能量、蛋白质和脂肪的食物来源。

（5）膳食提供能量的比例。

（6）指出膳食供给存在的主要问题，并具体提出改善膳食供给的有效措施。

附：膳食计算方法

主要计算每天能量和营养素的膳食供给量。

1. 食物摄入量

早餐：鲜牛奶一杯(约150 ml)，馒头一个(面粉约100 g)。

中餐：大米饭(大米200 g)，猪肉炒芹菜(猪肉(瘦)50 g，芹菜250 g，酱油10 g，植物油6 g，盐2 g)。

晚餐：大米饭(大米200 g)，菠菜豆腐汤(菠菜50 g，豆腐50 g，虾皮5 g，植物油3 g，盐2 g)，鱼片(草鱼150 g，葱5 g，淀粉3 g，糖2 g，酱油3 g，醋3 g，姜末1 g)。

2. 计算方法

A. 将一天摄取食物的餐次、种类、数量(指原材料，按生重计)记入表2。

B. 查食物成分表，计算摄入种类食物的能量和营养素的含量。通常是每100 g食物的营养素含量，所以必须根据摄入量进行折算，相关数据计入表2。

C. 小计和总计：① 小计是每餐分别汇总各类营养素尤其是能量的摄入量；② 总计是将全天的能量和营养素摄入量计算出来并填入总计栏中，然后计算每天摄取的平均值。

(3) 蛋白质：① 摄入量按占总能量的10%～15%评价；② 优质蛋白应不少于总摄入量的1/3以上，若总摄入量不足，则比例应更高。

(4) 维生素和矿物质元素：按DRI评价。

表2 食物营养成分计算表

编号：

单位：　　　　　　　　　　　　　　　　　　　　　　　　　　　　　　　月　　　日

餐次	食物名称	重量(g)	蛋白质(g)	脂肪(g)	糖类(g)	热量(kJ)	钙(mg)	磷(mg)	铁(mg)	维生素A(μg RAE)	胡萝卜素(mg)	硫胺素(mg)	核黄素(mg)	烟酸(mg)	维生素C(mg)	维生素D(mg)
早餐																
小计																
中餐																
小计																

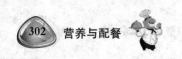

（续表）

餐次	食物名称	重量(g)	蛋白质(g)	脂肪(g)	糖类(g)	热量(kJ)	钙(mg)	磷(mg)	铁(mg)	维生素A(μg RAE)	胡萝卜素(mg)	硫胺素(mg)	核黄素(mg)	烟酸(mg)	维生素C(mg)	维生素D(mg)
晚餐																
小计																
其他(零食等)																
小计																
总计																

表3　膳食评价表

各种营养素	蛋白质(g)	脂肪(g)	糖类(g)	热量(kJ)	钙(mg)	铁(mg)	微克视黄醇当量(μg RAE)	维生素B₁(mg)	维生素B₂(g)	烟酸(mg)	维生素C(mg)
每日供给量											
平均每日摄入量											
摄入量/供给量×100%											

表4　营养素与来源分配

	蛋白质	能量	铁
动物食物(%)			
豆类(%)			
植物(%)			

表5　一日三餐能量分配

	早餐	中餐	晚餐
能量(%)			

表6　能量来源分配

类　别	热能(kJ)	占总热量(％)
蛋白质 脂　肪 糖　类		
共　计		

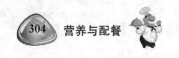

实训三　营养配餐食谱制作综合运用

一、实训目的

通过实训,使学员全面了解和掌握营养配餐的重要性:营养配餐可以将各类人群的膳食营养素参考摄入量具体落实到用膳者的每日膳食中,使其能按需要摄入足够的能量和各种营养素,同时又防止营养素或能量的过高摄入。

二、实训内容

把一日各餐主副食品种类、数量、烹调方法汇制成表格,根据期限不同,制作成一日食谱、一周食谱。

1. 编制食谱目的

(1) 使每日膳食中的能量、营养素的分配能保证满足食用者需要。

(2) 帮助餐厅管理人员、厨师和家庭主妇有计划地供给用膳者膳食。

食谱的编制是根据各种生理情况与劳动情况,配制居民每日膳食中应供给的各种营养素的数量,以膳食营养调配的原则为基础,以求达到合理膳食的一种措施。

2. 编制食谱的原则

(1) 要使膳食中含有满足用膳者生理需要的能量和各种营养素。

(2) 充分考虑到影响膳食选择的各种因素,根据当时当地生产供应情况,按食物的比例和食物营养的互补原理,尽可能包括多种食物。

(3) 考虑餐厅和厨房的设施条件以及炊事人员的技术水平。

(4) 膳食的感官性状及每餐数量应满足用餐者的食欲、饱腹感及饮食习惯。

(5) 根据用餐者劳动或生活的特点,安排合理的进餐制度。

3. 编制食谱的步骤

(1) 了解用餐者的劳动类别及年龄、性别等生理状况,并计算出平均能量及营养素需要量。

(2) 根据能量需要量,按三大产能营养素供能比例关系,求出三大产能营养素的需要量。

(3) 根据三大产能营养素的需要量,推算出主食、豆类食品和鱼、肉、禽、蛋等食品的需要量。

(4) 根据维生素 C、维生素 A(胡萝卜素)、膳食纤维的需要量,估计蔬菜和水果的需要量。

(5) 根据用餐者的经济状况,当地食物种类,食物的色、香、味、多样化等特点和上述计算结果以及一日三餐的分配比例,配制成一日食谱。

(6) 一日食谱初步确定后,计算该食谱的营养成分,并与用餐者的营养供给量标准进行比较,如果大致相符,则不予更动,否则就需要增减、更换食物种类。

4. 食谱编制方法

通常有两种食谱编制方法,即营养成分计算法和食品交换份法。目前已有一些食谱编制软件可以使用。

举例营养成分计算法。

以1人为例(具体见第八章第二节)。

A. 查找总能量和各营养素供给量：从"推荐的每日膳食中营养素供给量"中找出4岁女童能量供给量为5.9 MJ(1 400 kcal)，蛋白质为45 g。

B. 计算碳水化合物、蛋白质、脂肪供给量：蛋白质45 g，供能比按13%计；脂肪供能比按30%计；碳水化合物按57%计。

脂肪：$1\,400 \times 30\% / 9 = 47$(g)；

碳水化合物：$1\,400 \times 57\% / 4 = 200$(g)。

C. 参照表7确定常用食物(牛奶、鸡蛋、蔬菜、水果等)的用量。

表7　食物用量计算表

食物(g)	用量(g)	蛋白质(g)	脂肪(g)	碳水化合物
牛奶	250	$250 \times 3.2\% A = 8$	$250 \times 3.5\% A = 9$	$250 \times 4.6\% 1A = 12$
鸡蛋	60	$60 \times 87\% B \times 12.7\% = 7$	$60 \times 87\% \times 9\% A = 5$	
蔬菜	150			$150 \times 93\% B \times 3.2\% A = 5$
水果	200			$200 \times 75\% B \times 13\% A = 20$
谷薯类	200	$200 \times 8\% A = 16$		$200 - (12 + 5 + 20) = 163$
瘦肉类	70	$45 - (8 + 7 + 16) = 14$	$70 \times 0.28 A = 20$	
食油	13		$47 - (9 + 5 + 20) = 13$	

注：A. 查"食物成分表"的营养素含量；B. 可食部。

D. 计算主食用量：用每天碳水化合物摄入总量(200 g)减去以上常用食物中碳水化合物量，得谷薯类碳水化合物量(163 g)，再除以谷薯类碳水化合物含量(76%)得谷薯类用量(215 g)，为方便起见，选择主食用量为200 g。

E. 计算副食、油脂用量：计算方法同D。

F. 以表7计算出来的主、副食用量为基础，粗配食谱，见表8。

G. 调整食谱：根据粗配食谱中选用食物的用量，计算该食谱的营养成分，并与食用者的营养素供给量标准进行比较，如果不在80%～100%之间，则应进行调整，直至符合要求。

表8　4岁女童粗配食谱

餐次(g)	饭菜名称	食物名称	食物数量(g)
早餐 (8:00)	花卷	富强粉	50
		食油	3
	牛奶	牛奶	125
早点 (10:00)	蛋糕	面粉	10
		鸡蛋	7
		食油	3

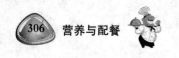
（续表）

餐次(g)	饭菜名称	食物名称	食物数量(g)
午餐 (11:30)	米饭	中熟米	50
	肉末蒸蛋	瘦猪肉	
		鸡蛋	40
	虾皮丸子白菜汤	虾皮	5
		瘦猪肉丸子	10
		大白菜	100
		鸡油	4
	柑橘		100
午点 (2:30)	牛奶		125
	饼干		10
晚餐	饺子	瘦猪肉	30
		韭菜	50
		鸡蛋	13
		标准面粉	75
		食油	3
	苹果		100

H. 编排一周食谱：一日食谱确定以后，可根据食用者饮食习惯、市场供应情况等因素在同一类食物中更换品种和烹调方法，编排成一周食谱。

实训四　食品标签和配料解读

一、技能训练目的

熟悉食品标签和配料的定义、标识规范和免除特例。获得判断食品标签和配料标识是否正确的技能。

二、技能知识要点

食品的标签和配料表应符合《预包装食品标签通则》(GB 7718—2018)的规定。其中食品标签是指食品包装上的文字、图形、符号及一切说明物,配料是指在制造或加工食品时使用的,并存在(包括以改性的形式存在)于产品中的任何物质,包括食品添加剂。

食品标签强制标识的内容包括：食品名称、配料清单、配料的定量标示、净含量和沥干物(品质)等级以及其他强制标示内容。

同时规定了免除标示的特例：包装物或包装容器的最大表面积小于 10 cm² 时,可以只标示产品名称、净含量、制造者(或经销商)的名称和地址;乙醇含量 10% 或 10% 以上饮料酒、食醋、食用盐、固态食糖类可以免除标示保质期。

包装食品的标签上应标示配料清单,单一配料的食品除外。配料清单应以"配料"或"配料表"作标题。各种配料应按制造或加工食品时加入量的递减顺序一一排列,加入量不超过 2% 的配料可以不按递减顺序排列。如果某种配料是由两种或两种以上其他配料构成的复合配料,应在配料清单中标示复合配料的名称,再在其后加括号,按加入量的递减顺序标示复合配料的原始配料。当某种复合配料已有国家标准或行业标准,其加入量小于食品总量的 25% 时,不需要标示复合配料的原始配料,但在最终产品中起工艺作用的食品添加剂应一一标示。在食品制造或加工过程中,加入的水应在配料清单中标示。在加工过程中已挥发的水或其他挥发性配料不需要标示。可食用的包装物也应在配料清单中标示原始配料,如食用的胶囊、糖果的糯米纸等。

三、实物技能训练

购买 6 种不同品种的食品,按照技能知识要点和参考资料判断食品标签和配料是否符合要求。试着购买一种最大表面小于 10 cm² 的食品,检查其标签标示是否符合要求。

四、报告要求

以表格形式,逐项列出所判断的食品标签和配料标识项是否合格;汇总发现的不合格项,并说明原因及改正方法。

五、注意事项

(1) 所购买的食品要包括一些小品牌的食品(大品牌的食品标签和配料项一般是符合要求的)。

(2) 购买的食品每种包装应具有代表性,如罐装、袋装、盒装等。建议采取不同渠道购买,

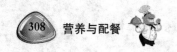

如超市、农贸市场、批发市场等。

六、参考资料

（一）《预包装食品标签通则》（GB 7718—2004）。

（二）《中华人民共和国食品安全法》第四章第四十二条。

预包装食品的包装上应当有标签。标签应当标明下列事项。

（1）名称、规格、净含量、生产日期。

（2）成分或者配料表。

（3）生产者的名称、地址、联系方式。

（4）保质期。

（5）产品标准代号。

（6）贮存条件。

（7）所使用的食品添加剂在国家标准中的通用名称。

（8）生产许可证编号。

（9）法律、法规或者食品安全标准规定必须标明的其他事项。

专供婴幼儿和其他特定人群的主辅食品，其标签还应当标明主要营养成分及其含量。

实训五　营养标签解读

一、技能训练目的

熟悉食品营养标签的定义、标识规范。掌握判断食品营养标签是否正确的技能。

二、技能知识要点

食品营养标签是食品标签的重要内容,它显示了食品的营养特性和相关营养学信息,是消费者了解食品营养组分和特征的重要途径。为指导和规范食品营养标签的标示,引导消费者合理选择食品,促进膳食营养平衡,保护消费者知情权和身体健康,我国《食品安全国家标准预包装食品营养标签通则》已于 2013 年 1 月 1 日实施。

食品营养标签主要基于以下目的:一是指导消费者平衡膳食,在食品标签中标注营养信息将有效预防和减少营养性疾病;二是满足消费者知情权,食品营养标签也有助于向公众宣传和普及营养知识;三是规范企业正确标注,促进食品贸易。

食品企业在标签上标示食品营养成分、营养声称、营养成分功能声称时,应首先标示能量、蛋白质、脂肪、碳水化合物、钠 5 种核心营养素及其含量。

营养标签的推荐格式举例见表 9、表 10。

表 9　营养成分表

项　目	每 100 g 或每毫升(mL)或每份	营养素参考值(%)或NRV(%)	项　目	每 100 g 或每毫升(mL)或每份	营养素参考值(%)或NRV(%)
能量	千焦(kJ)	%	碳水化合物	克(g)	%
蛋白质	克(g)	%	钠	毫克(mg)	%
脂肪	克(g)	%			

表 10　营养成分表

项目	每 100 g 或每毫升(mL)或每份	营养素参考值(%)或NRV(%)	项目	每 100 g 或每毫升(mL)或每份	营养素参考值(%)或NRV(%)
能量	千焦(kJ)	%	膳食纤维	克(g)	%
蛋白质	克(g)	%	钠	毫克(mg)	%
脂肪(饱和脂肪)	克(g)	%	钙	毫克(mg)	%
胆固醇	克(g)	%	维生素 A	微克视黄醇当量(μg RAE)	%
碳水化合物	克(g)	%			

注:能量和核心营养成分应为粗体或其他方法使其显著。若再标示除核心和重要营养成分外的其他营养素,应列在推荐的营养成分之下,并用横线隔开。

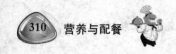

三、实物技能训练

购买 3 种不同品种的食品,要求每种食品存在不同处理方式,比如脱脂、低钠等。按照技能知识要点和参考资料判断食品营养标签是否符合要求,了解不同处理方式的同一种食品原料产品的特性以及使用对象,食品营养声称和营养成分功能声称的特点。

四、报告要求

以表格形式逐项列出所判断的食品营养标识项以及食品营养声称和营养成分功能声称是否合格;不同产品特性,如存在不合格项,说明原因及如何改正。

五、注意事项

不包括婴幼儿配方食品和保健食品。

实训六　营养标签的制作

一、技能训练目的

对普通常见食品,如饼干的营养制作标签。

二、技能训练案例

背景资料:某品牌牛奶麦片饼干,该饼干富含 9 种维生素,6 种矿物质,富含膳食纤维,低糖,丰富钙质。钙有助于骨骼和牙齿更坚固,膳食纤维有助于维持正常的肠道功能。该饼干每 100 g 营养成分见表 11。

表 11　饼干每 100 g 营养成分

能　量	蛋白质	脂　肪	碳水化合物	钠	钙	膳食纤维
1 980(kJ)	8.2(g)	15.(g)	73.3(g)	60(mg)	278(mg)	4.74(g)

(1) 根据上述信息,指出该份食品已表达的营养标签信息。

(2) 计算该食品营养标签中各营养素的参考值(NRV%)。

(3) 制作完成该食品的营养标签。

附:食品标签营养素参考值(NRV)标准。

1. 根据上述信息,指出该份食品已表达的营养标签信息

该产品已表达信息如下。

(1) 营养成分表。每 100 g 平均含量:能量 1 980 kJ,脂肪 15.8 g,蛋白质 8.21 g,碳水化合物 73.3 g,钠 60 mg,钙 278 mg,膳食纤维 4.74 g。

(2) 营养声称。富含 9 种维生素,6 种矿物质,富含膳食纤维,低糖,丰富钙质。

(3) 营养成分功能声称。钙有助于骨骼和牙齿更坚固,膳食纤维有助于维持正常的肠道功能。

2. 计算该食品营养标签中各营养素的参考值(NRV%)

能量 NRV% = 1980/8400 = 24%,

蛋白质 NRV% = 8.21/60 = 14%,

脂肪 NRV% = 15.8/60 = 26%,

碳水化合物 NRV% = 73.3/300 = 24%,

钠 NRV% = 60/2000 = 3%,

钙 NRV% = 278/800 = 35%,

膳食纤维 NRV% = 4.74/25 = 19%。

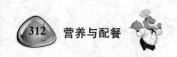

表 12　食品标签营养素参考值(NRV)标准

营 养 成 分	NRV	营 养 成 分	NRV
能量	8 400(kJ)	泛酸	5(mg)
蛋白质	60(g)	生物素	30(mg)
脂肪	<60(g)	胆碱	450(mg)
饱和脂肪酸	<20(g)	钙	800(mg)
胆固醇	<300(mg)	磷	700(mg)
碳水化合物	300(g)	钾	2 000(mg)
膳食纤维	25(g)	钠	2 000(mg)
维生素 A	800(μg RAE)	镁	300(mg)
维生素 D	5(mg)	铁	15(mg)
维生素 E	14 mg a-TE	锌	15(mg)
维生素 K	80(mg)	碘	150(mg)
维生素 B_1	1.4(mg)	硒	50(mg)
维生素 B_2	1.4(mg)	铜	50(mg)
维生素 B_6	1.4(mg)	氟	1(mg)
维生素 B_{12}	2.4(mg)	铬	50(mg)
维生素 C	100(mg)	锰	3(mg)
烟酸	14(mg)	钼	40(mg)
叶酸	400 mgDFE		

3. 制作完成该食品的营养标签

表 13　营养成分表

项　　目	每100(g)	营养素参考值(%)/NRV(%)
能量	1 980(kJ)	24%
蛋白质	8.21(g)	14%
脂肪	15.8(g)	26%
碳水化合物	73.3(g)	24%
钠	60(mg)	3%
钙	278(mg)	35%
膳食纤维	4.74(g)	19%

富含 9 种维生素,6 种矿物质。

富含膳食纤维,低糖,丰富钙质。

钙有助于骨骼和牙齿更坚固。膳食纤维有助于维持正常的肠道功能。

附录 1 中国居民膳食营养素参考摄入量（DRIs2018）①

附录 1-1 中国居民膳食能量需要量（EER）

附表 1-1 中国居民膳食能量需要量

年龄（岁）/生理阶段	能量（MJ/d）						能量（kcal/d）					
	轻体力活动水平		中体力活动水平		重体力活动水平		轻体力活动水平		中体力活动水平		重体力活动水平	
	男	女	男	女	男	女	男	女	男	女	男	女
0	—	—	0.38 MJ/(kg·d)	0.38 MJ/(kg·d)	—	—	—	—	90 kcal/(kg·d)	90 kcal/(kg·d)	—	—
0.5	—	—	0.33 MJ/(kg·d)	0.33 MJ/(kg·d)	—	—	—	—	80 kcal/(kg·d)	80 kcal/(kg·d)	—	—
1	—	—	3.77	3.35	—	—	—	—	900	800	—	—
2	—	—	4.60	4.18	—	—	—	—	1 100	1 000	—	—
3	—	—	5.23	5.02	—	—	—	—	1 250	1 200	—	—
4	—	—	5.44	5.23	—	—	—	—	1 300	1 250	—	—

① 资料来源：中国居民膳食营养素参考摄入量（WS/T578.1－2017）。

（续表）

年龄（岁）/生理阶段	能量（MJ/d）						能量（kcal/d）					
	轻体力活动水平		中体力活动水平		重体力活动水平		轻体力活动水平		中体力活动水平		重体力活动水平	
	男	女	男	女	男	女	男	女	男	女	男	女
5	—	—	5.86	5.44	—	—	—	—	1 400	1 300	—	—
6	5.86	5.23	6.69	6.07	7.53	6.90	1 400	1 250	1 600	1 450	1 800	1 650
7	6.28	5.65	7.11	6.49	7.95	7.32	1 500	1 350	1 700	1 550	1 900	1 750
8	6.9	6.07	7.74	7.11	8.79	7.95	1 650	1 450	1 850	1 700	2 100	1 900
9	7.32	6.49	8.37	7.53	9.41	8.37	1 750	1 550	2 000	1 800	2 250	2 000
10	7.53	6.90	8.58	7.95	9.62	9.00	1 800	1 650	2 050	1 900	2 300	2 150
11~13	8.58	7.53	9.83	8.58	10.88	9.62	2 050	1 800	2 350	2 050	2 600	2 300
14~17	10.46	8.37	11.92	9.62	13.39	10.67	2 500	2 000	2 850	2 300	3 200	2 550
18~49	9.41	7.53	10.88	8.79	12.55	10.04	2 250	1 800	2 600	2 100	3 000	2 400
50~64	8.79	7.32	10.25	8.58	11.72	9.83	2 100	1 750	2 450	2 050	2 800	2 350
65~79	8.58	7.11	9.83	8.16	—	—	2 050	1 700	2 350	1 950	—	—
80及以上	7.95	6.28	9.20	7.32	—	—	1 900	1 500	2 200	1 750	—	—
孕妇（早）	—	+0	—	+0	—	+0	—	+0	—	+0	—	+0
孕妇（中）	—	+1.25	—	+1.25	—	+1.25	—	+300	—	+300	—	+300
孕妇（晚）	—	+1.90	—	+1.90	—	+1.90	—	+450	—	+450	—	+450
乳母	—	+2.10	—	+2.10	—	+2.10	—	+500	—	+500	—	+500

注：未制定参考值用"—"表示；1 kcal=4.184 kJ。

附录 1－2　中国居民膳食蛋白质、碳水化合物、脂肪参考摄入量（DRIs）

附表 1－2　中国居民膳食蛋白质、碳水化合物、脂肪和脂肪酸的参考摄入量

年龄（岁）/生理阶段	蛋白质*				总碳水化合物 EAR(g/d)	亚油酸 AI(%E)	α－亚麻酸 AI(%E)	EPA+DHA AI(mg)
	EAR(g/d)		RNI(g/d)					
	男	女	男	女				
0	—	—	9(AI)	9(AI)	—	7.3(150 mg^a)	0.87	100^b
0.5	15	15	20	20	—	6.0	0.66	100^b
1~3	20	20	25	25	120	4.0	0.60	100^b
4~6	25	25	30	30	120	4.0	0.60	—
7~10	30	30	40	40	120	4.0	0.60	—
11~13	50	45	60	55	150	4.0	0.60	—
14~17	60	50	75	60	150	4.0	0.60	—
18~49	60	50	65	55	120	4.0	0.60	—
50~64	60	50	65	55	120	4.0	0.60	—
65~79	60	50	65	55	120	4.0	0.60	—
80及以上	60	50	65	55	120	4.0	0.60	—
孕妇（早）	—	+0	—	+0	130	40	0.60	250(200^b)
孕妇（中）	—	+10	—	+15	130	40	0.60	250(200^b)
孕妇（晚）	—	+25	—	+30	130	4.0	0.60	250(200^b)
乳母	—	+20	—	+25	160	4.0	0.60	250(200^b)

注：(1)*蛋白质细分的各年龄段参考摄入量见正文；(2)a为花生四烯酸，b为DHA；(3)未制定参考值用表示"—"表示；(4)%E为占能量的百分比。

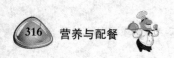

附录 1－3 中国居民膳食宏量营养素可接受范围（AMDR）

附表 1-3 中国居民膳食宏量营养素的可接受范围(U-AMDR)

年龄(岁)/ 生理阶段	总碳水化合物 (%E)	糖* (%E)	总脂肪 (%E)	饱和脂肪酸 (%E)	n-6多不饱和 脂肪酸(%E)	n-3多不饱和 脂肪酸(%E)	EPA+DHA (g/d)
0	60(AI)	—	48(AI)	—	—	—	—
0.5	85(AI)	—	40(AI)	—	—	—	—
1~3	50~65	<10	35(AI)	—	—	—	—
4~6	50~65	<10	20—30	<8	—	—	—
7~10	50~65	<10	20—30	<8	—	—	—
11~13	50~65	<10	20—30	<8	—	—	—
14~17	50~65	<10	20—30	<8	—	—	—
18~49	50~65	<10	20—30	<10	2.5~9	0.5~2.0	0.25~2.0
50~64	50~65	<10	20—30	<10	2.5~9	0.5~2.0	0.25~2.0
65~79	50~65	<10	20—30	<10	2.5~9	0.5~2.0	—
80及以上	50~65	<10	20—30	<10	2.5~9	0.5~2.0	—
孕妇(早)	50~65	<10	20—30	<10	2.5~9	0.5~2.0	—
孕妇(中)	50~65	<10	20—30	<10	2.5~9	0.5~2.0	—
孕妇(晚)	50~65	<10	20—30	<10	2.5~9	0.5~2.0	—
乳母	50~65	<10	20—30	<10	2.5~9	0.5~2.0	—

注：(1) *外加的糖；(2) 未制定参考值用"—"表示；(3) %E为占能量的百分比。

附录 1-4　中国居民膳食维生素推荐(RNI)或适宜摄入量(AI)

附表 1-4　中国居民膳食维生素的推荐摄入量或适宜摄入量

年龄(岁)/生理阶段	VA μgRAE/d 男	VA 女	VD μg/d	VE(AI)mg α-TE/d	VK(AI) μg/d	VB₁ mg/d 男	VB₁ 女	VB₂ mg/d 男	VB₂ 女	VB₆ mg/d	VB₁₂ mg/d	泛酸(AI) mg/d	叶酸 μgDFE/d	烟酸 mg NE/d 男	烟酸 女	胆碱(AI) mg/d 男	胆碱 女	生物素(AI) mg/d	VC mg/d
0	300(AI)		10(AI)	3	2	0.1(AI)		0.4(AI)		0.2(AI)	0.3(AI)	1.7	65(AI)	2(AI)		120		5	40(AI)
0.5	350(AI)		10(AI)	4	10	0.3(AI)		0.5(AI)		0.4(AI)	0.6(AI)	1.9	100(AI)	3(AI)		150		9	40(AI)
1~3	310		10	6	30	0.6		0.6		0.6	1.0	2.1	160	6		200		17	40
4~6	360		10	7	40	0.8		0.7		0.7	1.2	2.5	190	8		250		20	50
7~10	500		10	9	50	1.0		1.0		1.0	1.6	3.5	250	11	10	300		25	65
11~13	670	630	10	13	70	1.3	1.1	1.3	1.1	1.3	2.1	4.5	350	14	12	400		35	90
14~17	820	620	10	14	75	1.6	1.3	1.5	1.2	1.4	2.4	5.0	400	16	13	500	400	40	100
18~49	800	700	10	14	80	1.4	1.2	1.4	1.2	1.4	2.4	5.0	400	15	12	500	400	40	100
50~64	800	700	10	14	80	1.4	1.2	1.4	1.2	1.6	2.4	5.0	400	14	12	500	400	40	100
65~79	800	700	15	14	80	1.4	1.2	1.4	1.2	1.6	2.4	5.0	400	14	11	500	400	40	100
80及以上	800	700	15	14	80	1.4	1.2	1.4	1.2	1.6	2.4	5.0	400	13	10	500	400	40	100
孕妇(早)	—	+0	+0	+0	+0	—	+0	—	+0	+0.8	+0.5	+1.0	+200	—	+0	—	+20	+0	+0
孕妇(中)	—	+70	+0	+0	+0	—	+0.2	—	+0.2	+0.8	+0.5	+1.0	+200	—	+0	—	+20	+0	+15
孕妇(晚)	—	+70	+0	+0	+0	—	+0.3	—	+0.3	+0.8	+0.5	+1.0	+200	—	+0	—	+20	+0	+15
乳母	—	+600	+0	+3	+5	—	+0.3	—	+0.3	+0.3	+0.8	+2.0	+150	—	+3	—	+120	+10	+50

注：未制定参考值用"—"表示。

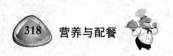

附录 1－5 中国居民膳食矿物质推荐（RNI）或适宜摄入量（AI）

附表 1－5 中国居民膳食矿物质的推荐摄入量或适宜摄入量

年龄（岁）/生理阶段	钙 mg/d	磷 mg/d	钾（AI） mg/d	镁 mg/d	钠（AI） mg/d	氯（AI） mg/d	铁 mg/d 男	铁 mg/d 女	锌 mg/d 男	锌 mg/d 女	碘 μg/d	硒 μg/d	铜 mg/d	钼 μg/d	氟（AI） mg/d	锰（AI） mg/d	铬（AI） μg/d
0	200(AI)	100(AI)	350	20(AI)	170	260	0.3(AI)	0.3(AI)	2.0(AI)	2.0(AI)	85(AI)	15(AI)	0.3(AI)	2(AI)	0.01	0.01	0.2
0.5	250(AI)	180(AI)	550	65(AI)	350	550	10	10	3.5	3.5	115(AI)	20(AI)	0.3(AI)	3(AI)	0.23	0.7	4.0
1~3	600	300	900	140	700	1 100	9	9	4.0	4.0	90	25	0.3	40	0.6	1.5	15
4~6	800	350	1 200	160	900	1 400	10	10	5.5	5.5	90	30	0.4	50	0.7	2.0	20
7~10	1 000	470	1 500	220	1 200	1 900	13	13	7.0	7.0	90	40	0.5	65	1.0	3.0	25
11~13	1 200	640	1 900	300	1 400	2 200	15	18	10	9.0	110	55	0.7	90	1.3	4.0	30
14~17	1 000	710	2 200	320	1 600	2 500	16	18	12	8.5	120	60	0.8	100	1.5	4.5	35
18~49	800	720	2 000	330	1 500	2 300	12	20	12.5	7.5	120	60	0.8	100	1.5	4.5	30
50~64	1 000	720	2 000	330	1 400	2 200	12	12	12.5	7.5	120	60	0.8	100	1.5	4.5	30
65~79	1 000	700	2 000	320	1 400	2 200	12	12	12.5	7.5	120	60	0.8	100	1.5	4.5	30
80 及以上	1 000	670	2 000	310	1 300	2 000	12	12	12.5	7.5	120	60	0.8	100	1.5	4.5	30
孕妇（早）	+0	+0	+0	+40	+0	+0		+0		+2	+110	+5	+0.1	+10	+0	+0.4	+1.0
孕妇（中）	+200	+0	+0	+40	+0	+0		+4		+2	+110	+5	+0.1	+10	+0	+0.4	+4.0
孕妇（晚）	+200	+0	+0	+40	+0	+0		+9		+2	+110	+5	+0.1	+10	+0	+0.4	+6.0
乳母	+200	+0	+400	+0	+0	+0	—	+4	—	+4.5	+120	+18	+0.6	+3	+0	+0.3	+7.0

注：未制定参考值用"—"表示。

附表 1－6　中国居民膳食微量元素平均摄入量（EAR）

附表1-6　中国居民膳食营养素微量营养素平均需要量

年龄(岁)/生理阶段	VA μgRAE/d 男	VA μgRAE/d 女	VD μg/d	VB₁ mg/d 男	VB₁ mg/d 女	VB₂ mg/d 男	VB₂ mg/d 女	VB₆ mg/d	VB₁₂ mg/d	叶酸 μgDFE/d	烟酸 mgNE/d 男	烟酸 mgNE/d 女	VC mg/d	Ca mg/d	P mg/d	Mg mg/d	Fe mg/d 男	Fe mg/d 女	Zn mg/d 男	Zn mg/d 女	I μg/d	Se μg/d	Cu mg/d	Mo μg/d
0	—	—	—	—	—	—	—	—	—	—	—	—	—	—	—	—	—	—	—	—	—	—	—	—
0.5	—	—	—	0.5	0.5	0.5	0.5	—	0.8	—	—	—	—	—	—	—	7	7	3.0	3.0	—	—	—	—
1~3	220	220	8	0.5	0.5	0.5	0.5	0.5	0.8	130	5	5	35	500	250	110	6	6	3.0	3.0	65	20	0.25	35
4~6	260	260	8	0.6	0.6	0.6	0.6	0.6	1.0	150	7	6	40	650	290	130	7	7	4.5	4.5	65	25	0.3	40
7~10	360	360	8	0.8	0.8	0.8	0.8	0.8	1.3	210	9	8	55	800	400	180	10	10	6.0	6.0	65	35	0.4	55
11~13	480	450	8	1.1	1.0	1.1	0.9	1.1	1.8	290	11	10	75	1 000	540	250	11	14	8.0	7.5	75	45	0.55	75
14~17	590	440	8	1.3	1.1	1.3	1.0	1.2	2.0	320	14	11	85	800	590	270	12	14	9.5	7.0	85	50	0.6	85
18~49	560	480	8	1.2	1.0	1.2	1.0	1.2	2.0	320	12	10	85	650	600	280	9	15	10.5	6.0	85	50	0.6	85
50~64	560	480	8	1.2	1.0	1.2	1.0	1.3	2.0	320	12	10	85	800	600	280	9	9	10.5	6.0	85	50	0.6	85
65~79	560	480	8	1.2	1.0	1.2	1.0	1.3	2.0	320	11	9	85	800	590	270	9	9	10.5	6.0	85	50	0.6	85
80及以上	560	480	8	1.2	1.0	1.2	1.0	1.3	2.0	320	11	8	85	800	560	260	9	9	10.5	6.0	85	50	0.6	85
孕妇(早)	—	+0	+0	—	+0	—	+0	+0.7	+0.4	+200	—	+0	+0	+0	+0	+30	—	+0	—	+1.7	+75	+4	+0.1	+7
孕妇(中)	—	+50	+0	—	+0	—	+0.1	+0.7	+0.4	+200	—	+0	+10	+160	+0	+30	—	+4	—	+1.7	+75	+4	+0.1	+7
孕妇(晚)	—	+50	+0	—	+0.2	—	+0.2	+0.7	+0.4	+200	—	+0	+10	+160	+0	+30	—	+7	—	+1.7	+75	+4	+0.1	+7
乳母	—	+400	+0	—	+0.2	—	+0.2	+0.2	+0.6	+130	—	+2	+40	+160	+0	+0	—	+3	—	+3.8	+85	+15	+0.5	+3

注：未制定参考值用"—"表示。

附录 2 常用食物成分表[①]

1. 谷类及其制品类

附表 2-1 谷类及其制品类

食物名称	食部 (%)	水分 (g)	能量 (g)	蛋白质 (g)	脂肪 (g)	碳水化合物 (g)	维生素 A (μgRAE)	胡萝卜素 (μg)	硫胺素 (mg)	核黄素 (mg)	维生素 C(mg)	维生素 E(mgα-TE)	钙 (mg)	钾 (mg)	钠 (mg)	铁 (mg)	锌 (mg)
粳米（标一）	100	13.7	343	7.7	0.6	77.4	—	—	0.16	0.08	—	1.01	11	97	2.4	1.1	1.45
粳米饭（标一）	100	70.6	117	2.6	0.3	26.2	—	—	0.16	0.03	—	—	7	39	3.3	2	1.36
粳米粥	100	88.6	46	1.1	0.3	9.9	—	—		0.03	—	—	7	13	2.8	0.1	0.2
小麦粉（标准粉）	100	12.7	344	11.2	1.5	73.6	—	—	0.28	0.08	—	1.8	31	190	3.1	3.5	1.64
挂面	100	12.3	346	10.3	0.6	75.6	—	—	0.19	0.04	—	1.04	17	129	184.5	3	0.94
馒头	100	43.9	221	7	1.1	47	—	—	0.04	0.05	—	0.65	38	138	165.1	1.8	0.7
油条	100	21.8	386	6.9	17.6	51	—	—	0.01	0.07	—	13.72	42	106	572.5	2.3	10.97
玉米（鲜）	46	71.3	106	4	1.2	22.8	7	—	0.16	0.11	16	0.46	—	238	1.1	1.1	0.9
玉米（面）	100	12.1	341	8.1	3.3	75.2	7	40	0.26	0.09	—	3.8	22	249	2.3	3.2	1.42
小米	100	11.6	358	9	3	75.1	17	100	0.33	0.1	—	3.63	41	284	4.3	5.1	1.87
小米粥	100	89.3	46	1.4	0.7	8.4	—	—	0.02	0.07		0.26	10	19	4.1	1	0.41

注：未定参考值用"—"表示。

[①] 数据来源：中国疾病预防控制中心营养与健康所. 中国食物成分表（标准版）[M]. 北京：北京大学医学出版社，2018.

2. 薯类、淀粉及其制品类

附表 2-2　薯类、淀粉及其制品类

食物名称	食部(%)	水分(g)	能量(g)	蛋白质(g)	脂肪(g)	碳水化合物(g)	维生素A(μg RAE)	胡萝卜素(μg)	硫胺素(mg)	核黄素(mg)	维生素C(mg)	维生素E(mgα-TE)	钙(mg)	钾(mg)	钠(mg)	铁(mg)	锌(mg)
马铃薯	94	79.8	76	2	0.2	17.2	5	30	0.08	0.04	27	0.34	8	342	2.7	0.8	0.37
马铃薯粉	100	12	337	7.2	0.5	77.4	20	120	0.08	0.06	24	0.43	171	1075	4.7	10.7	1.22
甘薯	90	73.4	99	1.1	0.2	24.7	125	750	0.04	0.04	26	0.28	23	130	28.5	0.5	0.15
甘薯粉	100	14.5	336	2.7	0.2	80.9	3	20	0.03	0.05	—	—	33	66	26.4	10	0.29
藕粉	100	6.4	372	1.2	—	93	—	—	—	0.01	—	—	8	35	10.8	17.9	0.15

注：未定参考值用"—"表示。

3. 干豆类及其制品类

附表 2-3　干豆类及其制品类

食物名称	食部(%)	水分(g)	能量(g)	蛋白质(g)	脂肪(g)	碳水化合物(g)	维生素A(μg RAE)	胡萝卜素(μg)	硫胺素(mg)	核黄素(mg)	维生素C(mg)	维生素E(mgα-TE)	钙(mg)	钾(mg)	钠(mg)	铁(mg)	锌(mg)
黄豆	100	10.2	359	35	16	34.2	37	220	0.41	0.2	—	18.9	191	1503	2.2	8.2	3.34
黄豆粉	100	6.7	418	32.7	18.3	37.6	63	380	0.31	0.22	—	33.69	207	1890	3.6	8.1	3.89
豆浆	100	96.4	14	1.8	0.7	1.1	15	90	0.02	0.02	—	0.8	10	48	3	0.5	0.24
豆腐(内酯)	100	89.2	49	5	1.9	3.3	—	—	0.06	0.03	—	3.26	17	95	6.4	0.8	0.55
豆腐皮	100	16.5	409	44.6	17.4	18.8	—	—	0.31	0.11	—	20.63	116	318	536	13.9	3.81
豆腐干	100	65.2	140	16.2	3.6	11.5	—	—	0.03	0.07	—	—	308	140	76.5	4.9	1.76
腐竹	100	7.9	459	44.6	21.7	22.3	10	60	0.13	0.07	—	27.8	77	553	26.5	16.5	3.69
素鸡	100	64.3	192	16.5	12.5	4.2	—	—	0.02	0.03	—	17.8	319	42	373.8	5.3	1.74
烤麸	100	68.6	120	0.3	9.3	0.2	22	130	0.04	0.05	2	0.42	30	25	230	2.7	1.19
绿豆	100	12.3	316	21.6	0.8	62	13	80	0.25	0.11	—	10.95	81	187	3.2	6.5	2.18
赤小豆	100	12.6	309	20.2	0.6	63.4	8	50	0.16	0.11	—	14.36	74	860	2.2	7.4	2.2
蚕豆	93	11.5	304	24.6	1.1	59.9	—	—	0.13	0.23	—	1.6	31	1117	86	8.2	3.42
蚕豆(炸)	100	10.5	446	26.7	20	40.4	—	—	0.16	0.12	—	5.5	207	742	547.9	3.6	2.83
豌豆	100	10.4	313	20.3	1.1	65.8	42	250	0.49	0.14	—	8.47	97	823	9.7	4.9	2.35

注：未定参考值用"—"表示。

4. 蔬菜类及制品类

附表2-4 蔬菜类及制品类

食物名称	食部(%)	水分(g)	能量(g)	蛋白质(g)	脂肪(g)	碳水化合物(g)	维生素A(µg RAE)	胡萝卜素(µg)	硫胺素(mg)	核黄素(mg)	维生素C(mg)	维生素E(mg α-TE)	钙(mg)	钾(mg)	钠(mg)	铁(mg)	锌(mg)
白萝卜	95	93.4	21	0.9	0.1	5	3	20	0.02	0.03	21	0.92	36	173	61.8	0.5	0.3
红萝卜(红皮)	94	91.6	27	1.2	0.1	6.4	3	20	0.03	0.04	3	1.2	11	110	62.7	2.8	0.69
胡萝卜	97	87.4	43	1.4	0.2	10.2	668	4 010	0.04	0.04	16	—	32	193	25.1	0.5	0.14
刀豆	92	89	36	3.1	0.3	7	37	220	0.05	0.07	15	0.4	49	209	8.5	4.6	0.84
豆角	96	90	30	2.5	0.2	6.7	33	200	0.05	0.07	18	2.24	29	207	3.4	1.5	0.54
荷兰豆	88	91.9	27	2.5	0.3	4.9	80	480	0.09	0.04	16	0.3	51	116	8.8	0.9	0.5
黄豆芽	100	88.8	44	4.5	1.6	4.5	5	30	0.04	0.07	8	0.8	21	160	7.2	0.9	0.54
绿豆芽	100	94.6	18	2.1	0.1	2.9	3	20	0.05	0.06	6	0.19	9	68	4.4	0.6	0.35
豌豆苗	86	89.6	34	4	0.8	4.6	445	2 667	0.05	0.11	67	2.46	40	222	18.5	4.2	0.77
西红柿	97	94.4	19	0.9	0.2	4	92	550	0.03	0.03	19	0.57	10	136	5	9	0.13
茄子	93	93.4	21	1.1	0.2	4.9	8	50	0.02	0.04	5	1.13	24	142	5.4	0.5	0.23
甜椒	82	93	22	1	0.2	5.4	57	340	0.03	0.03	72	0.59	14	142	3.3	0.8	0.19
辣椒(青)	84	91.9	23	1.4	0.3	5.8	57	340	0.03	0.04	62	0.88	15	209	2.2	0.7	0.22
冬瓜	80	96.6	11	0.4	0.2	2.6	13	80	0.01	0.01	18	0.08	19	78	1.8	0.2	0.07
苦瓜	81	93.4	19	0.4	0.1	4.9	17	100	0.03	0.03	1	0.01	25	90	2	0.3	1.77
南瓜	85	93.5	22	0.7	0.1	5.3	148	890	0.03	0.04	8	0.36	16	145	0.8	0.4	0.14
丝瓜	83	94.3	20	1	0.2	4.2	15	90	0.02	0.04	5	0.22	14	115	2.6	0.4	0.21
大蒜头	85	66.6	126	4.5	0.2	27.6	5	30	0.04	0.06	7	1.07	39	302	19.6	2.1	0.88
葫芦	87	95.3	15	0.7	0.1	3.5	7	40	0.02	0.01	11	—	16	87	0.6	0.4	0.14
蒜苗	82	88.9	37	2.1	0.4	8	47	280	0.11	0.08	35	0.81	29	226	5.1	1.4	0.46

（续表）

食物名称	食部(%)	水分(g)	能量(g)	蛋白质(g)	脂肪(g)	碳水化合物(g)	维生素A(μg RAE)	胡萝卜素(μg)	硫胺素(mg)	核黄素(mg)	维生素C(mg)	维生素E(mgα-TE)	钙(mg)	钾(mg)	钠(mg)	铁(mg)	锌(mg)
韭菜	90	91.8	26	2.4	0.4	4.6	235	1 410	0.02	0.09	24	0.96	42	247	8.1	1.6	0.43
韭芽	88	93.2	22	2.3	0.2	3.9	43	260	0.03	0.5	15	0.34	25	192	6.9	1.7	0.33
大白菜	87	94.6	17	1.5	0.1	3.2	20	120	0.04	0.05	31	0.76	50	—	57.5	0.7	0.38
小白菜	81	94.5	15	1.5	0.3	2.7	280	1 680	0.02	0.09	28	0.7	90	178	73.5	1.9	0.51
菜花	82	92.4	24	2.1	0.2	4.6	5	30	0.03	0.8	61	0.43	23	200	31.6	1.1	0.38
西兰花	83	90.3	33	4.1	0.6	4.3	1 202	7 210	0.09	0.13	51	0.91	67	17	18.8	1	0.78
菠菜	89	91.2	24	2.6	0.3	4.5	487	2 920	0.04	0.11	32	1.74	66	311	85.2	2.9	0.85
芹菜茎	67	93.1	20	1.2	0.3	4.5	57	340	0.02	0.06	8	1.32	80	206	159	1.2	0.24
芹菜叶	100	89.4	31	2.6	0.6	5.9	488	2 930	0.08	0.15	22	2.5	40	137	83	0.6	1.14
生菜	81	95.7	15	1.4	0.4	2.1	60	360	—	0.1	20	—	70	100	80	1.2	0.43
香菜	81	90.5	34	1.8	0.4	6.2	193	1 160	0.04	0.14	48	0.8	101	272	48.5	2.9	0.45
莴笋	62	95.5	14	1	0.1	2.8	25	150	0.02	0.1	4	0.19	23	212	36.5	0.9	0.33
莴笋叶	89	94.2	18	1.4	0.2	3.6	147	880	0.06	0.04	13	0.58	34	148	39.1	1.5	0.51
春笋	66	91.4	20	2.4	0.1	5.1	5	30	0.05	0.08	5	—	8	300	6	2.4	0.43
冬笋	39	88.1	4	4.1	0.1	6.5	13	80	0.08	0.21	1	—	22	—	—	0.1	—
黄花菜	98	40.3	199	19.4	1.4	24.9	307	1840	0.05	0.07	10	4.92	301	610	59.2	8.1	3.99
慈姑	89	73.6	94	4.6	0.2	19.7	—	—	0.14	0.06	4	2.16	14	707	39.1	2.2	0.99
菱角(老)	57	73	98	4.5	0.1	21.4	2	10	0.19	0.03	13	—	7	437	5.8	0.6	0.62
藕	88	80.5	70	1.9	0.2	16.4	3	20	0.09	0.03	44	0.73	39	243	44.2	1.4	0.23
茭白	74	92.2	23	1.2	0.2	5.9	5	30	0.02	0.05	5	0.99	4	209	5.8	0.4	0.33
芋艿	84	78.6	79	2.2	0.2	18.1	27	160	0.06	0.06	6	0.45	36	378	33.1	1	0.49

注：未定参考值用"—"表示。

5. 菌藻类

附表 2 - 5　菌藻类

食物名称	食部 (%)	水分 (g)	能量 (g)	蛋白质 (g)	脂肪 (g)	碳水化合物 (g)	维生素 A (µg RAE)	胡萝卜素 (µg)	硫胺素 (mg)	核黄素 (mg)	维生素 C (mg)	维生素 E (mg α-TE)	钙 (mg)	钾 (mg)	钠 (mg)	铁 (mg)	锌 (mg)
黑木耳(干)	100	15.5	205	12.1	1.5	65.6	17	100	0.17	0.44	—	11.34	247	757	48.5	97.4	3.18
香菇(干)	95	12.3	211	20	1.2	61.7	3	20	0.19	1.26	5	0.66	83	464	11.2	10.5	8.57
平菇	93	92.5	20	1.9	0.3	4.6	2	10	0.06	0.16	4	0.79	5	258	3.8	1	0.61
蘑菇(鲜)	99	92.4	20	2.7	0.1	4.1	2	10	0.08	0.35	2	0.56	6	312	8.3	1.2	0.92
金针菇	100	90.2	26	2.4	0.4	6	5	30	0.15	0.19	2	1.14	—	195	4.3	1.4	0.39
白木耳	96	14.6	200	10	1.4	67.3	8	50	0.05	0.25	—	1.26	36	1 588	82.1	4.1	3.03
海带	98	70.5	77	1.8	0.1	23.4	40	240	0.01	0.1	—	1.85	46	246	8.6	0.9	0.16
紫菜(干)	100	12.7	207	26.7	1.1	44.1	228	1370	0.27	1.02	2	1.82	264	1 796	710.5	54.9	2.47

注：未定参考值用"—"表示。

6. 水果类

附表2-6 水果类

食物名称	食部(%)	水分(g)	能量(g)	蛋白质(g)	脂肪(g)	碳水化合物(g)	维生素A(μg RAE)	胡萝卜素(μg)	硫胺素(mg)	核黄素(mg)	维生素C(mg)	维生素E(mgα-TE)	钙(mg)	钾(mg)	钠(mg)	铁(mg)	锌(mg)
苹果	76	85.9	52	0.2	0.2	13.5	3	20	0.06	0.02	4	2.12	4	119	1.6	0.6	0.19
香梨	89	85.5	46	0.3	0.1	13.6	12	70	—	—	—	—	6	90	0.8	0.4	0.19
鸭梨	82	88.3	43	0.20	0.2	11.1	2	10	0.03	0.03	4	0.31	4	77	1.5	0.9	0.1
桃子(平均)	86	86.4	48	0.9	0.1	12.2	3	20	0.01	0.03	7	1.54	6	166	5.7	0.8	0.34
李子	91	90	36	0.7	0.2	8.7	25	150	0.03	0.02	5	0.74	8	144	3.8	0.6	0.14
枣(鲜)	87	67.4	122	1.1	0.3	30.5	40	240	0.06	0.09	243	0.78	22	375	1.2	1.2	1.52
枣(大,干)	88	14.5	298	2.1	0.4	81.1	—	—	0.08	0.15	14	3.04	64	524	6.2	2.3	0.65
枣(小,干)	81	19.3	294	1.2	1.1	76.7	—	—	0.04	0.5	—	1.31	23	65	7.4	1.5	0.23
葡萄	86	88.7	43	0.5	0.2	10.3	8	50	0.04	0.02	25	0.7	5	104	1.3	0.4	0.18
柿子	87	80.6	71	0.4	0.1	18.5	20	120	0.02	0.02	30	0.12	9	151	0.8	0.2	0.08
沙棘	87	71	119	0.9	1.8	25.5	640	6 840	0.05	0.21	204	0.01	104	359	28	8.8	1.16
无花果	100	81.3	59	1.5	0.1	16	3	5	0.03	0.02	2	1.82	67	212	5.5	0.1	1.42
柑橘	77	86.9	51	0.7	0.2	11.9	0.4	148	0.08	0.04	28	0.92	35	154	1.4	0.2	0.08
菠萝	43	73.2	103	0.2	0.3	25.7	0.8	3	0.06	0.05	18	—	12	113	0.8	0.6	0.14
芒果	60	90.6	32	0.6	0.2	8.3	1.3	150	0.01	0.04	23	1.21	—	138	2.8	0.2	0.09
香蕉	59	75.8	91	1.4	0.2	22	1.2	10	0.02	0.04	8	0.24	7	356	0.8	0.4	0.18
枇杷	62	89.3	39	0.8	0.2	9.3	0.8	—	0.01	0.03	8	0.24	17	122	4	1.1	0.21
荔枝	73	81.9	70	0.9	0.2	16.6	0.5	2	0.1	0.04	41	—	2	151	1.7	0.4	0.17
哈密瓜	71	91	34	0.5	0.1	7.9	0.2	153	—	0.01	12	0.1	4	190	26.7	—	0.13
西瓜	56	93.3	25	0.6	0.1	5.8	0.3	75	0.02	0.03	6	0.1	8	87	3.2	0.3	0.1

注：未定参考值用"—"表示。

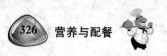

7. 坚果、种子类

附表 2-7　坚果、种子类

食物名称	食部(%)	水分(g)	能量(g)	蛋白质(g)	脂肪(g)	碳水化合物(g)	维生素A(μg RAE)	胡萝卜素(μg)	硫胺素(mg)	核黄素(mg)	维生素C(mg)	维生素E(mgα-TE)	钙(mg)	钾(mg)	钠(mg)	铁(mg)	锌(mg)
胡桃(干)	43	5.2	627	14.9	58.8	19.1	5	30	0.15	0.4	1	43.21	56	385	6.4	2.7	2.17
山核桃(干)	24	2.2	601	185.3	50.4	26.2	5	30	0.16	0.09	1	43.21	56	385	6.4	2.7	2.17
栗子(干)	73	13.4	345	14.1	1.7	78.4	5	30	0.08	0.15	25	11.45	—	—	8.5	1.2	0.32
松子(炒)	31	3.6	619	25.7	58.5	21.4	5	30	—	0.11	—	25.2	161	612	3	5.2	5.49
杏仁(炒)	91	2.1	600	17.3	51	18.7	17	100	0.15	0.71	—	—	141	—	—	3.9	—
腰果	100	2.4	552	21.7	36.7	41.6	8	49	0.27	0.13	—	3.17	26	503	251.3	4.8	4.3
花生(炒)	71	4.1	589	22.6	48	23.8	10	60	0.13	0.12	—	12.94	47	563	34.8	1.5	2.03
葵花籽(炒)	52	2	616	32.7	52.8	17.3	5	30	0.43	0.26	2	26.46	72	491	1 322	6.1	5.19
西瓜子(炒)	43	4.3	573	36	44.8	14.2	—	—	0.04	0.08	—	1.23	28	612	187.7	8.2	6.76
南瓜子	68	4.1	574	46.1	46.1	7.9	—	—	0.08	0.16	TR	27.28	37	672	15.8	6.5	7.12

注:未定参考值用"—"表示。

8. 畜禽鱼肉类

附表 2-8　畜禽鱼肉类

食物名称	食部(%)	水分(g)	能量(g)	蛋白质(g)	脂肪(g)	碳水化合物(g)	维生素A(μg RAE)	胡萝卜素(μg)	硫胺素(mg)	核黄素(mg)	维生素C(mg)	维生素E(mgα-TE)	钙(mg)	钾(mg)	钠(mg)	铁(mg)	锌(mg)
猪肉(肥瘦)	100	46.8	395	13.2	37	2.4	18	—	0.22	0.16	—	0.35	6	204	59.4	1.6	2.06
猪肉(肥)	100	8.8	807	2.4	88.6	0	29	—	0.08	0.05	—	0.24	3	23	19.5	1	0.69
猪肉(瘦)	100	71	143	20.3	6.2	1.5	44	—	0.54	0.1	—	0.34	6	305	57.5	3	2.99
猪大排	68	58.8	264	18.3	20.4	1.7	12	—	0.8	0.15	—	0.11	8	274	44.5	0.8	1.72
猪小排	72	58.1	278	16.7	23.1	0.7	5	—	0.3	0.16	—	0.11	14	230	62.2	1.4	3.36
猪耳	100	69.4	176	19.1	11.1	0	—	—	0.05	0.12	—	0.85	6	58	68.2	1.3	0.35
猪蹄	60	58.2	260	22.6	18.8	0	3	—	0.05	0.1	—	0.01	33	54	101	1.1	1.14
猪肚	96	78.2	110	15.2	5.1	0.7	3	—	0.07	0.16	—	0.32	11	171	75.1	2.4	1.92
猪肝	97	70.7	129	19.3	3.5	5	4972	—	0.21	2.08	20	0.86	6	235	68.6	22.6	5.78
猪脑	100	78	131	10.8	9.8	0	—	—	0.11	0.19	4	0.96	30	259	130.7	1.9	0.99
猪心	97	76	119	16.6	5.3	1.1	13	—	0.19	0.48	13	0.74	12	260	71.2	4.3	1.9
猪肾	93	78.8	96	15.4	3.2	1.4	41	—	0.31	1.14	—	0.34	12	217	134.2	6.1	2.56
猪血	100	85.8	55	12.2	0.3	0.9	—	—	0.03	0.04	—	0.2	4	56	56	8.7	0.28
腊肉	100	31.1	498	11.8	48.8	2.9	96	—	0.04	0.13	—	6.23	41	416	763.5	7.5	3.49
猪肉松	100	9.4	396	23.4	11.5	49.7	44	—	0.48	0.11	—	10.02	14	313	469	6.4	4.28
香肠	100	19.2	508	24.1	40.7	11.2	—	—	0.04	0.09	—	1.05	3	453	2 309.2	5.8	7.65
火腿	100	47.9	330	16	27.4	4.9	46	—	0.04	0.14	—	0.8	3	220	1 086.7	2.2	2.16
牛肉(肥瘦)	99	72.8	125	19.9	4.2	2	7	—	0.07	—	—	0.65	23	216	84.5	3.3	4.73

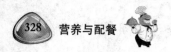

（续表）

食物名称	食部(%)	水分(g)	能量(g)	蛋白质(g)	脂肪(g)	碳水化合物(g)	维生素A(μg RAE)	胡萝卜素(μg)	硫胺素(mg)	核黄素(mg)	维生素C(mg)	维生素E(mgα-TE)	钙(mg)	钾(mg)	钠(mg)	铁(mg)	锌(mg)
牛肉(瘦)	100	75.2	106	20.2	2.3	1.2	6	—	0.05	0.13	—	0.35	9	284	53.6	2.8	3.71
羊肉(肥瘦)	90	65.7	203	19	14.1	0	22	—	0.03	0.14	—	0.26	6	232	80.6	2.3	3.22
驴肉(肥瘦)	100	73.8	116	21.5	3.2	0.4	72	—	0.34	0.16	—	2.76	2	325	46.9	4.3	4.26
狗肉	80	76	116	16.8	4.6	1.8	12	—	0.11	0.2	—	1.4	52	140	47.4	2.9	3.18
兔肉	100	76.2	102	19.7	2.2	0.9	26	—	0.05	0.1	—	0.42	12	284	45.1	2	1.3
鸡	66	69	167	19.3	9.4	1.3	48	—	0.08	0.09	—	0.67	9	251	63.3	1.4	1.09
鸭	68	63.9	240	15.5	19.7	0.2	52	—	0.13	0.22	—	0.27	6	191	69	2.2	1.33
鸡蛋	88	73.8	156	12.8	11.1	1.3	194	—	0.17	0.32	—	1.84	56	154	131.5	2	1.1
鸭蛋	97	70.3	180	12.6	13	3.1	261	—	0.04	0.25	—	4.98	62	135	106	2.9	1.67
草鱼	58	77.3	113	16.6	5.2	0	11	—	0.06	0.11	—	2.03	38	312	46	0.8	0.87
黄鳝	67	78	89	18	1.4	1.2	50	—	0.02	0.98	—	1.34	42	263	70.2	2.5	1.97
带鱼	76	73.3	127	17.7	4.9	3.1	29	—	0.01	0.06	—	0.82	28	280	150.1	1.2	0.7
明虾	57	79.8	85	13.4	1.8	3.8		—	0.02	0.04	—	1.55	75	238	119	0.6	3.59
虾皮	100	42.4	153	30.7	2.2	2.5	19	—	TR	0.14	—	0.92	991	617	5 057.7	6.7	1.93
扇贝(鲜)	35	84.2	60	11.1	0.6	2.6		—	0.01	0.1	—	11.85	142	122	339	7.2	11.69
牡蛎	100	82	73	5.3	2.1	8.2	27	—	—	0.13	—	0.81	131	200	462.1	7.1	9.39

注：未定参考值用"—"表示。

9. 奶类及其制品类

附表 2－9　奶类及其制品类

食物名称	食部(%)	水分(g)	能量(g)	蛋白质(g)	脂肪(g)	碳水化合物(g)	维生素 A(μgRAE)	胡萝卜素(μg)	硫胺素(mg)	核黄素(mg)	维生素C(mg)	维生素E(mgα-TE)	钙(mg)	钾(mg)	钠(mg)	铁(mg)	锌(mg)
牛奶	100	89.8	54	3	3.2	3.4	24	—	0.03	0.14	1	0.21	104	109	37.2	0.3	0.42
酸奶	100	84.7	72	2.5	2.7	9.3	26	—	0.03	0.15	1	0.12	118	150	39.8	0.4	0.53
全脂奶粉	100	2.3	478	20.1	21.2	51.7	14	—	0.11	0.73	4	0.48	676	449	360.1	1.2	3.14

注：未定参考值用"—"表示。

10. 糖果类

附表 2－10　糖果类

食物名称	食部(%)	水分(g)	能量(g)	蛋白质(g)	脂肪(g)	碳水化合物(g)	维生素 A(μgRAE)	胡萝卜素(μg)	硫胺素(mg)	核黄素(mg)	维生素C(mg)	维生素E(mgα-TE)	钙(mg)	钾(mg)	钠(mg)	铁(mg)	锌(mg)
蛋糕	100	18.6	347	8.6	5.1	67.1	86	—	0.09	0.09	—	2.8	39	77	67.8	2.5	1.01
牛奶饼干	100	6.5	429	8.5	13.1	70.2	22	—	0.09	0.02	—	7.23	49	110	196.4	2.1	1.52
巧克力	100	1	586	4.3	40.1	53.4	—	—	0.06	0.08	—	1.62	11	254	111.8	1.7	1.02
奶糖	100	5.6	407	2.5	6.6	84.5	—	—	0.08	0.17	—	—	50	75	222.5	3.4	0.29
水晶糖	100	1	395	0.2	0.2	98.2	—	—	0.04	0.05	—	—	—	9	107.8	3	1.17

注：未定参考值用"—"表示。

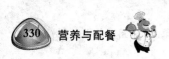

11. 油脂及调味品类

附表 2 - 11　油脂及调味品类

食物名称	食部(%)	水分(g)	能量(g)	蛋白质(g)	脂肪(g)	碳水化合物(g)	维生素A(μg RAE)	胡萝卜素(μg)	硫胺素(mg)	核黄素(mg)	维生素C(mg)	维生素E(mgα-TE)	钙(mg)	钾(mg)	钠(mg)	铁(mg)	锌(mg)
混合油	100	—	900	—	99.9	0.1	—	—	—	0.09	—	12.04	75	2	10.5	4.1	1.27
猪油(炼)	100	0.2	897	—	99.9	0.2	27	—	0.02	0.03	—	5.21	—	—	—	—	—
酱油	100	67.3	63	506	0.1	10.1	—	—	0.05	0.13	—	—	66	337	5 757	8.6	1.17
醋	100	90.6	31	2.1	0.3	4.9	—	—	0.03	0.05	—	—	17	351	262.1	6	1.25

注：未定参考值用"—"表示。

12. 含酒精饮料类

附表 2 - 12　含酒精饮料类

食物名称	食部(%)	水分(g)	能量(g)	蛋白质(g)	脂肪(g)	碳水化合物(g)	维生素A(μg RAE)	胡萝卜素(μg)	硫胺素(mg)	核黄素(mg)	维生素C(mg)	维生素E(mgα-TE)	钙(mg)	钾(mg)	钠(mg)	铁(mg)	锌(mg)
啤酒	5.3	4.3	32	0.4	—	—	—	—	0.15	0.04	—	—	13	47	11.4	0.4	0.3
葡萄酒	12.9	10.2	72	0.1	—	—	—	—	0.02	0.3	—	—	32	33	1.6	0.6	0.8
黄酒	10	8.6	66	1.6	—	—	—	—	0.02	0.05	—	—	41	26	5.2	0.6	0.52
蒸馏酒(58度)	58	50.1	351	—	—	—	—	—	0.05	—	—	—	1	—	0.5	0.1	0.04

注：未定参考值用"—"表示。

参 考 文 献

[1] 中国营养学会. 中国居民膳食指南(2016)[M]. 北京：人民卫生出版社,2016.

[2] 刘志皋. 食品营养学[M]. 北京：中国轻工业出版社,2017.

[3] 张忠,李凤林,余蕾. 食品营养学[M]. 北京：中国纺织出版社,2017.

[4] 李京东,倪雪朋. 食品营养与卫生[M]. 北京：中国轻工业出版社,2018.

[5] 贾君. 营养与配餐[M]. 北京：中国纺织出版社,2017.

[6] 郝志阔,李超. 营养配餐设计与评价[M]. 北京：中国质检出版社,2013.

[7] 卢亚萍. 现代酒店营养配餐[M]. 哈尔滨：哈尔滨工业大学出版社,2009.

[8] 尹玉芳. 食品营养与配餐知识[M]. 哈尔滨：旅游教育出版社,2016.

[9] 张首玉. 营养配餐与设计[M]. 北京：中国科学技术出版社,2013.

[10] 黄丽卿. 营养配餐[M]. 北京：中国轻工业出版社,2013.

[11] 周才琼,周玉林. 食品营养学[M]. 北京：中国质检出版社,2018.

[12] 卢亚萍. 营养配餐与养生指导[M]. 北京：北京大学出版社,2014.

[13] 侯丽萍. 食品营养与酒店配餐[M]. 北京：北京交通大学出版社,2017.

[14] 林海,杨玉红. 食品营养学与卫生[M]. 武汉：武汉理工大学出版社,2015.

[15] 张汇,熊智强,艾连中. "饮食与健康"课程教学模式与评价体系研究[J]. 食品工业, 2018,39(11)：292-294.

[16] 陈莹,杨晓霞. 食物交换份法在幼儿园营养配餐设计中的应用与推广可行性研究[J]. 食品安全导刊,2018(18)：144-145.

[17] 潘路路,刘晓伟. "营养配餐"实践课程设置与人才需求相衔接的探讨[J]. 农产品加工, 2018(11)：77-78+81.

[18] 荣爽,王晓黎,杨月欣. 世界各国膳食指南关键条目的比较[J]. 营养学报,2018,40(2)： 105-108.

[19] 乔昂,杨光,陶菲. 我国与美国膳食指南的比较研究[J]. 质量探索,2018,15(2)： 63-69.

[20] 纪桂元,洪晓敏,蒋琦,等. 膳食模式与健康[J]. 华南预防医学,2018,44(2)：191-194.

[21] 王文娟. 贫血人群食谱与营养配餐设计[J]. 智慧健康,2018,4(09)：47-48+51.

[22] 荣爽,刘培培,杨月欣. 世界各国膳食指南基本情况和宣传图形的比较[J]. 营养学报, 2017,39(6)：535-542.

[23] 方跃伟,仝振东,戴亚欣. 从科普角度探讨《中国居民膳食指南》的"宝塔"和"餐盘" [J]. 预防医学,2017,29(12)：1287-1289.

[24] 中国营养学会. 中国糖尿病患者膳食指南 2017[S/OL]. [2019-06-27]. www.

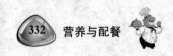

sohu. com/a/323441053_120172022.

[25] 刘越,耿延敏,朱亚成. 中国《居民膳食指南》演变及启示[J]. 四川体育科学,2017,36(4)：21-25.

[26] 卢亚萍,吴龙慎,王其梅,等.《营养配餐与设计》实践类课程开发模式探究[J]. 职业技术,2017,16(4)：36-38+42.

[27] 杜松明,马冠生.《中国学龄儿童膳食指南(2016)》及解读[J]. 营养学报,2017,39(1)：1-4.

[28] 窦攀,张涵,杨慧霞. 结合《中国居民膳食营养素参考摄入量(2013版)》和妊娠合并糖尿病相关指南解读妊娠期能量[J]. 糖尿病天地(临床),2016,10(7)：310-312.

[29] 全逸先. 平衡膳食保健康《中国居民膳食指南》全国百场科普首场开讲[J]. 中国卫生标准管理,2011,2(1)：57-61.

[30] 孙耀军. 双证教育目标下的《营养配餐》教学改革与实践[J]. 四川烹饪高等专科学校学报,2011(4)：71-74.

[31] 俞长芳. 滋补保健药膳食谱[M]. 北京：轻工业出版社,1987.

[32] 郝建新,丁艳蕊. 中国药膳学[M]. 北京：科学技术文献出版社,2007.

[33] 马淑然,肖延龄. 家庭食疗手册[M]. 北京：中央编译出版社,2012.

[34] 王耀堂,闫燕秋. 养老奉亲书[M]. 北京：新世界出版社,2008.

[35] 忽思慧. 饮膳正要[EB/OL]. 中医宝典. [2019-02-10]. http://zhongyi. shufaji. com/

[36] 昝殷. 食医心鉴[EB/OL]. 医学百科. [2019-02-10]. http://www. yixue. com.

[37] 温如玉,萧波. 疾病的食疗与验方[M]. 西安：天则出版社,1989.